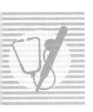

Neurologists
Rounds
Handbook

神经内科
医师查房手册

李智文　王柠 ○ 主编

化学工业出版社

·北京·

本书以临床病例为主线，采用问答式模拟查房，精心收录神经内周围神经疾病、脊髓疾病、脑血管疾病、癫痫、中枢神经系统感染、运动障碍疾病、脱髓鞘疾病、神经肌肉接头与肌肉疾病、痴呆、神经系统变性疾病等的系统化、规范化诊疗问题。图文并茂。设置问题目录便于读者查阅。

适合神经内科的主治医师、住院医师、实习医师、研究生及基层医师阅读、参考。

图书在版编目（CIP）数据

神经内科医师查房手册/李智文，王柠主编. —北京：
化学工业出版社，2012.6（2024.11重印）
ISBN 978-7-122-14342-6

Ⅰ. 神… Ⅱ.①李…②王… Ⅲ. 神经系统疾病-诊疗-手册 Ⅳ. R741-62

中国版本图书馆 CIP 数据核字（2012）第 103560 号

责任编辑：戴小玲　　　　　　装帧设计：史利平
责任校对：宋　夏

出版发行：化学工业出版社（北京市东城区青年湖南街 13 号　邮政编码 100011）
印　　装：河北延风印务有限公司
850mm×1168mm　1/32　印张 13¾　字数 415 千字
2024 年 11 月北京第 1 版第 18 次印刷

购书咨询：010-64518888　　　售后服务：010-64518899
网　　址：http://www.cip.com.cn
凡购买本书，如有缺损质量问题，本社销售中心负责调换。

定　　价：42.00 元　　　　　　　　版权所有　违者必究

编写人员名单

主　编　李智文　王　柠

副主编　蔡　斌　许国荣　陈龙飞

编　者　（以姓氏笔画为序）

王　伟　王　柠　王华燕　王志强[1]

王志强[2]　甘世锐　朱纪婷　刘　晨

许国荣　李智文　吴　华　陈万金

陈龙飞　陈施艳　林　宇　林　毅

林艾羽　林仕芳　郭祈福　唐庆希

蔡　斌

序言

　　近年来神经病学进展迅速，神经系统的辅助检查技术日新月异，特别是影像学及电生理检查，为神经系统疾病的诊断提供了极大的帮助；年轻医师也因此更容易依赖辅助检查而草率地作出诊断，却忽视了病史询问、体格检查和临床思考。其实，任何先进的仪器设备和技术都永远代替不了物理检查，神经系统疾病更为可靠的诊断常来源于神经内科医师的"耳朵所闻、眼睛所见、双手所感和头脑所思"，也就是病史采集、体格检查和具有神经病学特色的临床思维，而这些往往正是年轻的神经内科医师所缺乏的。

　　目前关于神经病学的教科书与专著已有不少杰作，但教科书稍嫌简明，专著又略感艰深，而且偏重于理论，与临床实践有一定的差距。这本《神经内科医师查房手册》兼顾理论联系实际，将有助于提高年轻医师的临床实践能力，培养良好的临床思维。

　　本书精选了福建医科大学附属第一医院神经内科近年来积累的60个典型病例，除常见病外，还选择了一些疑难病例，以日常查房的方式对疾病进行了详细介绍。大部分病例都分为四部分，第一部分由实习医师介绍患者病史、体征、实验室检查、辅助检查及初步诊疗情况等；第二部分对病例进行定位、定性诊断分析，指出神经内科疾病的诊断思路；第三部分通过一问一答的方式，对病例逐步深入分析和讨论，重点阐释神经系统疾病的主要知识点，并对诊疗相关的最新进展加以介绍；第四部分由主任对诊疗过程中的临床思维要点、经验教训等进行归纳总结。

　　本书参考了大量新近文献、国内外最新诊疗指南和专家共识，将循证医学和规范化治疗的理念贯穿其中，同时还融入编者多年积累的实践经验，体现了"遵循指南，结合患者具体情况给予个体化诊疗方案"的新思想。特别值得一提的是，作为全国神经遗传组长单位，福建医科大学附属第一医院神经内科的基因检测技术有较大优势，本书中的不少神经遗传病是经过分子生物学检查或基因检测确诊，这些技术在本书中也有简单介绍，值得借鉴。

这是一本内容丰富、图文并茂、体例新颖、实用性强的查房手册，这种以日常查房的方式，向读者介绍神经内科疾病的诊治思路，很容易使读者产生极大的阅读兴趣，适合神经内科各级医师、医学生等阅读参考。

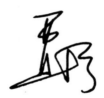

中华医学会神经病学分会主任委员
中国医师协会神经内科医师分会主任委员

前言

　　随着互联网的发展，年轻医师获取知识的途径更加便捷，对提高医学理论水平有极大的帮助。但目前国内临床及教学工作中存在"重理论教学，轻临床实践；重仪器检查，轻临床体检；重基础研究，轻临床研究"的现象，不利于年轻医师养成良好的临床诊疗思维。因此，亟须一本临床实用性强的查房手册，帮助年轻医师培养正确严谨的诊断思路，提高诊疗水平。

　　福建医科大学附属第一医院神经内科早年由国内著名的神经病学专家慕容慎行教授创立，多年来培养了一批临床经验丰富、教学方法多样和科研水平先进的神经专科医师，长期担负着指导福建省神经科疑难重症病例诊疗的任务。对于疑难少见病，科室一直保持着积极探索、定期讨论、密切观察、定期随访的优良传统，形成了规范的诊疗与随访机制，积累了大量宝贵的病例资料。我们一直期望能精选经典病例进行整理总结，结合最新进展，撰写成兼具可读性与实用性的《神经内科医师查房手册》供年轻医师学习与查询。

　　本书共12章，收集整理了60个病例，以日常查房的方式对疾病进行了详细介绍。每个病例都提供病史、体征、辅助检查等翔实细致的病例资料，以定位、定性诊断思路为基础，采用问答形式对临床医师最关注的诊断与防治问题进行深入浅出的介绍，最后对关键知识点进行总结归纳。所介绍的内容涉及基础、临床与科研等多个层面，涵盖解剖学、病理、病理生理学、药理学、影像学及分子生物学等多个学科，力求尽可能反映机制研究、诊断标准、防治指南和国际疾病分类的最新进展与发展趋势。

　　本书重视"点面结合"，以常见病、多发病为主，兼顾少见病和疑难病。例如我们选择了6个脑梗死典型病例，分别从急性期处理、溶栓治疗、溶栓后出血、血管评估、二级预防、康复治疗等多角度进行全面阐述，其中囊括了目前脑梗死诊治指南及其新进展的大量内容。此外，本书对POEMS综合征、可逆性后部白质脑病综合征、克-雅病、广州管圆线虫病、神经贝赫切特综合征（白塞病）等少见病和疑难病也有详细介绍。因此，本书不单有助于基层医院内科医师掌握神经内科常见疾病的诊治，对神经内科专科医师也有很大的参考价值。

本书的另一大特色是，依托我们科室神经遗传病诊断技术的优势，选取了 10 例神经遗传病，包括肝豆状核变性、脊髓小脑性共济失调、面肩肱型肌营养不良症、脂质沉积性肌病、伴皮质下动脉梗死和白质脑病的常染色体显性遗传性脑动脉病（CADASIL）、线粒体脑肌病伴高乳酸血症和卒中样发作（MELAS）、多巴反应性肌张力障碍、发作性运动诱发性运动障碍（PKD）、Huntington 病、遗传压力敏感性周围神经病等，这些病例大多数经分子生物学检查或基因检测确诊。特别值得一提的是，对于 PKD 病例，我们应用全外显子测序技术在国际上首次克隆了其致病基因，研究结果在《Nature Genetics》上发表。希望这些病例的介绍有助于提高年轻医师对神经遗传病的认识，增强临床科研意识，提升研究水平。

由于涉及疾病种类较多，编者能力和经验有限，难免存在不足，学术争议更是不可避免，敬请读者谅解，并予以批评指正。

编者
2012 年 5 月

目录

第四章　癫痫　172

第五章　头痛　183

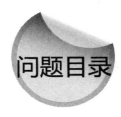

问题目录

POEMS 综合征　㉟

急性脊髓炎　㊻

脊髓亚急性联合变性　㉿

分水岭脑梗死　　107

脑梗死（康复治疗）　　115

脑出血 **136**

蛛网膜下腔出血 **144**

烟雾病 **150**

癫痫持续状态 178

偏头痛 183

病毒性脑炎 `210`

克-雅病 (CJD) `217`

广州管圆线虫病 `221`

❓ 神经梅毒 · 227

❓ 帕金森病（PD）· 233

❓ 进行性核上性麻痹（PSP）· 243

肝豆状核变性（WD） 248

多巴反应性肌张力障碍 254

发作性运动诱发性运动障碍（PKD） 260

图雷特综合征（TS） 265

多发性硬化（MS） 271

视神经脊髓炎（NMO） 279

急性播散性脑脊髓炎（AMED） 286

脑桥中央髓鞘溶解症（CPM） 293

重症肌无力 303

多发性肌炎（PM） 309

❓ 多系统萎缩 343

❓ 脊髓小脑性共济失调（SCA） 347

❓ 运动神经元病 355

良性发作性位置性眩晕（BPPV） 381

神经贝赫切特综合征 389

副肿瘤综合征 394

线粒体脑肌病伴高乳酸血症和卒中样发作（MELAS） 400

第一章　周围神经疾病

63 岁女性，反复左侧脸部发作性疼痛 3 个月——三叉神经痛

⊛ [实习医师汇报病历]

患者，女性，63 岁，以"反复左侧脸部发作性疼痛 3 个月"为主诉入院。入院前 3 个月，患者无明显诱因突然出现左侧脸颊部疼痛，呈刀割样剧烈疼痛，持续约半分钟，可自行停止。其后反复出现左侧脸颊部剧烈疼痛发作，发作形式与前相同，在刷牙、洗脸时易诱发。无头痛、头晕、发热、肢体无力麻木，无鼻塞、涕中带血、耳鸣、口角歪斜等。曾服用"去痛片"，最初可控制疼痛，后来效果变差。左侧脸颊部疼痛发作渐频繁，几乎每天都有发作，并影响睡眠。既往有高血压病史 8 年，血压最高达 170/90mmHg，长期服用"尼群地平"降压治疗，一般血压可维持在 140～150/70～85mmHg。

体格检查：T 36.4℃，P 70 次/分，R 18 次/分，BP 150/85mmHg。鼻旁窦区局部无压痛。心肺腹部体检无异常。神经系统检查：意识清楚，言语清晰，双眼视力正常。双瞳孔等大等圆，直接、间接对光反应灵敏，双眼球运动正常，眼震（－）。双侧面部痛触觉正常。双侧角膜反射灵敏。双侧额纹对称等深，双眼闭合有力，双侧鼻唇沟对称。双耳听力粗测对称正常。悬雍垂居中，双侧软腭上抬对称，双侧咽反应灵敏。伸舌居中。双侧面部及肢体浅深感觉正常。步态正常。四肢肌力 5 级，四肢肌张力对称正常，双侧指鼻试验对称、稳、准，双下肢跟膝胫试验对称、稳、准。双侧肢体腱反射对称活跃。双侧病理征（－）。颈无抵抗，双侧凯尔尼格（Kernig）征（－）。

辅助检查：外院头颅 CT 平扫未见明显异常。血常规、尿、粪常规正常。血生化：总胆固醇（TCHO）6.2mmol/L，三酰甘油

（甘油三酯，TG）2.1mmol/L，低密度脂蛋白胆固醇（LDL-C）3.8mmol/L，余大致正常。心电图：大致正常。头颅 MRI 平扫：双侧半卵圆中心多发腔隙灶。三叉神经磁共振（MR）断层血管成像（图 1-1）：左侧小脑后下动脉及左侧三叉神经关系密切。耳鼻咽喉科会诊：鼻咽部未见明显异常。

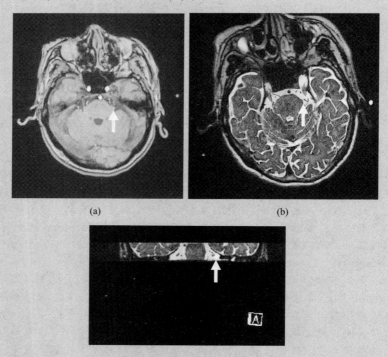

(a)   (b)

图 1-1 三叉神经 MR 断层血管成像
磁共振血管三维时间飞越法血管成像（3D-TOF-MRA）和三维稳态构成干扰序列（3D-CISS）显示左侧小脑后下动脉与左侧三叉神经根部关系密切

入院诊断：①左侧三叉神经痛；②高血压病，2 级，中危；③混合型高脂血症。

治疗经过：给予卡马西平、氯硝西泮、维生素 B_1 注射液、甲钴铵注射液、维生素 B_6、牛痘疫苗致炎兔皮提取物注射液及氨氯地平、阿托伐他汀治疗。

主任医师常问实习医师的问题

● **该患者的诊断是什么？ 依据是什么？**

答：左侧三叉神经痛。依据：患者在左侧三叉神经分布区反复发作的疼痛，疼痛性质为阵发性刀割样剧烈疼痛，无阳性神经系统局灶性体征，故诊断左侧原发性三叉神经痛。

● **三叉神经痛的诊断标准有哪些？**

答：2004 年国际头痛协会最新的三叉神经痛诊断标准下。

（1）原发性三叉神经痛

① 突然发作的疼痛持续 1s 至 2min，伴或不伴有发作间期持续性疼痛，影响三叉神经第一支或第二支分布区，并符合标准②和标准③。

② 疼痛至少具有以下一项特征：a. 剧烈、尖锐、浅表或针刺样；b. 存在有扳机点。

③ 在单一患者刻板发作。

④ 没有明显的神经体征。

⑤ 排除其他原因。

（2）症状性三叉神经痛

① 突然发作的疼痛持续 1s 至 2min，影响三叉神经第一支或第二支分布区，并符合标准②和标准③。

② 疼痛至少具有以下一项以上特征：a. 剧烈、尖锐、浅表或针刺样；b. 存在有扳机点。

③ 在单一患者刻板发作。

④ 专科检查和（或）后颅窝检查证实有原发性疾病，但血管压迫除外。

 主任医师常问住院医师和主治医师的问题

● **对该患者的诊断是否有不同意见？ 如何鉴别诊断？**

答：该患者左侧三叉神经分布区出现反复发作的刀割样剧烈疼痛，无阳性神经系统局灶性体征，头颅 MRI 检查排除继发性因素，故诊断左侧三叉神经痛明确。

鉴别诊断如下。

（1）症状性三叉神经痛　颅底肿瘤（尤其鼻咽癌）、多发性硬化、延髓空洞症等可引起症状性三叉神经痛，但常有三叉神经麻痹表现（面部感觉障碍、角膜反射减退），疼痛持续时间长，常有合并有其他脑神经损害表现。该患者与上述表现不同，并且经头颅 MRI 平扫及耳鼻咽喉科会诊可排除上述继发性因素。

（2）牙痛　三叉神经痛常易误诊为牙痛。牙痛一般呈持续性钝痛，局限于牙龈部，可因进食冷、热食物而加剧，牙科 X 线检查有助于鉴别。该患者疼痛部位及发作性质与牙痛不同，故排除之。

（3）舌咽神经痛　疼痛发作性质与三叉神经痛相似，为间歇性发作的较剧烈的疼痛，每次发作持续时间数秒至 1～2min，但其疼痛分布区域与三叉神经痛不同，主要分布于扁桃体、舌根、咽、耳道深部，吞咽、讲话、哈欠、咳嗽动作可诱发，严重时可影响进食。该患者疼痛部位与之不同，故可排除之。

（4）蝶腭神经痛　是一种较少见的面部神经痛，亦呈现烧灼样、刀割样或钻顶样痛，分布于鼻根后方、颧部、上颌、上腭及牙龈部，常累及同侧眼眶部，疼痛向额、颞、枕和耳部等处放射，发作时病侧鼻黏膜充血、鼻塞、流泪；每日可发作数次至数十次，每次持续时间较长，数分钟至数小时，无扳机点。该患者每次疼痛发作的持续时间较短，并且无鼻塞、流泪等表现，故不支持该诊断。

（5）鼻旁窦炎　额窦炎或上颌窦炎可产生三叉神经第一、第二支分布范围的疼痛，但鼻旁窦炎的疼痛常为持续性钝痛，常伴有流脓鼻涕、发热、鼻旁窦区压痛、血白细胞增高等表现，鼻腔检查及鼻窦 X 线摄片可进行鉴别。疼痛性质与鼻旁窦炎不同，并且无发热、流脓鼻涕、鼻旁窦区压痛等表现，故可排除。

（6）非典型面痛　发生于抑郁症、疑病及人格障碍的患者，疼痛部位模糊不定，深在、弥散、不易定位，通常为双侧，无触痛点。情绪是使疼痛加重的重要因素。该患者疼痛发作性质与之不同，可排除。

（7）颞颌关节病　主要是咀嚼时疼痛，颞颌关节处有压痛，但无其他部位触发点。该患者疼痛部位及性质与之不同，可排除。

● 哪些症状常可提示症状性三叉神经痛的可能？

答：下列表现提示症状性三叉神经痛的可能：神经系统检查异常，口腔、牙科或耳部检查异常，年龄小于 40 岁，双侧症状，头晕或眩晕，听力损失或异常，麻木，疼痛发作持续时间超过 2min，疼痛超出三叉神经分布区，视觉变化等。

● **原发性三叉神经痛的常用治疗药物有哪些？　如何使用？**

答：药物治疗是原发性三叉神经痛的首选治疗。治疗的目的在于止痛，无效时可选用神经阻滞或手术治疗。常用的治疗药物有以下几种。

（1）卡马西平　是首选的治疗药物，从 100mg po bid 开始，可逐渐加量至疼痛停止，最大量一般不超过 1000mg/d，以后逐渐减少至最低有效量维持治疗。有学者建议可使用卡马西平进行三叉神经痛的诊断性试验，无反应者提示症状性三叉神经痛或其他诊断的可能。但使用卡马西平应注意可能发生过敏性皮炎、眩晕、步态不稳、摔倒、白细胞减少、肝功能损害等副作用。

（2）苯妥英钠　可从 100mg po bid 开始，逐渐加量至疼痛停止，最大量一般不超过 600mg/d，后逐渐减量至最低维持剂量。应注意该药容易发生蓄积中毒，如产生中毒症状（如头晕、步态不稳、眼球震颤等）应立即减停药或换其他药物。

（3）加巴喷丁　有较好的神经痛止痛效果，可以从 100mg po tid 开始，可逐渐加量至疼痛停止，最大量一般不超过 2400mg/d，以后逐渐减少至最低有效量作为维持治疗。该药一般耐受性良好，常见的副作用有头晕、嗜睡，可逐渐耐受。

（4）普瑞巴林　新型钙通道阻滞药，为多种神经病理性疼痛的常用药物，常规用量为 150～300mg/d，分 2 次服用。

（5）氯硝西泮　初始剂量可以从 1mg po qn 开始，根据效果可逐渐加量至 4～6mg/d，注意嗜睡以及步态不稳等副作用，尤其是老年患者。

（6）大剂量维生素 B_{12}　大剂量维生素 B_{12}（500～1000μg/d）肌内注射有助于缓解疼痛，必要时可考虑行三叉神经分支或半月神经节内注射。

（7）其他　对于上述药物治疗无效者，还可选择联用巴氯芬 5～10mg po tid；或阿米替林 12.5～25mg po bid 以提高疗效。

● **磁共振血管断层成像（MRTA）在三叉神经痛的诊断和治疗上有何意义？**

答：目前三叉神经痛的病因和发病机制尚存争论，外科手术标本已发现部分三叉神经痛病例三叉神经根部存在脱髓鞘改变，并与三叉神经出脑干段（root entry zones，REZ）受邻近异常或扭曲的血管压迫有关。REZ 是中枢性和周围神经髓鞘交汇处，长度为 0.5～1.0cm，对搏动性和跨过性血管压迫特别敏感，过长或硬化的血管襻压迫三叉神经 REZ 产生三叉神经痛。微血管减压术可以明显减轻疼痛发作支持该理论。

MRTA 包括 MR 血管三维时间飞越法（three-dimensional time off light，3D-TOF）和三维稳态构成干扰序列（three-dimensional constructive interference in steady-state，3D-CISS），可以清楚地显示脑桥小脑桥池内三叉神经与周围血管的关系。3D-TOF-MRA 其后处理技术［多平面重建（MPR）］能够较清晰地显示三叉神经脑池段与毗邻血管的关系，为判断神经受压部位与疼痛区域的相关性提供影像学支持。3D-CISS 序列利用重 T2WI 的效果突出脑脊液的信号，与其他序列相比，3D-CISS 序列成像的神经、血管和脑脊液对比以及对细微结构的显示最佳，从而达到"脑室系统造影"的效果。3D-CISS 序列和 3D-TOF-MRA 序列相结合，功能互补，可以更好地显示三叉神经与周围血管的关系。

该患者 MRTA 提示左侧小脑后下动脉及左侧三叉神经关系密切，考虑是由于硬化的左侧小脑后下动脉压迫左侧三叉神经根部引起的三叉神经痛。患者目前行药物治疗效果较好，如果以后治疗效果欠佳或不能耐受，患者愿意接受手术治疗时，可以考虑行三叉神经微血管减压术。

主任医师总结

（1）该患者以反复发作性单侧面部疼痛为主要症状进行鉴别。能够引起单侧面部疼痛发作的疾病按发生频率依次为牙痛、鼻旁窦炎、颞颌关节病、三叉神经痛（原发性＋症状性）、舌咽神经痛、非典型面痛、蝶腭神经痛。诊断三叉神经痛应注意排除症状性三叉神经痛。年龄小于 40 岁发病的双侧三叉神经痛应注意多发性硬化，年龄大发生于三叉神经第一支者应注意带状疱疹病毒感染，慢性三叉神经痛伴有局灶神经系统体征者应注意颅底肿瘤。血管压迫引起的三叉神经痛不属于症状性三叉神经痛，属于经典性或者原发性三叉神经痛。

（2）原发性或经典性三叉神经痛有以下特点　①年龄大于 50 岁

发病；②三叉神经分布区内反复发作的短暂、剧烈的刀割样、电击样疼痛；③以第三支、第二支多见；④发作通常由咀嚼、洗脸、讲话等动作诱发；⑤存在扳机点；⑥除面部轻度触痛觉减退外，无其他神经系统体征。

（3）三叉神经痛的主要辅助检查　头颅（颅底）CT 或 MRI 扫描，有条件者可进一步行 MRTA。

（4）原发性三叉神经痛的治疗首选药物治疗，可选用的药物为卡马西平等抗癫痫药物，长期使用时应注意药物的副作用，抗抑郁药、阿片类药物疗效差。药物治疗无效时或者不能耐受者应尽早采取微血管减压术或者神经毁损手术（如射频热凝治疗），因为随着疼痛时间的推移，会出现中枢敏化和疼痛的慢性化。具体何时开始手术治疗，目前无统一意见，编者认为两种以上的药物规范联合治疗无效者可考虑手术治疗。

参　考　文　献

［1］ Headache Classification Subcommittee of the International Headache Society. The international classification of headache disorders：2nd ed. Cephalalgia. 2004，24 （Suppl 1）：9-160.

［2］ Krafft RM. Trigeminal Neuralgia. *Am Fam Physician*，2008，77 （9）：1291-1296.

［3］ Wiffen PJ，McQuay HJ，Moore RA. Carbamazepine for acute and chronic pain. *Cochrane Database Syst Rev*. 2005，（3）：CD005451.

［4］ Tronnier VM，Rasche D，Hamer J，*et al*. Treatment of idiopathic trigeminal neuralgia：comparison of long-term outcome after radiofrequency rhizotomy and microvascular decompression. *Neurosurgery*. 2001，48 （6）：1261-1268.

［5］ Vörös E，Palkó A，Horváth K，*et al* . Three-dimensional time-of-flight MR angiography in trigeminal neuralgia on a 0.5-T system. *Eur Radiol*，2001，11 （4）：642-647.

［6］ Yousry I，Moriggl B，Schmid U D，*et al*. Trigeminal ganglion and its divisions：detailed an atomic MR imaging with contrasten hanced 3D constructive interference in the steady state sequences. *AJNR Am J Neuroradiol*，2005，26 （5）：1128-1135.

［7］ Lars Bendtsen，Steffen Birk，Helge Kasch，*et al* . Reference programme：Diagnosis and treatment of headache disorders and facial pain. Danish Headache Society，2nd Edition，2012. *J Headache Pain*，2012，13 （1）：19-22.

（陈龙飞）

35 岁男性，反复头痛、视物双影 2 年，再发 3 天——Tolosa-Hunt 综合征

❀ [实习医师汇报病历]

　　患者，男性，35 岁，以"反复头痛、视物双影 2 年，再发 3 天"为主诉入院。入院前 2 年，患者无明显诱因出现头痛，以左侧额眶部持续性胀痛为主，5 天后，出现视物双影，呈左右双影，症状无波动性，无晨轻暮重、上睑下垂、肢体无力、吞咽费力、言语费力、面部疼痛等。当时住我院神经内科，查体发现左眼外展运动障碍，头颅 MRI 平扫＋增强扫描：双侧基底节区多发腔隙灶。鼻咽镜检查未见明显异常。腰穿脑脊液检查：常规、生化、细胞学未见明显异常，未检出细菌及隐球菌。胸部 CT 扫描：未见明显异常。肌电图检查正常，重频试验阴性。新斯的明试验阴性。诊断"Tolosa-Hunt 综合征"可能。给予"甲泼尼龙、马来酸桂哌齐特（克林澳）、维生素 B₁ 注射液、甲钴铵注射液"及"塞来昔布"对症止痛等治疗，约 3 周后患者头痛逐渐缓解，视物双影症状消失。入院前 10 个月，患者出现右侧额部及眼眶部持续性胀痛和钻顶样痛，较严重。约 1 周后出现视物双影，呈左右和上下双影。10 天后右上睑下垂。再次住我院神经内科，查体发现右上睑下垂，右侧瞳孔散大，右眼内收及上下运动障碍。查头颅 MRI 平扫＋增强扫描：右侧海绵窦区增厚并明显强化。头颅磁共振血管成像（Magnetic Resonance Angiography，MRA）：未见明显异常。诊断：Tolosa-Hunt 综合征。给予"甲泼尼龙、维生素 B₁ 注射液、甲钴铵注射液"等治疗。2 天后头痛缓解，约 2 周左右，右眼上睑下垂及复视症状逐渐消失后，改为泼尼松口服，并逐渐减量至停用。入院前 3 天，患者再次出现右眼眶及右额部持性胀痛及钻顶样痛。入院前 1 天，患者再次出现双眼视物双影及右上睑下垂。

　　体格检查：T 36.8℃，P 85 次/分，R 18 次/分，BP 120/85mmHg，双眼球无突出。心肺腹部检查未见异常。双下肢无水肿。神经系统检查：意识清楚，言语清晰。双眼视力粗测正常。右上睑下垂，右瞳孔（5mm）＞左瞳孔（3mm），右眼直接、间接对

光反应消失，右眼内收及上下视运动障碍，右眼外展运动部分受限，左眼各方向运动充分，有双眼复视，眼震（－）。双侧额纹及鼻唇沟对称等深。伸舌居中。浅深感觉检查正常。四肢肌张力对称正常，四肢肌力5级，双侧指鼻试验、跟膝胫试验正常，双侧上下肢腱反射对称稍低。双侧病理征（－）。颈软，Kernig征（－）。

辅助检查：血常规示白细胞（WBC）$12.20 \times 10^9/L$，中性比例（NET）75%，血红蛋白（Hb）125g/L，红细胞（RBC）

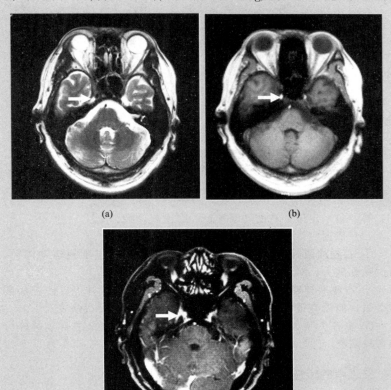

(a)　　　　　　　　　　　(b)

(c)

图 1-2　头颅 MRI 平扫＋增强扫描

右侧海绵窦区增厚并明显强化。（a）、（b）和（c）分别为 T1WI、T2WI 和增强

$4.32×10^{12}/L$，血小板（PLT）$285×10^9/L$。尿、粪常规正常，粪潜血（一）。血生化：TCHO 5.9mmol/L，TG 3.5mmol/L，LDL-C 4.3mmol/L。餐后 2h 血糖 7.8mmol/L。糖化血红蛋白（HbA_1c）6.1%。血沉（ESR）25mm/h。凝血功能正常。肿瘤标志物阴性。血快速血浆反应素环状卡片试验（RPR）、梅毒螺旋体明胶颗粒凝集试验（TPPA）、人类免疫缺陷病毒（HIV）均阴性。心电图：左心室高电压，部分 ST-T 改变。头颅 MRI 平扫＋增强扫描（图 1-2）：右侧海绵窦区增厚并明显强化。头颅 CT 血管成像（CTA）：未见明显异常。

入院诊断：①Tolosa-Hunt 综合征；②混合型高脂血症。

治疗经过：给予甲泼尼龙（40mg/d），维生素 B_1 注射液，甲钴铵注射液，维生素 B_6，奥美拉唑抑酸，L-谷氨酰胺保护胃黏膜，碳酸钙 D_3 片补钙，氯化钾缓释片补钾，阿托伐他汀钙降脂。

 主任医师常问实习医师的问题

该患者的定位诊断是什么？ 依据是什么？

答：（1）定位　右侧动眼神经、右侧展神经。

（2）依据

① 右侧动眼神经：右上睑下垂、右眼内收及上下视运动障碍，右侧瞳孔散大，对光反应消失。

② 右侧展神经：右眼外展运动障碍。右侧动眼神经、展神经同时受累，而没有视神经障碍，考虑为海绵窦或眶上裂段病变。

③ 患者头颅 MRI 增强扫描证实为右侧动眼神经、右侧展神经海绵窦段病变。

该患者的定性诊断是什么？ 依据是什么？

答：（1）定性诊断　Tolosa-Hunt 综合征。

（2）依据

① 患者为中年人，反复发作的眼眶周围及头痛，头痛后出现眼外肌麻痹表现。

② MRI 检查发现海绵窦区病变，激素治疗有效，排除其他疾病。

主任医师常问住院医师和主治医师的问题

● **对该患者的诊断有无不同意见？　如何进行鉴别诊断？**

答：（1）该患者中年人，反复发作的病程，主要表现为头痛、眼眶疼痛，在疼痛发作 2 周内出现眼外肌麻痹，MRI 检查证实存在有海绵窦区肉芽肿性病变，激素治疗有效，疼痛可在 3 天内缓解，排除其他可引起眼外肌麻痹的疾病，故可诊断 Tolosa-Hunt 综合征。

（2）该病要与以下可引起眼外肌麻痹的疾病进行鉴别。

① 眼肌麻痹型偏头痛：可以有反复发作的头痛和眼外肌麻痹的表现，糖皮质激素治疗有效。患者通常有偏头痛家族史，主要见于儿童和青少年，头痛多为搏动性头痛，一般眼肌麻痹以动眼神经损害多见，很少累及展神经和滑车神经，可以反复发作，影像学检查一般没有海绵窦区病灶。

② 颅内动脉瘤：颅底动脉环或颈内动脉的动脉瘤能引起动眼和（或）展神经麻痹，海绵窦内的颈内动脉瘤可引起动眼、滑车、展神经与三叉神经眼支麻痹，称为海绵窦综合征。大脑后动脉、小脑上动脉、后交通动脉的动脉瘤都能导致动眼神经麻痹。其脑神经麻痹的产生机制可能是囊状动脉瘤急性扩张，压迫或牵拉神经。但动脉瘤没有反复发作的病程，对激素治疗无效，脑血管造影（CTA 或 MRA）可以发现颅内动脉瘤。该患者与之不符，故可排除。

③ 肿瘤：颅内原发与继发的肿瘤均能引起支配眼外肌的脑神经麻痹。原发于脑干的肿瘤是引起动眼、滑车、展神经麻痹的常见原因。中脑肿瘤容易引起动眼、滑车神经麻痹，脑桥肿瘤易引起展神经麻痹。鼻咽癌常可侵犯颅底结构，引起眼外肌麻痹及疼痛。但肿瘤无反复发作的病程，患者多次头颅影像学检查及鼻咽部检查可排除肿瘤。

④ 颈动脉海绵窦瘘：本病以眼球突出、眼球搏动和颅内杂音为三大主要症状，可伴有眼肌麻痹、结膜充血和水肿、视力损害、头痛及患眼胀痛。大多数患者头部有外伤史，脑血管造影（CTA 或 MRA）可发现颈动脉海绵窦瘘。本患者与之不符，故可排除。

⑤ 重症肌无力（Ⅰ型）：可表现为反复出现的双眼眼外肌麻痹。但重症肌无力眼外肌麻痹多有易疲劳性及晨轻暮重表现，无明显头痛，肌电图重频试验阳性，新斯的明试验阳性，不应出现动眼神经交感纤维受损表现（瞳孔改变），故可排除。

⑥ 糖尿病性眼肌麻痹：患者有糖尿病史，糖尿病神经病变与神经内膜微血管病变导致的神经营养障碍有关，多为神经细胞轴突和雪旺氏细胞内部代谢异常，以及血管病变造成供氧不足，引起动眼神经、展神经麻痹。但糖尿病引起动眼神经麻痹主要为动眼神经中心受累，动眼神经外周的交感纤维不受累，故瞳孔括约肌一般不受累，对光反应存在，这是区别 Tolosa-Hunt 综合征的重要点。

⑦ 眼眶内及眶后炎症：各种感染性因素可导致动眼神经、滑车神经、展神经受损引起眼外肌麻痹。但眶内及眶后炎症可以出现眼红充血、严重时可有眼球突出，累及视神经引起视力障碍，影像学检查可以发现眼眶内或眶后病灶，一般不会反复发作，故不考虑。

● Tolosa-Hunt 综合征的病因和发病机制是什么？

答：本病病因目前尚不明确，但多数学者认为是发生于海绵窦区、眶上裂或眶尖部的非特异性炎症性肉芽肿。Tolosa 于 1954 年首次报道的 1 例该征患者，死亡尸解发现颈内动脉颅内段被以大量淋巴细胞、浆细胞和成纤维细胞为主组成的肉芽组织包绕。且糖皮质激素治疗有效也支持此病因。疼痛是因为三叉神经受累引起。

● Tolosa-Hunt 综合征的诊断标准有哪些？

答：2004 年国际头痛协会对原有的 Tolosa-Hunt 综合征诊断标准进行修订后提出如下诊断标准。

（1）单次发作或多次发作的单侧眼眶疼痛，未经治疗平均持续数周。

（2）Ⅲ、Ⅳ 和（或）Ⅵ 中单支或多支脑神经麻痹，和（或）经MRI 或活检证实的肉芽肿。

（3）脑神经麻痹与疼痛同时或在疼痛发作 2 周内出现。

（4）足量糖皮质激素治疗后 72h 内疼痛和脑神经麻痹缓解。

（5）排除其他原因所致的损害，如肿瘤、血管炎、颅底脑膜炎、结节病、糖尿病和眼肌麻痹性偏头痛。

● Tolosa-Hunt 综合征的 MRI 表现有哪些？

答：MRI 检查对 Tolosa-Hunt 综合征有高度的敏感性。在 MRI上，Tolosa-Hunt 综合征患者海绵窦增大、增宽，增强扫描可见片状或结节状强化，病变可以累及眶上裂和眶尖，横切位尚可见增强的软组织影由海绵窦向眶尖蔓延，冠状位由海绵窦向颅底蔓延。

● 如何治疗和预防 Tolosa-Hunt 综合征？

答：Tolosa-Hunt 综合征治疗以皮质类固醇激素为主，可辅以 B 族维生素。对于少数皮质类固醇激素治疗效果不佳的患者，可以试用甲氨蝶呤、霉酚酸酯（麦考酚酸酯）、英夫利昔单抗等免疫抑制药治疗。对于反复复发的患者，还可以接受局部低剂量放射治疗。为了减少 Tolosa-Hunt 综合征复发，患者平时应注意增强体质，预防面部及上呼吸道感染。

主任医师总结

（1）该患者的诊断主要鉴别是以反复发作的眼肌麻痹。可引起眼肌麻痹的疾病很多，出现反复发作性眼肌麻痹的疾病主要见于重症肌无力、糖尿病性眼肌麻痹、Tolosa-Hunt 综合征、眼肌麻痹型偏头痛，少数为复发性眼眶内炎症、结节病、血管炎等。

（2）Tolosa-Hunt 综合征和眼肌麻痹型偏头痛的患者在眼肌麻痹发作前或发作时均有明显的眼眶部疼痛或头痛；重症肌无力眼肌麻痹常有易疲劳性和晨轻暮重表现。患者单次或多次眼眶或头痛时出现眼外肌麻痹表现，对皮质类固醇激素治疗有特效，无全身症状及海绵窦外结构受损表现，要考虑 Tolosa-Hunt 综合征的诊断。

（3）Tolosa-Hunt 综合征为海绵窦及邻近区域非特异性炎性肉芽肿，主要表现为眼眶周围疼痛及眼肌麻痹，眼肌麻痹可单侧或双侧，对皮质类醇激素有特效，MRI 平扫和（或）增强扫描可以发现海绵窦区异常信号。最新的 2004 年国际头痛协会对 Tolosa-Hunt，综合征诊断标准强调了 MRI 或活检证实的肉芽肿。由于该病是排除性诊断，需根据情况选择脑血管造影、肌电图（重频试验）、血糖、头颅及鼻咽部影像学、脑脊液检查以进一步排除其他可能引起眼外肌麻痹的其他可能病因。Tolosa-Hunt 综合征对激素敏感，但多数患者表现为疼痛较快缓解，而眼肌麻痹数周至数月方能缓解，因此激素应维持治疗数月，反复发作者需要维持时间更长。

参 考 文 献

[1] La Mantia L，Erbetta A，Bussone G. Painful ophthalmoplegia：an unresolved clinical problem. *Neurol Sci*，2005，26（Suppl 2）：s79-82.

[2] Tolosa EJ. Periarteritic lesions of carotid siphon with clinical features of carotid infraclinoid aneurysm. *J Neurol Neurosurg Psychiatry*，1954，17（4）：300-302.

[3] The International Classification of Headache Disorders ICHD-II. *Cephalgia*，2004，24（Suppl 1）：131.

[4] 史大鹏，李舒茵，窦社伟，等. 痛性眼肌麻痹的 MRI 诊断. 中华眼科杂志，2001，37（1）：40-42.

[5] Jain R，Sawhney S，Koul RL，*et al*. Tolosa-Hunt syndrome：MRI appearances. *J Med Imaging Radiat Oncol*，2008，52（5）：447-451.

[6] Smith JR，Rosenbaum JT. A role for methotrexate in the management of non-infectious orbital inflammatory disease. *Br J Ophthalmol*，2001，85（10）：1220-1224.

[7] Foubert-Samier A，Tison F，Sibon I，*et al*. Long-term cure of Tolosa-Hunt syndrome after low-dose focal radiotherapy. *Headache*，2005，45（4）：389-391.

[8] O'CG，Hutchinson M. Tolosa-Hunt syndrome responsive to infliximab therapy. *J Neurol*，2009，256（4）：660-1.

[9] Foubert-Samier A，Tison F，Sibon I，*et al*. Long-term cure of Tolosa-Hunt syndrome after low-dose focal radiotherapy. *Headache*，2005，45（4）：389-391.

（陈龙飞）

61 岁女性，右耳疼痛 5 天，右眼闭合不紧、口角歪斜 3 天——面神经炎

❀［实习医师汇报病历］

患者，女性，61 岁，以"右耳疼痛 5 天，右眼闭合不紧、口角歪斜 3 天"为主诉入院。入院前 5 天，患者无明显诱因出现右侧耳内疼痛，呈阵发性刺痛，程度可忍受，反复发作。入院前 3 天，晨起发现右眼闭合不紧，口角歪斜向左侧，饮水易从右侧口角流出，右耳堵塞感，无头痛、头晕、发热、肢体麻木无力、言语含糊等。症状渐有加重。既往有高血压病史 3 年，血压最高达 150/85mmHg，长期服用"氨氯地平"，血压控制尚好。

体格检查：T 36.5℃，P 85 次/分，R 18 次/分，BP 135/75mmHg。右侧外耳见数个直径为 2～4mm 大小的丘疹及疱疹。心肺腹部体检无异常。神经系统检查：意识清楚，言语清晰，双眼视力正常。双瞳孔等大等圆，直接、间接对光反应灵敏，双眼球运动

正常，眼震（一）。右侧额纹浅、右眼闭合露白约 3mm，右鼻唇沟浅，右侧鼓腮漏气。粗测双耳听力对称、正常。悬雍垂居中，双侧软腭上抬对称、等高，双侧咽腭反应灵敏。伸舌居中。双侧面部及肢体浅深感觉正常。步态正常。四肢肌力 5 级，四肢肌张力对称正常，双侧指鼻试验对称、稳准，双下肢跟膝胫试验对称、稳准。双侧肢体腱反射对称、活跃。双侧病理征（一）。颈无抵抗，双侧 Kernig 征（一）。面瘫 House-Brackmann（H-B）分级为 Ⅳ 级。

　　辅助检查：血常规、尿常规、粪常规均正常。血生化全套正常。心电图未见异常。头颅 CT 平扫未见明显异常。头颅 MRI 平扫示双侧半卵圆中心多发腔隙灶。

　　入院诊断：①右侧特发性面神经炎：Hunt 综合征；②高血压病，1 级，低危。

　　治疗经过：给予口服泼尼松（30mg qd），静脉注射阿昔洛韦（0.5g q8h）抗病毒，以及维生素 B_1、维生素 B_6、甲钴铵、加兰他敏注射液、银杏注射液治疗；局部给予左氧氟沙星滴眼液、金霉素眼膏预防眼局部炎症；右耳后乳突区局部热敷；急性期后行针灸治疗；续服氨氯地平降压治疗。

主任医师常问实习医师的问题

● 该患者的面瘫是哪种类型？

　　答：该患者神经系统检查发现右侧面部额纹消失，眼睑闭合不完全，右侧鼻唇沟变浅，鼓腮漏气，表现为完全性面神经损害，故为周围性面瘫。而中枢性面瘫表现对侧眼裂以下的面肌无力，额纹正常，皱眉、闭眼正常，部分中枢性面瘫的早期或严重时可有轻度的额纹浅、闭眼露睫现象，原因与失去一侧皮质脑干束支配后，只剩一侧正常皮质脑干束支配有关，通常只是短暂的功能障碍。

● 该患者的诊断是什么？ 诊断依据是什么？

　　答：该患者出现右侧周围性面瘫，无其他神经系统定位体征，故定位于右侧面神经。患者急性起病，发病前有右耳疼痛，右侧周围性面瘫，同时体检还发现其右侧外耳道有疱疹，故诊断右侧特发性面神经炎：Hunt 综合征。

● **什么是 Hunt 综合征？**

　　Hunt 综合征是由带状疱疹病毒侵犯膝状神经节引起的面神经炎，常在外耳道或鼓膜出现疱疹。

 主任医师常问住院医师和主治医师的问题

● **对该患者的诊断是否有不同意见？ 如何进行鉴别诊断？**

　　答：患者急性起病，出现右侧周围性面瘫，伴有右侧外耳道疱疹，诊断为右侧特发性面神经炎。

　　该患者需要与以下疾病进行鉴别。

　　（1）急性脑血管病　患者中老年女性，既往有高血压病史，此次急性起病，表现为局灶性神经系统症状（面瘫），故需注意排除急性脑血管意外可能。急性脑血管病引起的面瘫大多数为单侧中枢性面瘫，少数可以为周围性面瘫（如病灶在脑桥下部），但常伴有其他局灶性神经系统症状体征，如 Millard-Gubler 综合征是基底动脉的短旋支闭塞，除了同侧周围性面瘫外，还有同侧展神经麻痹和对侧偏瘫；Foville 综合征是基底动脉旁中支闭塞，除了同侧周围性面瘫外，还有同侧凝视麻痹和对侧偏瘫。

　　（2）吉兰-巴雷综合征　可有周围性面瘫，但多为双侧性，并伴有对称性肢体松弛性瘫痪。

　　（3）颅底肿瘤或炎症　多为慢性起病，多有原发病或其他脑神经损害的表现，如听神经瘤常伴有听神经损害表现。

　　（4）其他原因引起周围性面神经麻痹　如中耳炎引起的耳源性面神经麻痹，腮腺炎引起周围性面神经麻痹，多有原发病的病史和症状体征。

● **面神经的不同节段病变可有哪些表现？**

　　答：由于起自膝状神经节的味觉纤维走行于面神经管内，继而与面神经分离形成鼓索神经，后加入舌神经，支配舌前 2/3 的味觉。

　　（1）在鼓索参与面神经处以上的病变，即可出现同侧舌前 2/3 味觉丧失。

　　（2）如在发出镫骨肌支以上受损时，可出现同侧舌前 2/3 味觉丧失和听觉过敏。

　　（3）病变在膝状神经节时，除有周围性面瘫、舌前 2/3 味觉障碍、听觉过敏外，尚有患侧乳突部疼痛、耳廓和外耳道感觉减退，外耳道或鼓膜出现疱疹，为带状疱疹病毒侵犯膝状神经节引起，称为 Hunt 综合征。

● 如何进行面瘫程度的 House-Brackmann(H-B)分级？

答：关于面瘫国际上常采用 House-Brackmann（H-B）分级法进行严重程度和疗效评估，具体如下。

Ⅰ级：两侧对称，各区面肌功能正常。

Ⅱ级：轻度面肌功能不良，静态对称；稍用力能闭目，用力时可动口角，可略不对称；刚能觉察的联动，无挛缩及半面痉挛。

Ⅲ级：中度面肌功能不良，肌张力差别明显但无畸形；可有抬眉不能，用力时眼睑能完全闭拢，用力时可动口角，但不对称；有明显联动、挛缩及半面痉挛。

Ⅳ级：中重度面肌功能不良，肌张力明显减弱和（或）畸形不对称；不能抬眉，用力时眼睑不能完全闭拢，口部运动不对称，有严重的联动或痉挛。

Ⅴ级：重度面肌功能不良，静态不对称，额无运动，闭目不全，用力时睑、口角略能动；常无联动、挛缩及半面痉挛。

Ⅵ级：面全瘫，无张力，不对称，无联动、挛缩及痉挛。

● 特发性面神经炎早期是否需要使用皮质类固醇激素和抗病毒治疗？

答：目前，皮质类固醇激素和抗病毒治疗对特发性面神经炎的疗效还有争议。一项 551 例的特发性面神经炎患者的随机双盲对照多中心研究显示：特发性面神经炎早期使用皮质类固醇激素（泼尼松龙）治疗随访观察 3 个月和 9 个月，症状有显著改善；而单用抗病毒治疗则无效。新近几个荟萃（Meta）分析研究显示：早期皮质类固醇激素（泼尼松龙）治疗对 Bell's 麻痹有效；单用抗病毒治疗（阿昔洛韦或伐昔洛韦）比单用皮质类固醇激素治疗疗效差，而与安慰剂无显著差异；抗病毒联合皮质类固醇激素治疗比单用皮质类固醇激素治疗无明显改善。但是对于有明确病毒感染因素诱发的面神经炎，如 Hunt 综合征，仍推荐皮质类固醇激素联合抗病毒治疗。

● 对于恢复差的特发性面神经炎可否进行手术治疗？

答：特发性面神经炎患者中 80％～85％经过药物、针灸和理疗等综合治疗可以恢复正常，但仍有部分症状严重的患者，肌电图面神经诱发电位损伤达 90％以上，恢复的可能较小，可考虑外科手术治疗，如面神经减压术、面-舌下神经或面-副神经吻合术，但疗效尚不肯定。

● 影响面神经炎预后的因素有哪些?

答：特发性面神经炎多数在发病后 1～2 周开始恢复，为 80％～85％患者可恢复正常，15％患者恢复差或者遗留后遗症。影响面神经炎预后的因素如下。

（1）病变部位及面瘫的程度　茎乳孔以下面神经炎症状较轻，恢复较好，膝状神经节以上的面神经炎症状重，恢复差；完全性面瘫恢复差。

（2）发病后 3 周仍未开始恢复。

（3）年龄大于 60 岁。

（4）Hunt 综合征。

（5）存在引起继发性面瘫的因素，如糖尿病、妊娠等。

（6）肌电图提示面神经动作复合电位下降超过 50％。

（7）治疗开始时间　发病后 3 天内治疗效果好，超过 7 天治疗效果差。

（8）皮质类固醇激素和抗病毒药的应用　部分研究表明使用皮质类固醇激素和抗病毒药者恢复较好，而未使用者恢复较差。

主任医师总结

（1）面瘫的定位诊断　首选应确定是否存在面瘫，单侧或者双侧；其次应区分中枢性面瘫和周围性面瘫，周围性面瘫再根据是否存在其他脑神经症状或长束征，区分为脑干内或脑干外。

（2）定性诊断　①中枢性面瘫及脑干内周围性面瘫常见于脑血管病、颅内肿瘤、颅内炎症；②脑干外周围性面瘫：a. 单侧急性起病的，多见于特发性面神经炎、其他感染性疾病（如腮腺炎、白喉等）、中毒、糖尿病等；b. 单侧慢性起病，多见于肿瘤；c. 双侧，多见吉兰-巴雷综合征、莱姆病，少见的有糖尿病、双侧面神经炎、结节病、Moebius 综合征、梅毒等；d. 复发性，多见于多发性硬化、Melkersson-Rosenthal 综合征、脊髓结核、结节病等。本患者根据上述诊断流程，考虑为单侧急性起病，以特发性面神经炎多见，结合其无中毒、其他感染、糖尿病的证据，耳部见疱疹，诊断为 Hunt 综合征。

（3）特发性面神经炎的病因目前多数认为与病毒感染有关，尤其是单纯疱疹病毒Ⅰ型和带状疱疹病毒。治疗原则是尽快消除面神经炎症和水肿，促进功能恢复。早期的皮质类固醇激素治疗是特发性面神经炎的治疗方法之一；早期皮质类固醇激素联合抗病毒治疗可能预后较好。Hunt 综合征的预后较差，推荐中等剂量的皮质类固醇激素及抗病毒治疗疗程可维持 2 周，而其他面神经炎疗程一般为 1 周。面肌功能训练可促进神经功能恢复，可早期进行。关于针刺疗法的疗效，中西医存在较大分歧，西医建议急性期 1～2 周内尽量避免针刺疗法，后期可酌情应用。其他治疗可应用 B 族维生素、改善局部循环、注意眼部的保护（如应用眼罩、眼膏等）。

参 考 文 献

[1] 迟放鲁. 面神经疾病. 上海：上海科技出版社，2005：178-384.

[2] 徐运. 神经系统疾病鉴别诊断学. 上海：第二军医大学出版社，2008：145-149.

[3] 吴俊，周贤，刚钟渠. 面神经炎后遗症危险因素的 Logistic 回归分析. 中华神经科杂志，2007，40（2）：109-111.

[4] Romijn M，de Gans K，Vermeulen M. Medicinal treatment of Bell's palsy：effect of prednisolone not sufficiently demonstrated. *Ned Tijdschr Geneeskd*，2008，152（41）：2213-2215.

[5] Sullivan FM，Swan IR，Donnan PT，*et al*. Early treatment with prednisolone or acyclovir in Bell's palsy. *N Engl J Med*，2007，357（16）：1598-1607.

[6] Quant EC，Jeste SS，Muni RH，*et al*. The benefits of steroids versus steroids plus antivirals for treatment of Bell's palsy：a meta-analysis. *BMJ*，2009，339：b3354.

[7] Numthavaj P，Thakkinstian A，Dejthevaporn C，*et al*. Corticosteroid and antiviral therapy for Bell's palsy：a network meta-analysis. *BMC Neurol*，2011，11：1.

[8] Guntians-lichius O，Streppel M，Stennert E. Postoperative functional evaluation of different reanimation techniques for facial nerve repair . *Am J Surg*，2006，191（1）：61-67.

[9] Josef Finsterer. Management of peripheral facial nerve palsy. *Eur Arch Otorhinolaryngol*，2008，265：743-752.

（陈龙飞）

48 岁男性，四肢无力麻木、言语含糊 10 天
——吉兰-巴雷综合征(GBS)

✿ ［实习医师汇报病历］

　　患者，男性，48 岁，以"四肢无力麻木、言语含糊 10 天"为主诉入院。入院前 10 天出现四肢无力，手掌、足底麻木冰冷感，言语含糊，饮水呛咳。入院前 3 天肢体无力加重，伴排尿费力，就

诊我院。入院前3周有"感冒"病史。

体格检查：生命体征稳定，心肺腹未见明显异常。神经系统检查：神志清楚，言语含糊，双侧瞳孔等大等圆，直径4mm，直接、间接对光反应灵敏，双眼外展露白1.5mm，余眼球各向运动正常，双眼闭目不拢，双额纹消失，鼓腮漏气，双侧鼻唇沟对称，伸舌居中，双侧咽反射消失，余脑神经检查无明显异常；双上肢肌力5⁻级，双下肢近端4⁻级，远端5⁻级，四肢肌张力稍低，小脑征及共济运动无异常；双侧肱二头肌腱反射、膝腱反射对称迟钝，余腱反射消失，双侧病理征（一）；双下肢膝关节以下痛觉减退，余浅感觉查体大致正常，深感觉正常；颈抵抗，颏胸2横指，双侧凯尔尼格征阳性。

辅助检查：甲状腺功能正常。血清钾、CK正常。血RPR、TPPA阴性。血抗核抗体（ANA）、双链DNA（ds-DNA）、抗中性粒细胞胞浆抗体（ANCA）、肿瘤标志物阴性。脑脊液：白细胞数 2×10^6/L，潘氏实验（＋），外观无色透明无凝块，氯112mmol/L，乳酸1.84mmol/L，糖3.36mmol/L，微量蛋白1.86g/L，脑脊液IgG指数0.62。肌电图：四肢运动及感觉神经潜伏期延长，传导速度减慢，F波潜伏期延长，H波消失，提示四肢周围神经病变。头颅MRI平扫及增强：未见明显异常。

入院诊断：吉兰-巴雷综合征（Guillain-Barré syndrome，GBS）。

治疗经过：入院后给予营养神经、激素（甲泼尼龙80mg qd静脉滴注）抗炎等治疗。建议使用人血免疫球蛋白，家属因经济原因拒绝。患者病情逐渐进展，肌无力加重，入院后5天出现呼吸困难、胸闷、心悸，急查血气分析提示Ⅱ型呼吸衰竭，考虑病变累及呼吸肌，予行气管切开术，术后予呼吸机辅助呼吸，予人血免疫球蛋白，400mg/（kg·d），1次/天，静脉滴注，连续5天。患者病情逐渐好转，恢复自主呼吸，肌力好转出院。

❓ 主任医师常问实习医师的问题

● 该患者的定位诊断及其依据是什么？

答：定位诊断为双侧脑神经及四肢周围神经麻痹。定位诊断依据如下。

（1）双侧展神经：双眼外展受限。

（2）双侧面神经：双侧额纹少，闭目无力，鼓腮漏气。

（3）双侧舌咽、迷走神经：言语含糊，双咽反射消失。

（4）四肢周围神经：四肢无力、腱反射减低。

● **该患者的定性诊断及其依据是什么？**

答：（1）定性诊断是 GBS。

（2）依据如下：患者急性起病，进行性加重、对称性肢体和延髓支配肌肉、面部肌肉无力，累及呼吸肌无力，伴轻度感觉异常，脑脊液出现蛋白-细胞分离现象，电生理检查提示远端运动神经传导潜伏期延长、传导速度减慢、F 波和 H 波异常。

 主任医师常问住院医师和主治医师的问题

● **对该患者的诊断是否有不同意见？ 如何鉴别诊断？**

答：（1）2010 年出版的《中国吉兰-巴雷综合征诊治指南》制定了 GBS 诊断标准，包括以下几点。

① 常有前驱感染史，呈急性起病，进行性加重，多在 2 周左右达高峰。

② 对称性肢体和延髓支配肌肉、面部肌肉无力，重症者可有呼吸肌无力，四肢腱反射减低或消失。

③ 可伴轻度感觉异常和自主神经功能障碍。

④ 脑脊液出现蛋白-细胞分离现象。

⑤ 电生理检查提示远端运动神经传导潜伏期延长、传导速度减慢、F 波异常、传导阻滞、异常波形离散等。

⑥ 病程有自限性。

根据诊断标准，则该患者诊断明确。

（2）鉴别诊断如下。

① 低钾性周期性麻痹：起病快（数小时至 1 天），恢复快（2～3天），无感觉障碍、呼吸肌麻痹，脑脊液正常，血钾低可鉴别。

② 重症肌无力：起病较慢，无感觉障碍，症状呈波动性，疲劳试验、新斯的明试验阳性，肌电图可见低频刺激波幅呈递减现象。

③ 上升性脊髓炎：呈上运动神经元性瘫痪，初期可出现脊髓休

克，括约肌障碍，传导束性感觉障碍，脑脊液中蛋白细胞均增高。

● **GBS 的分型有哪些？ 其特殊类型 Miller-Fisher 综合征的临床表现有哪些？**

答：GBS 可分为急性炎性脱髓鞘性多发神经根神经病（acute inflammatory demyelinating polyneuropathies，AIDP）、急性运动轴索性神经病（AMAN）、急性运动感觉轴索性神经病（AMSAN）、Miller-Fisher 综合征、急性泛自主神经病（ASN）等。Miller-Fisher 综合征由 Fisher 于 1956 年首先提出，是吉兰-巴雷综合征的亚型，可能与病毒感染后变态反应有关。Miller-Fisher 综合征的临床特征是两侧眼肌麻痹，两侧对称性小脑性共济失调和腱反射消失，没有肢体瘫痪或瘫痪较轻，故又称眼肌麻痹-共济失调-腱反射消失综合征。有时头颅 MRI 可见脑干病灶，多有脑脊液蛋白-细胞分离现象，预后较好。

● **GBS 的脑脊液改变有什么特征？**

答：(1) 脑脊液蛋白-细胞分离是 GBS 的特征之一，多数患者在发病几天内蛋白含量正常，2～4 周内脑脊液蛋白不同程度升高，但较少超过 1.0g/L；糖和氯化物正常；白细胞计数一般 $<10\times10^6/L$。

(2) 部分患者脑脊液出现寡克隆区带。

(3) 部分患者脑脊液抗神经节苷脂抗体阳性。

● **GBS 的病因是什么？**

答：本病的病因尚未明确，患者病前多有感染、疫苗接种、手术史等。较为明确的感染因子有空肠弯曲菌、病毒及支原体感染。多数研究表明 GBS 的发病是由细胞免疫和体液免疫参与的免疫介导的周围神经病。

● **GBS 的神经电生理诊断标准是什么？**

答：2010 年出版的《中国吉兰-巴雷综合征诊治指南》制定了 GBS 的神经电生理诊断标准，包括以下几点。

(1) 运动神经传导 至少有 2 根运动神经存在下述 5 项中的至少 1 项异常：①远端潜伏期较正常值延长 25％以上；②运动神经传导速度较正常值减慢 20％以上；③F 波潜伏期较正常值延长 20％以上和（或）出现率下降等；④运动神经部分传导阻滞：周围神经近端与远

端比较，复合肌肉动作电位（compound muscle action potential，CMAP）负相波波幅下降 20％以上，时限增宽＜15％；⑤异常波形离散：周围神经近端与远端比较，CMAP 负相波时限增宽 15％以上，当 CAMP 负相波波幅不足正常值下限的 20％时，检测传导阻滞的可靠性下降。

（2）感觉神经传导　一般正常，但异常时不能排除诊断。

（3）针电极肌电图　单纯脱髓鞘病变肌电图通常正常，如果继发轴索损害，在发病 10 天至 2 周后肌电图可出现异常自发电位，随着神经再生则出现运动单位电位时限增宽、高波幅、多相波增多及运动单位丢失。

● 除了一般治疗，GBS 的免疫治疗包括哪些？

答：（1）血浆置换（PE）　可去除血浆中致病因子如抗体，推荐有条件者尽早应用。每次血浆交换量为 30～50ml/kg，在 1～2 周内进行 3～5 次。PE 的禁忌证主要是严重感染、心律失常、心功能不全、凝血系列疾病等；其副作用为血液动力学改变可能造成血压变化、心律失常，使用中心导管引发气胸和出血以及可能合并败血症。

（2）人血免疫球蛋白（IVIg）　作用机制可能是大量抗体竞争性阻止抗原与淋巴细胞表面抗原受体结合。推荐有条件者尽早应用。IVIg，400mg/（kg·d），1 次/天，静脉滴注，连续 3～5 天。一般不推荐 PE 和 IVIg 联合应用。

（3）糖皮质激素　糖皮质激素被广泛应用于治疗自身免疫性疾病，然而从以往的研究中并没有发现糖皮质激素治疗 GBS 肯定有效的证据。目前的结论认为 GBS 患者不应单独应用糖皮质激素治疗。但在我国，由于经济条件或医疗条件限制，有些患者无法接受 IVIg 或 PE 治疗，目前许多医院仍在应用糖皮质激素，尤其在早期或重症患者中使用。对于糖皮质激素治疗 GBS 的疗效以及对不同类型 GBS 的疗效还有待于进一步研究。

主任医师总结 ....

（1）该患者主要表现为急性起病，进行性加重、对称性肢体和延髓支配肌肉、面部肌肉无力，最终累及呼吸肌，出现呼吸衰竭，伴轻度感觉异常，应以四肢无力及脑神经麻痹为主要鉴别诊断，主要与急性上升性脊髓炎及急性发生的重症肌无力鉴别。该患者结合脑脊液出现蛋白-细胞分离现象，电生理改变，免疫球蛋白治疗显效，可确诊为 GBS。

（2）GBS 是一种神经系统自身免疫性疾病，最初 1916 年由 Guillain 和 Barré 两位学者报道而得名。

本病诊断多依靠临床表现及辅助检查。

静滴免疫球蛋白疗法与血浆置换疗法的疗效相同。

多数患者可以完全恢复，病死率约 3%，主要死于呼吸衰竭、感染、低血压、严重心律失常等并发症。

参 考 文 献

[1] 史玉泉. 实用神经病学. 第 3 版. 上海：上海科学技术出版社，2004：259.

[2] 中华医学会神经病学分会神经肌肉病学组，中华医学会神经病学分会肌电图及临床神经电生理学组，中华医学会神经病学分会神经免疫学组，等. 中国吉兰-巴雷综合征诊治指南. 中华神经科杂志，2010，43（8）：583-586.

[3] Hughes RA, Swan AV, Raphael JC, *et al*. Immunotherapy for Guillain-Barre syndrome: a systematic review. *Brain*, 2007, 130 (Pt 9): 2245-2257.

[4] Kusunoki S, Kaida K, Ueda M. Antibodies against gangliosides and ganglioside complexes in Guillain-Barre syndrome: new aspects of research. *Biochim Biophys Acta*, 2008, 1780 (3): 441-444.

（朱纪婷）

45 岁女性，四肢麻木无力 2 年——慢性炎性脱髓鞘性多发性神经根神经病(CIDP)

❀ ［实习医师汇报病历］

患者，女性，45 岁，以"四肢麻木无力 2 年"为主诉入院。入院前 2 年，患者无明显诱因出现四肢末端麻木，表现为手指末端、足底麻木感。入院前 1 年多起，渐觉四肢无力，以双下肢为著，表现为爬楼、下蹲起立费力，双上肢上抬、持物尚可。症状无晨轻暮重，无发热，无吞咽困难、饮水呛咳，无大小便异常，无肌肉酸痛。一直未治疗。入院前 1 天，就诊我院，门诊查肌电图示：上、下肢周围神经源性损害（感觉、运动均受累，脱髓鞘兼轴索损害，上肢感觉为著，下肢运动为著）。血清肌酸激酶、肌红蛋白正常。既往有"高血压病"史 5 年，未规则服用降压药，血压未监测，余无其他特殊病史。

体格检查：BP 160/90mmHg，身材正常，心肺腹检查无异常。神经系统检查：神志清楚，脑神经检查正常；四肢肌张力稍减低，双上肢肌力近端 5^- 级，远端正常，双下肢肌力近端 4^+ 级，远端 5^- 级，小脑征阴性；双上肢指端、双下肢踝以下痛觉减退，深感觉正常；双上肢腱反射、双侧踝反射消失，双下肢膝腱反射（＋），双侧病理征未引出；脑膜刺激征阴性。

辅助检查：血、尿、粪常规正常，血沉、C 反应蛋白（CRP）正常，临床生化正常，凝血全套正常，游离三碘甲状腺原氨酸（FT_3）、游离甲状腺素（FT_4）、高敏促甲状腺素（sTSH）正常，癌胚抗原（CEA）、甲胎蛋白（AFP）、CA125、CA19-9 正常。腰穿脑脊液检查：细胞学示白细胞 $9 \times 10^6/L$，小淋巴细胞占 70%；生化示蛋白 3.86g/L，糖、氯化物正常。

入院诊断：①慢性炎性脱髓鞘性多发性神经根神经病（chroic inflammatory demyelinating polyneuropathy，CIDP）；②高血压病。

治疗经过：给予激素、甲钴胺、维生素 B_1 及补钾、保护胃黏膜、补钙、降压等治疗。治疗 3 天后患者自觉肢体麻木感明显好转，肢体肌力稍好转。

❓ 主任医师常问实习医师的问题

🔵 该患者的病史有哪些特点？

答：该患者病程较长，慢性起病，表现为四肢对称性松弛性瘫痪，肢体远端感觉异常，肌电图示上、下肢周围神经源性损害（感觉、运动均受累，脱髓鞘兼轴索损害），腰穿脑脊液示蛋白-细胞分离。

🔵 该患者的诊断及依据是什么？

答：（1）定位于周围神经。依据：表现为四肢松弛性瘫痪，四肢肌张力稍减低，腱反射减弱或消失，病理征未引出。四肢远端痛觉减退，肌电图提示上下肢周围神经源性损害。

（2）定性诊断为慢性炎症。依据：其病程较长，慢性起病，肌电图提示运动、感觉神经均受累，脑脊液示蛋白-细胞分离，无肿瘤病史，无药物、毒物接触史，无糖尿病史，无其他器官损害表现，故考虑 CIDP 可能。

● CIDP 的诊断标准是什么？

答：考虑本病需符合以下条件：①慢性进展或缓解复发，症状进展超过 8 周；②临床表现为不同程度的肢体无力，多数呈对称性，少数为非对称性，近端和远端均可累及，四肢腱反射减低或消失，伴有深、浅感觉异常；③脑脊液蛋白-细胞分离，蛋白质通常在 $0.75\sim2.00g/L$，偶可高达 $2.00g/L$ 以上；④电生理检查提示周围神经传导速度减慢、传导阻滞或异常波形离散；⑤除外其他原因引起的周围神经病；⑥诊断困难时可行神经活检，表现为明确的脱髓鞘和髓鞘再生、洋葱皮样肥大神经形成等；⑦糖皮质激素治疗有效。

❓ 主任医师常问住院医师和主治医师的问题

● 对该患者的诊断是否有不同意见？ 如何进行鉴别诊断？

答：（1）该患者表现为四肢远端麻木周围性瘫痪，主要以四肢近端对称性无力为主，病程较长，结合其肌电图表现及脑脊液蛋白-细胞分离特点，故诊断 CIDP 较明确。

（2）需与以下疾病进行鉴别诊断

① POEMS 综合征：表现为多发性周围神经病（髓鞘脱失为主）、脏器肿大（如肝、脾、淋巴结肿大）、内分泌异常（糖尿病、甲状腺功能减退症等）、M 蛋白（通常为 IgG 型，λ 轻链增多）和皮肤改变（肤色变深），需通过全身多系统检查，方可与 CIDP 鉴别。

② 多灶性运动神经病（MMN）：MMN 是一种仅累及运动的不对称性的脱髓鞘性神经病，成年男性多见，起病初期为不对称的上肢远端无力，逐渐累及上肢近端和下肢，也可下肢起病。神经电生理检查提示为多灶性分布的运动传导阻滞。无感觉症状，血清中可检出 IgM 型抗神经节苷脂 GM_1 抗体，静脉注射免疫球蛋白（IVIg）或环磷酰胺（CTX）有效，而糖皮质激素治疗无效。

③ 副肿瘤性神经病：感觉损害的症状较明显，表现为肢体远端向近端发展的疼痛、深浅感觉减退或消失，可出现感觉性共济失调，少数有脑脊液蛋白-细胞分离现象，是由于癌症引起的非转移性周围

神经损害。主要通过对癌症的全面检查得以确诊和鉴别。

④ Refsum 病：是因植烷酸氧化酶缺乏引起植烷酸沉积而导致的遗传性运动感觉性周围神经病，可发生在青少年或成人，主要表现为周围神经病、共济失调、耳聋、视网膜色素变性及鱼鳞皮肤等，脑脊液蛋白明显升高，易误为 CIDP。血浆植烷酸明显增高可诊断该病。

⑤ 中毒、代谢性或结缔组织病引起的神经病：中毒、代谢性常有服用异烟肼、呋喃类等药物史或毒物接触史或可明确诊断糖尿病、尿毒症、肢端肥大症、甲状腺功能减退症（甲减）等疾病；结缔组织病引起的多发性神经病常伴有原发病表现，如发热、面部蝶形红斑、关节疼痛；辅助检查提示脏器损害；血沉增高，血中自身抗体如 ANA、抗可溶性抗原（ENA）、ANCA 阳性。

● **如何治疗 CIDP？ 与急性炎症性脱髓鞘性多发性神经病（AIDP）的治疗有什么不同？**

答：（1）CIDP 的治疗

① 糖皮质激素：为 CIDP 首选治疗药物。甲泼尼龙 500～1000mg/d，静脉滴注，连续 3～5d，然后逐渐减量或直接改口服泼尼松 1 mg/(kg·d)，均需维持半年以上，再酌情停药。在使用激素过程中注意补钙、补钾和保护胃黏膜。

② 人血免疫球蛋白（IVIg）：400 mg/(kg·d)，1 次/天，静脉滴注，连续 3～5 天为 1 个疗程。每月可重复 1 次，连续 3 个月，有条件或病情需要者可延长应用数月。

③ 血浆置换（PE）：有条件者可选用。每个疗程 3～5 次，间隔 2～3 天，每次交换量为 30ml/kg，每月进行 1 个疗程。需要注意的是，在应用 IVIg 后 3 周内，不能进行血浆置换治疗。

④ 如上述治疗效果不理想，或产生激素依赖或激素无法耐受者，可选用或加用硫唑嘌呤、环磷酰胺（CTX）、环孢素、甲氨蝶呤等免疫抑制药。临床较为常用的是硫唑嘌呤，使用方法为 1～3 mg/(kg·d)，分 2～3 次口服，使用过程中需监测肝、肾功能及血常规等。

其他可予神经营养、镇痛及康复治疗等处理。

（2）其与 AIDP 治疗的主要区别　AIDP 的治疗主要是 IVIg 或血浆置换。国外的多项临床试验结果均显示单独应用糖皮质激素治疗 AIDP 无明确疗效，糖皮质激素和 IVIg 联合治疗与单独应用 IVIg 治疗的效果也无显著差异。因此，国外的 AIDP 指南均不推荐应用糖皮质激素治疗 AIDP。我国仍有部分医院在急性期或重症患者时使用激素，其疗效尚不确切。

● 如何区别 CIDP 与 AIDP？

答：CIDP 在病理特点及临床症状与 AIDP 较相似，尤其是急性起病的 CIDP（A-CIDP）有时较难与 AIDP 分开，但两者又必须区别开，区别点如下：

（1）AIDP 患者在发病前常有前驱感染病史，而 CIDP 患者则较少有。

（2）AIDP 起病迅速，一般在 4 周内达到高峰后逐渐好转，而 CIDP 发展缓慢，其症状在 8 周后仍在进展，常在数月或数年后才达到高峰，而不能理解为 AIDP 的慢性化。

（3）AIDP 呼吸肌受累多见，CIDP 少见；AIDP 运动症状与感觉症状不平行，感觉症状以主观为主，客观感觉障碍少，而 CIDP 运动症状与感觉症状一般平行。

（4）AIDP 患者脑脊液蛋白水平在发病早期不高，一般在 2～4 周有不同程度的升高，且治疗缓解后下降，而 CIDP 患者治疗缓解后脑脊液蛋白水平仍然较高。

（5）CIDP 对激素治疗效果较好，AIDP 对激素治疗效果尚不明确，可互相鉴别。

（6）A-CIDP 最初病程与 AIDP 相似，可能诊断 AIDP，其具体是指在 4 周内达到高峰并开始好转后病情再次加重，并于发病 8 周后仍持续进展，或者需要持续维持免疫治疗；而且其也不能简单理解为 AIDP 的复发，AIDP 一般较少复发。其复发是指急性症状恢复完全或近于完全者在至少 2 个月后再次出现症状；恢复不完全者在至少 4 个月后再次出现症状，而且其再发时具有 AIDP 发病的特点，如发病后病情进展较快，出现面神经受累、自主神经障碍、呼吸衰竭及加重后第 1 周内脑脊液蛋白正常等有助于确定是复发性 AIDP 而非 CIDP；在 AIDP 样发病后 4～8 周复查脑脊液蛋白水平持续较高则支持 A-CIDP 可能。

● 腓肠神经活检对 CIDP 临床诊断意义有多大？

答：CIDP 的诊断主要靠临床症状及脑脊液改变、神经电生理等，当怀疑本病但电生理检查结果与临床不符时，需要行神经活体组织检查，常行腓肠神经活检。主要病理改变为有髓神经纤维出现节段性脱髓鞘、轴索变性、施万细胞增生并形成洋葱皮样结构，单核细胞浸润等。腓肠神经活检可对电生理检查进行补充，在 CIDP 的诊断中有时能够起到重要作用，同时还可以除外血管炎性周围神经病和遗传性周围神经病。

● 如何处理停用激素后易复发的 CIDP 患者？

答：大多数 CIDP 患者在使用激素、IVIg、PE 等治疗后数天或二十余天内症状改善，至 1 个月时改善更明显，但部分患者在停止治疗后症状加重，甚至恶化，主要考虑以下几点原因。

（1）疗程过短，减药过快。有学者主张在有效治疗后应维持治疗 3 个月以上治疗；慢性复发型 CIDP 极易复发，建议将治疗时间窗尽可能延长至 6 个月以上。

（2）患者治疗起效时间存在较大个体差异，尤其激素治疗时，部分患者要 40 天以上才起效，可能在治疗久不见效时不断更换治疗方案而致治疗失败。

（3）难治性 CIDP 占 CIDP 的 20%，对于疗效极差的患者，需注意是否属于难治性 CIDP。对常规治疗无反应的患者，可考虑使用其他免疫抑制药治疗，如环孢素 CTX、硫唑嘌呤等，但其副作用相对较多，也有报道使用干扰素治疗，此外还有依那西普、利妥昔单抗等也曾有使用。

主任医师总结

CIDP 主要是与各种原因引起的慢性多发性神经病进行鉴别，其次还应与运动神经元病、多灶性运动神经病、脊髓病变进行鉴别。慢性多发性神经病的病因诊断颇为重要，因其决定患者的病因治疗，可根据病史、病程、特殊症状及有关实验室检查进行综合分析判定。常见的病因有代谢性（包括糖尿病）、中毒性（包括药物）、结缔组织疾病、血液系统疾病、感染后或变态反应性、恶性肿瘤和遗传性多发性神经病。该患者慢性复发缓解病程，四肢末梢型感觉障碍，双下肢下运动神经元瘫痪，脑脊液有蛋白细胞分离现象，肌电图显示多根运动和感觉神经髓鞘和轴索损害，再进一步排除其他代谢性、中毒性、结缔组织疾病、肿瘤性、副肿瘤性及多灶性运动神经病、脊髓疾病后，可以诊断 CIDP。

参 考 文 献

［1］ 李海峰，丛志强. 慢性炎症性脱髓鞘性多发性神经根神经病的诊断标准. 国外医学（神经病学神经外科学分册），2004，31（1）：49-54.
［2］ 李海峰. 哪些特征有助于区别急性起病的 CIDP 和 AIDP？中国神经免疫学和神经病学杂志，2011，18（1）：70-72.
［3］ 王维治. 慢性炎症性脱髓鞘性多发性神经病. 神经病学. 北京：人民卫生出版社，2006：404-410.
［4］ 中华医学会神经病学分会神经肌肉病学组，中华医学会神经病学分会肌电图及临床神经电生理学组，中华医学会神经病学分会神经免疫学组，等. 中国慢性炎性脱髓鞘性多发性神经根神经病诊疗指南. 中华神经科杂志，2010，43（8）：586-588.
［5］ 中华医学会神经病学分会神经肌肉病学组，中华医学会神经病学分会肌电图及临床神经电生理学组，中华医学会神经病学分会神经免疫学组，等. 中国吉兰-巴雷综合征诊治指南. 中华神经科杂志，2010，43（8）：583-586.
［6］ Dionne A, Nicolle MW, Hahn AF. Clinical and electrophysiological parameters distinguishing acute-onset chronic inflammatory demyelinating polyneuropathy from acute inflammatory demyelinating polyneuropathy. *Muscle Nerve*，2010，41（2）：202-207.

（王伟）

16 岁男性，发作性左手无力 3 个月，右足下垂 2 天——遗传性压力敏感性周围神经病(HNPP)

🌀 [实习医师汇报病历]

　　患者，男性，16 岁，以"发作性左手无力 3 个月，右足下垂 2 天"为主诉入院。入院前 3 个月伏案睡眠后出现左手无力，左手持物困难，伴左手小指麻木，无肌肉跳动、大小便障碍，持续 2～3 天后自行缓解。入院前 2 天睡醒后出现右足下垂，右足背麻木。

　　体格检查：神志清楚，全身无皮疹，浅表淋巴结未扪及肿大，心肺未见异常，腹软，无压痛，肝脾未扪及肿大。神经系统查体：脑神经正常；跨阈步态，右足背伸肌力 1 级，余肢体肌力 5 级，共济运动正常；右足背外侧痛觉减退，深感觉正常；右踝反射消失，余腱反射对称活跃，双侧病理征未引出；脑膜刺激征阴性。

辅助检查：血常规、血沉、CRP、RPR、HIV、ANA、AN-CA、抗 ds-DNA 抗体、FT₃、FT₄、sTSH、甲状腺球蛋白抗体（TG）、甲状腺微粒体抗体（TM）、CEA、AFP、血临床生化检验、糖化血红蛋白、维生素测定正常。肌电图：四肢周围神经损害，上肢以正中神经、尺神经为主，下肢以腓总神经为主，右侧明显，感觉及运动均受累，感觉明显，髓鞘受累为主。

入院诊断：多发性单神经病；遗传性压力敏感性周围神经病？

治疗经过：予 B 族维生素、神经生长因子等药物治疗，嘱避免受压姿势（如长期伏案工作、跷二郎腿、蹲位等）。

主任医师常问实习医师的问题

该患者的定位诊断是什么？ 依据是什么？

答：定位诊断是右腓总神经。依据是右足下垂，行走呈跨阈步态，右足背外侧痛觉减退，符合右腓总神经受损表现。

如何区分肌肉及周围神经病变？

答：肌肉病变多数累及四肢近端，一般腱反射无改变，肌萎缩严重时可下降，感觉无受累；周围神经病变多数符合神经分布范围，腱反射减低，除肌无力外，可伴有感觉、自主（植物）神经受损表现。

[住院医师或主治医师补充病历]

患者出现两次周围神经病发作，一次自发缓解，结合肌电图，提示有多发性单神经病。家族中其母亲有类似肢体无力发作史，数天自行缓解，肌电图检查提示周围神经易卡压处多发神经病变。

主任医师常问住院医师和主治医师的问题

如何诊断周围神经病变？

答：（1）首先根据病史及症状判断是否为周围神经病变，如病史及症状无法判断者可结合肌电图进行判断。

（2）根据症状将周围神经病变分为：运动为主型、感觉为主型、混合型。

（3）根据神经纤维受损的情况将周围神经病变分为：髓鞘损害为主型、轴索损害为主型、混合型。

（4）将周围神经病变部位区分为：单神经病、多数性单神经病、对称性多发性神经病、神经丛病。

（5）根据病程分为：急性（＜4周）、亚急性（4～8周）、慢性（＞8周）。

（6）定性诊断 ①根据病程及部位等，结合辅助检查，对周围神经病进行诊断；②周围神经病的病因用"VINDICATE"9个字母表示："V"（vascular，血管性），I（inflammatory，炎症），N（neoplasm，肿瘤性），D（degenerative，变性和缺陷），I（intoxication and idiopathic，中毒和非特异性），C（congenital，先天性），A（autoimmune and allergic，自身免疫和过敏性），T（trauma，外伤性），E（endocrine and metabolic，内分泌和代谢性），根据上述九大病因进行排除性诊断。

神经卡压的常见原因有哪些？

答：（1）神经管内因素 反复炎症、慢性劳损。

（2）神经管外因素 骨折、局部肿瘤压迫。

（3）全身因素 糖尿病、甲状腺功能减退症（甲减）、妊娠、类风湿关节炎、肥胖等导致神经管内结缔组织等肿胀，压迫神经。

常见的易卡压的神经及其临床表现有哪些？

答：见下表 1-1。

该患者的定性诊断是什么？

答：多发性单神经：双侧正中神经、尺神经、腓总神经。

表 1-1　常见的神经卡压综合征

受损神经	卡压部位	临床表现
腓总神经	腓骨颈	足与小腿外侧痛、麻木,小腿外侧及足外侧可有感觉障碍,踝背伸,伸趾无力,外翻力弱或消失
正中神经	腕管内	正中神经分布区麻木、肿胀、疼痛,过度屈腕或伸腕症状加重,拇指无力,叩击腕部出现 Tinel 征,腕关节极度屈曲 60s,手的感觉异常可加重(phalen 试验),腕管内压增高
	旋前圆肌	肘前疼痛,屈指、对掌无力,旋前圆肌上缘有压痛点
尺神经	腕部尺管	拇指内收、其他四指外展无力,爪形手,夹纸试验阳性,第 4、第 5 指麻痛
	肘部尺管	前臂尺侧、第 4、第 5 指麻痛,爪形手,夹纸试验阳性
桡神经	桡管	伸腕偏向桡侧,伸掌指关节,伸指无力,无感觉异常、疼痛
坐骨神经	梨状肌	臀部疼痛,可向大腿后侧放射,髋外展时疼痛加重,梨状肌下缘压痛
股外侧皮神经	髂前上棘	股外侧皮神经分布区麻木、疼痛、感觉异常,无运动障碍
	与腹股沟韧带之间	伸髋时疼痛加重

依据:根据其既往有左手无力、麻木,结合肌电图检查,提示有双侧正中神经、尺神经、腓总神经病变。

该患者出现两次周围神经病变,受累神经多位于易卡压处,第一次可自发缓解,肌电图提示多发易卡压神经受累(临床及亚临床证据),结合其母亲有类似病史,考虑遗传性压力敏感性周围神经病(hereditary neuropathy with liability to pressure palsies,HNPP)。

● HNPP 的发病机制是什么?

答:HNPP 是一种常染色体显性遗传性周围神经病,其致病基因定位于 17P11.2,常见为 1.5Mb 大小片段的缺失,少见有 PMP22 基因的点突变。该片段含有 PMP22 基因,与 CMT1A(Charcot-Marie-Tooth disease,又称遗传性运动感觉神经病)定位一致,CMT1A 为该片段的重复。PMP22 基因编码 PMP22 蛋白,该蛋白主要功能与维持髓鞘结构的稳定性和完整性有关,与雪旺细胞的增殖、分化、凋亡有关。PMP22 基因的缺失导致 PMP22 蛋白表达下降，而该蛋白减少导致髓鞘的不稳定，从而不能抵抗轻微的压力作用，导致脱髓鞘改变和继发轴索损害，影响神经传导。

● HNPP 的临床表现有哪些？

答：急性起病，出现运动或者感觉神经受累的症状，感觉症状一般无痛，症状轻微，多于神经受轻微压迫后出现，常见受累神经有正中神经、腓神经、尺神经、桡神经等，持续数天或数周可自行恢复，少部分遗留轻微的后遗症。不典型的症状有面瘫、舌下神经麻痹、声带麻痹、急性不典型的吉兰-巴雷综合征、急性多数性单神经病等。

● HNPP 的肌电图诊断标准是什么？

答：（1）双侧正中神经远端潜伏期（DML）延迟，运动神经传导速度（MCV）减慢不低于 40m/s。

（2）腓神经 DML 延迟，或 MCV 减慢。

（3）正中神经掌至腕感觉神经传导速度（SCV）减慢；如果双侧正中神经 DML 或腕部的 SCV 正常，可以排除本病的可能。

主任医师总结

（1）遗传性压力敏感性周围神经病有以下特点。

① 是一种常染色体显性遗传病，好发年龄在 10～30 岁，典型的有家族史。

② 急性起病，轻微受压或牵拉后出现感觉和（或）运动神经病，无痛性，症状一般数周或数月恢复，少数遗留部分功能障碍。

③ 常见受累神经：腓总神经、正中神经、尺神经、桡神经、臂丛神经；少见的有坐骨神经、面神经、舌咽神经、迷走神经。

④ 肌电图提示弥漫性神经传导速度下降，多见于易卡压部位。

⑤ 神经活检提示节段性脱髓鞘和局灶性髓鞘增厚，典型的呈腊肠样结构。

⑥ 致病基因定位于 17P11.2，常见为一个 1.5Mb 大小片段的缺失，该片段含有 PMP22 基因，可通过实时荧光定量 PCR、多重连接 PCR 等方法来检测。

（2）目前 HNPP 的治疗主要是避免受压的姿势，如避免长期伏案工作、支肘、蹲位、坐位，避免快速减肥，营养神经，对症治疗等。手术减压、激素、免疫球蛋白、免疫抑制药等治疗是否有效存在争议，结合该病多数可完全恢复，少数遗留轻微的后遗症状，故不推荐使用。

参 考 文 献

[1] Maurice Victor，Allan H. Ropper. 亚当斯-维克托神经病学，第七版. 北京：人民卫生出版社，2002：739-741.
[2] 刘黔云，王毅. 遗传压力敏感性周围神经病. 中国临床神经科学，2009，17（4）：431-435.
[3] Yunhong Bai，Xuebao Zhang，Istvan Katona，*et al*. Conduction Block in PMP22 Deficiency. *Neuroscience*，2010，30（2）：600-608.
[4] Chance PF. Overview of hereditary neuropathy with liability to pressure palsies. *Annals of the New York Academy of Science*. 1999，14（883）：14-21.
[5] Farooq MU，Martin JH，Andary MT. Unusual presentation of hereditary neuropathy with liability to pressure palsies. Journal of Brachial Plexus and Peripheral *Nerve Injury* 2008，3（2）：1-6.
[6] Dubourg O，Mouton P，Brice A，*et al*. Guidelines for diagnosis of hereditary neuropathy with liability to pressure palsies. Neuromuscular disorders 2000，10（3）：206-208.

（许国荣　王柠）

44 岁女性，进行性四肢麻木、无力 3 年半——POEMS 综合征

◎ ［实习医师汇报病历］

患者，女性，44 岁，以"进行性四肢麻木、无力 3 年半"为主诉入院。入院前 3 年半无明显诱因出现双足趾持续性麻木，症状渐加重，1 个月内进展至双下肢膝以下、双上肢肘以下麻木。并渐出现四肢无力，初时尚可行走，半年后行走困难。入院前 2 年，出现双足水肿，时有双足疼痛感。肢体肌肉萎缩、变硬，肤色变黑，天冷手脚遇水变青紫后变白。外院肌电图提示"四肢周围神经损害，感觉运动均受累"，发病以来体重减轻约 15kg。发病后月经紊乱，LMP（入院前 1 年半），此后停经。

体格检查：T 37.2℃，P 70 次/分，R 19 次/分，BP 138/70mmHg。消瘦体型，肤色黑，全身皮肤色素沉着，白甲，杵状指，双手臂毛发增多，右手背、右腕内侧及左足外侧各见一个直径3～8mm血管瘤，全身浅表淋巴结未触及肿大，心肺未见明显异常，腹软，无压痛，肝脾肋下未及，双足可凹性水肿。神经系统体检：神志清楚，视盘水肿，余脑神经未见明显异常，四肢肌肉萎缩、僵硬，以双手大小鱼际肌和骨间肌、双下肢远端肌肉萎缩最明显，四肢肌张力稍减低，四肢近端肌力5级，左上肢远端肌力3级，右上肢远端肌力3^+级，双下肢远端肌力2级，腱反射对称消失，双侧病理征（－）。双下肢胫骨中下1/3以远端痛觉减退，双手腕以远端痛觉减退，左下肢深感觉减退。共济运动正常、脑膜刺激征阴性。

辅助检查：血常规示 PLT 432.0×10^9/L；血沉 32mm/h；血清蛋白电泳正常。临床化学检查大致正常。血 HIV、HCV、RPR、HBsAg（－）；血皮质醇（F）、卵泡刺激素（FSH）、黄体生成素（LH）、孕酮（P）、雌二醇（E_2）、FT_3、FT_4 正常，sTSH 7.260mIU/L（↑），睾酮（T）0.103nmol/L（↓）；ANA谱、ds-DNA 指标正常，抗中性粒细胞胞浆抗体（cANCA）、抗中性粒细胞核周抗体（pANCA）（－）；CEA、AFP、CA125、CA19-9（－）。肌电图：上、下肢周围神经源性损害（感觉、运动均受累，轴索和脱髓鞘损害）。肺部 CT 示：双侧胸腔积液，心包积液。腹部彩超示：肝肿大，肝实质回声增粗不均，脾大。

入院诊断：POEMS 综合征可能。

主任医师常问实习医师的问题

● 该患者的诊断及依据是什么？

答：（1）定位诊断　患者四肢远端对称性麻木、松弛性瘫痪，肌肉萎缩，腱反射对称消失，病理征阴性，肌电图提示上、下肢周围神经源性损害，神经系统定位于周围神经。此外还有皮肤、肝脾、内分泌等受累，为多系统损害。

（2）定性诊断　中年女性，慢性进展性感觉运动性多发性神经病表现，伴有色素沉着、血管瘤、多毛等皮肤改变，肝脾等器官肿大，多浆膜腔积液及下肢水肿，月经紊乱、sTSH 升高及睾酮减低等内分泌改变，视盘水肿，考虑 POEMS 综合征可能性大。

● **需要完善哪些检查协助明确该患者的诊断？**

答：（1）需进行骨髓穿刺或骨髓活检以明确骨髓内浆细胞增殖情况。

（2）骨 ECT 显像和（或）骨骼 X 线或 CT 检查了解骨病变情况。

（3）血清或血浆血管内皮生长因子（VEGF）检测。

（4）血清蛋白电泳 M 蛋白阳性率较低，免疫固定电泳阳性率可提高至 75％～85％，该患者血清蛋白电泳阴性，应行免疫固定电泳。

（5）尿本周蛋白检测。

（6）检查糖化血红蛋白、餐后 2h 血糖、皮质醇、促肾上腺皮质激素、甲状旁腺激素等以进一步明确是否合并其他内分泌异常。

（7）脑脊液检查、神经活检。

（8）肺功能检测，超声心电图分析右心室收缩功能及肺动脉压。其中（1）～（3）为最重要的辅助检查。

※ ［住院医师或主治医师补充病历］

　　患者免疫固定电泳检出 M 蛋白为 IgG 型 λ 轻链。尿本周蛋白定性阴性。骨髓检查（左侧髂后上棘骨髓穿刺活检）示：可见少量散在浆细胞浸润，但数量不足 10％，未见明确骨硬化改变。免疫组织化学（IHC）：CD15、髓过氧化物酶（MPO）粒系（＋）；CD235 红系（＋）；F8 巨核系（＋）；CD38 浆细胞（＋）。全身骨 ECT 显像未见明显异常。腰椎、骨盆 X 线（图 1-3）：L1、L2、L3 椎体及其附件、骶骨、双侧髂骨、左侧耻骨及右侧坐骨骨质密度不均匀性增高，L5 骶化。糖化血红蛋白、餐后 2h 血糖、皮质醇、促肾上腺皮质激素、甲状旁腺激素均正常。患者拒绝腰穿脑脊液检查及神经活检。诊断考虑：POEMS 综合征。

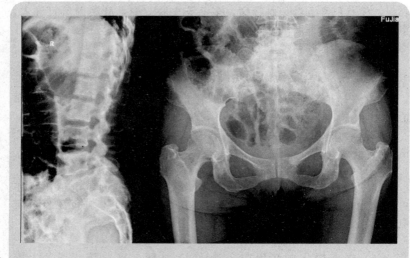

图 1-3　腰椎、骨盆 X 线
L1、L2、L3 椎体及其附件，骶骨、双侧髂骨、
左侧耻骨及右侧坐骨骨质密度不均匀性增高，L5 骶化

 主任医师常问住院医师和主治医师的问题

● POEMS 综合征有哪些临床表现？

答：POEMS 综合征多于中青年发病，男性稍多于女性，亚急性或慢性起病。临床表现涉及多系统，症状复杂，可归纳为以下几个方面。

（1）神经系统　所有患者都有多发性周围神经病，典型表现为慢性进展的对称性感觉运动多神经病，以运动障碍为主。常以四肢远端麻木、感觉异常为首发表现，运动障碍在感觉症状之后出现，逐渐向近端呈上升性发展，下肢受累较上肢严重，半数以上患者出现行走异常。腱反射减低或消失。肌电图提示神经源性改变，运动和感觉神经传导速度显著减慢，可见复合动作电位幅度下降。脑脊液细胞数及生化正常，可出现蛋白细胞分离，临床上易与 CIDP 混淆。自主神经及脑神经受累少见，但视盘水肿很常见。除了脑卒中以外中枢神经系统极少受累，偶有硬脑/脊膜炎的报道。

（2）浆细胞异常增殖　单克隆浆细胞增殖异常是 POEMS 最主要的特征。75％以上患者血中出现 M 蛋白，多为 IgG 型，其次为 IgA 型，成分以 λ 轻链为主。骨髓穿刺可见浆细胞增生，多数为轻至中度增生，浆细胞比例在 5％～10％以下。约 90％的患者骨髓增生的单克隆浆细胞为 λ 型。少数孤立性骨髓瘤患者骨髓中未见浆细胞增生。

（3）骨病变　95％患者出现骨损害，以躯干、骨盆受累多见。可表现为孤立性或多灶性骨损害，骨硬化性病变最常见，溶骨性及混合性病变相对少见。

（4）内分泌障碍　为 66％～84％患者有内分泌障碍，以性腺功能障碍最常见，甲状腺功能异常次之，胰腺及肾上腺功能异常较少见。多数患者表现为多个内分泌腺功能异常。常表现为男性阳痿、乳房肿大、女性闭经、溢乳，睾酮水平下降，甲状腺功能减退等。

（5）脏器肿大　以肝脾肿大及全身淋巴结肿大最常见。部分患者可合并 Castleman 病（巨淋巴结增生症）。

（6）皮肤改变　常见皮肤色素沉着，可遍布全身。还可见皮肤增厚、多毛、血管瘤、雷诺现象、白甲、肢端发绀、杵状指。

（7）水肿　水肿相当多见，甚至可以是首发症状。常见双下肢可凹性水肿，还可出现多浆膜腔积液（如胸腔积液、心包积液和腹水等）。重症患者及对治疗无反应的患者水肿尤为突出。

（8）其他系统受累　肺部受累可表现为肺动脉高压、限制性肺疾病以及一氧化碳扩散能力下降等。杵状指是否与肺动脉高压及肺部器质性病变有关仍待进一步验证。54％～88％患者有血小板增多或红细胞增多，是 POEMS 患者出现脑血管病的重要危险因素。绝大多数患者肌酐水平正常，但常见胱抑素 C 水平升高。部分出现蛋白尿，但较少超过 0.5g/24h。伴有 Castleman 病的 POEMS 患者容易出现肾脏病变。此外还可见体重减轻、关节痛、心肌收缩功能障碍、发热、低维生素 B_{12} 水平及腹泻等表现。

● POEMS 综合征的诊断标准有哪些？

答：目前 POEMS 综合征的诊断标准没有完全统一。

1984 年 Nakanishi 的诊断标准与 1998 年国内诊断标准大致接近，在以下 7 项诊断条件中均必须具备前 2 项：①慢性进行性感觉运动多神经病；②异常球蛋白血症（包括骨髓瘤、浆细胞瘤、M 蛋白血症）；③皮肤改变；④内分泌功能紊乱；⑤脏器肿大；⑥全身性水肿；

⑦视盘水肿及脑脊液球蛋白增高等。此外，Nakanishi 标准需再加上其他 5 项中的一项即可诊断，1998 年国内标准需再加上③～⑤项中的任一项也可诊断。

美国 Mayo 医院的 Dispenzieri 在 2003 年提出新的诊断标准，并于 2011 年再次更新。最新诊断标准有主要诊断标准、次要诊断标准和其他表现，其中 5 个主要诊断标准又细分为 2 个必需的主要诊断标准及 3 个其他主要诊断标准（表 1-2）。满足 2 个必需主要标准，加上 1 个其他主要标准及 1 个次要标准即可明确 POEMS 综合征的诊断。

意大利 Scarlato 2011 年提出的确诊标准与 Dispenzieri 基本相同，同时认为如果仅满足 2 个主要标准和 1 个次要标准为可能的 POEMS。值得注意的是如果内分泌病变仅为单纯糖尿病或甲状腺功能亢进症不能作为一条次要诊断标准。

表 1-2　POEMS 诊断标准（Dispenzieri，2011）

必需的主要诊断标准	①多发性周围神经病(脱髓鞘) ②单克隆浆细胞增殖异常(以 λ 轻链为主)
其他主要诊断标准	①Castleman 病(巨淋巴结增生症) ②硬化性骨改变 ③血管内皮生长因子(VEGF)增高
次要诊断标准	①脏器肿大(脾肿大、肝肿大、淋巴结肿大) ②全身性水肿(外周水肿、胸腔积液或腹水) ③内分泌病变(肾上腺、甲状腺、垂体、性腺、甲状旁腺、胰腺) ④皮肤改变(色素沉着、多毛、血管瘤、多血症、肢端发绀、白甲) ⑤视盘水肿 ⑥血小板增多或红细胞增多
其他表现	杵状指、体重减轻、多汗、肺动脉高压或限制性肺疾病、易栓症、腹泻、维生素 B_{12} 水平降低

血管内皮生长因子(VEGF)在 POEMS 综合征中发挥什么作用？

答：血管内皮生长因子（VEGF），又称血管通透因子（vascular permeability factor，VPF），是对血管内皮细胞具有特异性的肝素结合生长因子（heparin-binding growthfactor），可在体内诱导血管新生、增加血管通透性。POEMS 发病的血管神经屏障学说认为，富含

VEGF 的血小板在血管内皮聚集后释放，可增加微血管通透性，导致局部缺氧和血管神经屏障的破坏；血清补体与凝血酶通过破坏的血管神经屏障产生神经毒性，神经损伤与缺氧又进一步促进 VEGF 水平升高，造成恶性循环，加重损伤。因此 VEGF 被认为可能是多发性神经病、周围水肿、视盘水肿的重要原因。

● 如何认识 VEGF 检测的重要性？

答：欧美最新诊断标准均把 VEGF 的升高列为主要诊断标准之一，可见其重要性。1996 年 Watanabe 首先发现 POEMS 患者血清 VEGF 水平特异性升高，浆细胞和血小板均有 VEGF 表达，血清 VEGF 比血浆中浓度高 10～50 倍。有学者认为血浆是血液抗凝后所得，取血浆检测将忽略血小板表达的 VEGF，因此应检测血清以全面反映体内 VEGF 水平。但样品采集及操作技术差异可导致血小板表达 VEGF 检测结果的波动，影响血清 VEGF 检测的可靠性。尽管如此，目前认为血 VEGF 升高是 POEMS 综合征的重要生物学标志物，与疾病活动性密切相关，应作为主要诊断标准之一。临床观察发现免疫抑制治疗后血清 VEGF 水平下降、临床症状改善；而且 VEGF 水平低的患者治疗反应好，经治疗后神经系统以及与血管通透性增加相关的症状（如视盘水肿、脏器肿大）均可较快好转。因此 VEGF 不仅可作为诊断的实验室依据，还是 POEMS 综合征治疗监测指标之一。

● POEMS 综合征如何与 CIDP 及多发性骨髓瘤该进行鉴别诊断？

答：（1）POEMS 与慢性炎性脱髓鞘性多发性神经根神经病（CIDP）鉴别　二者运动感觉均可受累，都可出现脑脊液蛋白细胞分离及神经传导速度减慢，可通过伴其他系统症状、血清蛋白电泳、骨髓穿刺等加以鉴别。但在其他系统表现不典型时仍容易混淆，此时应注意二者在神经电生理检查方面的差别：①POEMS 患者周围神经中间部分的传导速度减慢比远端明显得多，CIDP 为多灶性脱髓鞘损害，中间部分和远端受累程度大致相同；②CIDP 神经传导阻滞比 POEMS 常见；③POEMS 下肢比上肢受累严重，复合肌肉动作电位幅度下降更为明显。

（2）POMES 与多发性骨髓瘤（MM）的神经系统并发症鉴别

MM 最常见的首发症状是骨痛并非周围神经病变，内分泌障碍及水肿较少见，溶骨性破坏多见、硬化性骨改变少见，骨髓穿刺浆细胞显著增生，血 VEGF 水平正常，神经电生理检查以轴索变性损害为主。

如何选择 POEMS 综合征的治疗方案？

答：POEMS 综合征的治疗目的有以下两方面：一方面抑制浆细胞的异常增生，另一方面下调循环中 VEGF 水平。控制浆细胞异常增殖可以缓解各系统的受累症状，比单纯抑制 VEGF 效果好。治疗措施的选择主要依据浆细胞浸润的程度与范围。如骨损害范围局限且骨髓未见浆细胞增生浸润，如骨的孤立性浆细胞瘤，首选放射性治疗，疗效确切，部分患者可治愈。全身性骨硬化性病变、骨髓浆细胞弥漫性浸润增生、无任何骨损害以及放疗后 3～6 个月病情仍不稳定等四类患者应接受系统综合治疗，如药物化疗和干细胞移植等。全身性水肿、视盘水肿和皮肤病变等在接受治疗后改善较快，而神经系统症状的改善常有滞后效应，有时在疗程结束后 6 个月才显效，甚至在 2～3 年后疗效最显著。

POEMS 综合征系统治疗及研究进展如何？

答：目前认为以烷化剂为主的化疗仍是最有效的基础治疗措施，既可进行低剂量常规治疗，也可在干细胞移植前进行大剂量治疗。化疗方案常使用美法仑与糖皮质激素联合用药，最新报道北京协和医院首个 POEMS 治疗前瞻性临床研究，对 31 名患者美法仑与地塞米松联合治疗 12 个疗程，随访 21 个月后发现 81％患者血液学检查好转，所有患者 VEGF 下降、神经系统症状不同程度缓解。自体外周血干细胞移植（auto-PBSCT）比药物化疗效果好，尤其在改善神经系统症状方面有优势，可作为一线治疗方案。2002 年以后大剂量化疗联合自体外周血干细胞移植成为治疗的新趋势，可不同程度改善各系统临床症状，降低 VEGF 水平。虽然没有前瞻性研究支持单用皮质激素治疗 POEMS 综合征的疗效，但至少 15％的患者单独使用皮质激素后临床症状改善，因此可考虑试用该药进行姑息性治疗。静脉免疫球蛋白注射及血浆置换的疗效仍不肯定。

沙利度胺（Thalidomide）和来那度胺（Lenalidomide）等免疫调节药可以抑制骨髓内环境新生浆细胞的迁移、生长存活，抑制循环 IL-6 和 VEGF 的升高发挥疗效。研究发现单独使用沙利度胺效果并未优于烷化剂，且长期应用可出现外周神经损害。来那度胺的神经损害副作用显著减轻，曾报道与地塞米松联合使用可改善病情。蛋白酶抑制药硼替佐米（Bortezomib）是多发性骨髓瘤的一线治疗药物，有报道 1 例患者无法进行 auto-PBSCT 的患者曾试用该药治疗。尽管该药对背根神经节感觉神经元有直接毒性作用，但其应用前景仍值得关注。VEGF 单抗（贝伐单抗）单独使用或者与化疗药物联合在 auto-PBSCT 前使用，神经系统症状和水肿明显好转，但疗效仍有争议。一方面该药对浆细胞异常增殖基本没有作用，另一方面由于 VEGF 具有神经保护作用，快速降低 VEGF 后运动神经元可能更容易发生凋亡。

● POEMS 综合征的预后如何？

答：1984 年 Nakanishi 曾报道 POEMS 患者中位生存期为 12～33 个月，但目前认为本病进展缓慢，新近报道 Mayo 医院的 137 例患者中位生存期为 165 个月（约 14 年），接受放疗的患者存活时间较长。临床症状数量的多少对寿命没有影响。但杵状指、全身水肿、伴有 Castleman 病及出现呼吸系统受累有可能缩短患者寿命。多发性周围神经病是患者致残的主要原因，神经系统病变不断恶化是本病的常见结局和死因之一。患者常常死于呼吸功能衰竭、感染、肾功能衰竭和毛细血管渗漏样综合征。

主任医师总结

（1）当多发周围神经病变伴发以下任何情况之一，要警惕 POEMS 综合征的可能：单克隆浆细胞异常增生、骨硬化性改变、皮肤色素沉着、血小板增多、全身性水肿、视盘水肿。应认真追问病史、详细体检并完善相关检查以寻找多系统损害证据。辅助检查中以骨髓活检、骨 X 线/CT 扫描及 VEGF 检测最有意义。虽然 POEMS 患者都有周围神经病变，但若不以此为首发症状，临床思路狭窄或经验不足就容易误诊及漏诊。POEMS 综合征要注意与 CIDP、多发性骨髓瘤相关神经系统损害、免疫球蛋白轻链淀粉样神经病以及结缔组织病相鉴别。

（2）POEMS 综合征，又名 Crow-Fukase 综合征，1980 年 Bardwick 以多发性神经根神经病（polyradiculoneuropathy）、脏器肿大（organomegaly）、内分泌障碍（endocrinopathy）、M 蛋白（M protein）及皮肤改变（skinchanges）等英文单词首个字母命名该综合征。但"POEMS"的缩写中涉及病变并非都是诊断必需，且忽略了不少常见症状。根据最新诊断标准，多发性周围神经病和以 λ 轻链为主的单克隆浆细胞增殖异常是两个必需的主要诊断标准，在此基础上符合Castleman 病、硬化性骨改变及 VEGF 增高等 3 个主要诊断标准之一，加上 1 个次要诊断标准（脏器肿大、全身性水肿、内分泌病变、皮肤改变、视盘水肿、血小板增多或红细胞增多）可诊断 POEMS 综合征。

（3）血清或血浆 VEGF 检测对 POEMS 诊断、治疗监测及预后判断具有重要意义。

（4）多发性周围神经病是患者致残的主要原因，因此改善神经系统症状非常重要。

（5）POEMS 综合征的治疗仍是一个难题。目前建议骨损害范围局限且骨髓未见浆细胞增生浸润的患者首选放射治疗，全身性骨硬化性病变、骨髓浆细胞弥漫性浸润增生、无任何骨损害以及放疗后 3～6 个月病情仍不稳定等四类患者应接受系统综合治疗。经验表明糖皮质激素对部分患者有效，可作为姑息性治疗用药。烷化剂仍是主要治疗药物，常规治疗使用低剂量、干细胞移植使用大剂量。VEGF 单抗的疗效仍有争议。沙利度胺和硼替佐米也有一定疗效，但有可能加重周围神经病变，需要权衡利弊后使用。

参 考 文 献

[1] Watanabe O, Arimura K, Kitajima I, et al. Greatly raised vascular endothelial growth factor (VEGF) in POEMS syndrome. *Lancet*, 1996, 347 (9002): 702.

[2] Scarlato M, Previtali SC, CarpoM, et al. Polyneuropathy in POEMS syndrome: role of angiogenic factors in the pathogenesis. *Brain*, 2005, 128 (Pt 8): 1911-1920.

[3] Hashiguchi T, Arimura K, Matsumuro K, et al. Highly concentrated vascular endothelial growth factor in platelets in Crow-Fukase syndrome. *Muscle Nerve*, 2000, 23 (7): 1051-1056.

[4] Watanabe O, Maruyama I, Arimura K, et al. Overproduction of vascular endothelial growth factor/vascular permeability factor is causative in Crow-Fukase (POEMS) syndrome. *Muscle Nerve*, 1998, 21 (11): 1390-1397.

[5] Nobile-Orazio E, Terenghi F, Giannotta C, et al. Serum VEGF levels in POEMS syndrome and in immune-mediated neuropathies. *Neurology*, 2009, 72 (11): 1024-1026.

［6］　Briani C, Fabrizi GM, Ruggero S, et al. Vascular endothelial growth factor helps differentiate neuropathies in rare plasma cell dyscrasias. *Muscle Nerve*, 2011, 43 (2): 164-167.

［7］　Michizono K, Umehara F, Hashiguchi T, et al. Circulating levels of MMP－1, －2, －3, －9, and TIMP－1 are increased in POEMS syndrome. *Neurology*, 2001, 56 (6): 807-810.

［8］　Dispenzieri A. POEMS syndrome: 2011 update on diagnosis, risk-stratification, and management. *Am J Hematol*, 2011, 86 (7): 591-601.

［9］　Palumbo A, Anderson K. Multiple myeloma. *N Engl J Med*, 2011, 364 (11): 1046-1060.

［10］　Li J, Zhang W, Jiao L, et al. Combination of melphalan and dexamethasone for patients with newly diagnosed POEMS syndrome. *Blood*, 2011, 117 (24): 6445-6449.

［11］　Nakanishi T, Sobue I, Toyokura Y, et al. The Crow-Fukase syndrome: a study of 102 cases in Japan. *Neurology*, 1984, 34 (6): 712-720.

［12］　Dispenzieri A. POEMS syndrome. *Blood Rev*, 2007, 21 (6): 285-299.

［13］　Dispenzieri A, Kyle RA, Lacy MQ, et al. POEMS syndrome: definitions and long-term outcome. *Blood*, 2003, 101 (7): 2496-2506.

［14］　Allam JS, Kennedy CC, Aksamit TR, et al. Pulmonary manifestations in patients with POEMS syndrome: a retrospective review of 137 patients. *Chest*, 2008, 133 (4): 969-974.

［15］　Scarlato M, Previtali SC. POEMS syndrome: the matter-of-fact approach. Curr Opin *Neurol*. 2011 Oct; 24 (5): 491-496.

（林毅）

第二章 脊髓疾病

17岁女性，双下肢无力、麻木、排尿困难5天——急性脊髓炎

⊛ ［实习医师汇报病历］

　　患者，女性，17岁，以"双下肢无力，麻木，排尿困难5天"为主诉入院。入院前5天，患者出现胸背部闷痛，紧束感，双下肢无力，初尚可扶行，伴双下肢麻木，排尿费力，无发热、双上肢无力麻木、肢体抽搐疼痛等。在家中休息至第2天，患者症状进一步加重，双下肢无法活动，排尿困难。送当地医院，查腰椎正侧位片：未见明显异常，胸椎MRI平扫：胸髓内斑片状T1WI等信号、T2WI高信号病灶。给予"甲泼尼龙80mg/d"及营养神经药物治疗。患者双下肢无力、麻木症状无改善，小便困难，已予导尿，大便未解。既往史：入院前10天患者曾有发热、"感冒"史。

　　体格检查：T 37.4℃，P84次/分，R 18次/分，BP 120/70mmHg，全身皮肤无斑疹。心肺腹部检查未见明显异常。已置导尿管。神经系统检查：意识清楚，言语清晰。双眼视力1.0。双侧瞳孔等大等圆，直径约3mm，直接、间接对光反应灵敏。双眼底检查正常。双侧眼球运动正常，无复视，眼震（一），双眼调节反射、辐辏反射正常。双侧额纹、鼻唇沟对称等深。伸舌居中。双下肢肌张力低。双上肢肌力5级，双下肢近远端肌力0级。双侧腹壁反射消失。双侧下肢膝反射、踝反射消失。双侧指鼻试验正常。双侧T5水平以下痛触觉、位置觉、振动觉消失。双侧病理征未引出。颈无抵抗，双侧Kernig征（一）。

　　辅助检查：血常规示WBC $12.08×10^9$/L，N 65%，Hb 115g/L，RBC $3.92×10^{12}$/L，PLT $204×10^9$/L。尿常规：RBC＋，白细胞（LEU）（＋＋＋），亚硝酸盐（NIT）（＋＋）。粪常规正常，潜血

（一）。血生化：TCHO 5.4mmol/L，TG 2.3mmol/L，LDL-C 4.5mmol/L，GLU 7.2mmol/L。餐后 2h 血糖：10.8mmol/L。糖化血红蛋白 5.8%。血沉 30mm/h。血叶酸、维生素 B_{12} 水平正常。凝血功能正常。肿瘤标志物阴性。血乙肝 5 项：HBsAb（＋）。血 RPR、TPPA、HIV、ANA、ENA 谱、抗链球菌溶血素 O（ASO）、类风湿因子（RF）、抗 ds-DNA、ANCA、ACA、C 反应蛋白（CRP）、C3、C4、循环免疫复合物（CIC）、IgM、IgG、IgA 均正常。甲状腺功能正常。腰穿脑脊液检查：压力 150mmH$_2$O，细胞数 35×10^6/L，多核细胞 40%，单核细胞 60%，PRO 0.6g/L，GLU 3.8mmol/L，CL 124mmol/L，寡克隆区带（一），涂片未找到细菌、结核菌、新型隐球菌。头颅 MRI 平扫：未见明显异常。双眼视觉诱发电位正常。胸部 CT 平扫：右下肺斑片状稍高密度影，炎症？心电图：正常。全腹 B 超：未见异常。胸椎 MRI 平扫＋增强扫描（图 2-1）：T5～T9 椎体水平脊髓内 T1WI 稍低信号、T2WI 稍高信号病灶，增强扫描呈轻度不均匀强化。

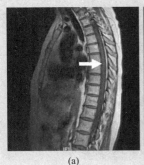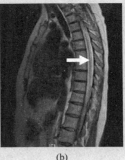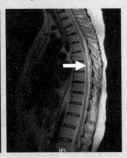

(a)　　　　　　　(b)　　　　　　　(c)

图 2-1 脊髓 MRI

T5～T9 椎体水平脊髓似可见条状异常信号影，T1WI［见(a)］呈稍低信号，T2WI［见(b)］呈稍高信号，边缘模糊；增强扫描［见(c)］可见结节状、小片状强化，部分境界欠清楚

入院诊断：①急性脊髓炎；②尿路感染。

治疗经过：给予甲泼尼龙（1000mg/d×5d，后改为 80mg/d），左氧氟沙星注射液，维生素 B_1 注射液，甲钴铵注射液，维生素 B_6 注射液，小牛血清提取物注射液，银杏叶提取物注射液，以及甘油灌肠剂灌肠，奥美拉唑抑酸，L-谷氨酰胺保护胃黏膜，碳酸钙 D_3 片补钙，氯化钾缓释片补钾等治疗。

主任医师常问实习医师的问题

● **该患者的定位诊断是什么？ 依据有哪些？**

答：（1）定位　胸段脊髓。

（2）依据　①双侧皮质脊髓束：患者双下肢瘫痪，双上肢正常。②双侧脊髓丘脑束、薄束：双侧 T5 平面以下浅深感觉均消失。③自主神经功能障碍：二便障碍。

● **该患者的定性诊断是什么？ 依据是什么？**

答：（1）定性诊断　急性脊髓炎。

（2）依据　患者青年女性，病前有"感冒"史，急性病程，快速出现脊髓横贯性损害，腰穿脑脊液白细胞和蛋白轻度增高，MRI 显示胸髓 T1WI 呈稍低信号，T2WI 呈稍高信号。

● **急性脊髓炎的病因和发病机制是什么？**

答：急性脊髓炎的病因未明，约半数患者发病前有呼吸道、胃肠道病毒感染的病史，但脑脊液中并未检出病毒抗体，神经组织里并没有分离出病毒，推测本病的发生可能是病毒感染后所诱发的自身免疫性疾病，而不是病毒感染的直接作用。部分患者于疫苗接种后发病，可能为疫苗接种引起的异常免疫反应。

主任医师常问住院医师和主治医师的问题

● **对该患者的诊断有无不同意见？ 如何进行鉴别诊断？**

答：没有不同的诊断。

该患者需与以下疾病进行鉴别诊断。

① 脊髓血管病：包括脊髓梗死和脊髓出血，均可以迅速出现双下肢瘫痪、感觉障碍和尿便障碍等脊髓损害表现。但脊髓血管病发生时常有剧烈根痛；脊髓梗死一般仅累及脊髓单支血管，脊髓损害常为不完全性，如脊前动脉闭塞综合征损害脊髓前 2/3，深感觉保留；脊髓出血在 MRI 上脊髓肿胀明显，T1WI 为高信号，可进行鉴别。患者临床表现及脊髓 MRI 情况不支持脊髓血管病。

② 急性脊髓压迫症：脊柱结核或转移性肿瘤可导致椎体破坏塌陷，急性硬脊膜外脓肿可压迫脊髓，出现急性横贯性脊髓损害表现。

但脊柱结核、硬脊膜外脓肿临床上常有结核中毒症状或感染症状，转移性肿瘤常有原发肿瘤证据，MRI 可见相应的脊柱及脊髓破坏表现。患者 MRI 检查可排除急性脊髓压迫症。

③ 脊髓外伤：可出现脊髓急性完全性横贯性损害表现，但应有外伤史。

④ 其他脊髓炎症性病变：患者首次发病，目前没有头颅 MRI 检查异常发现，不符合多发性硬化诊断标准；同时没有视力障碍及视诱发电位异常，没有视神经损害证据，诊断视神经脊髓炎依据不足；同时相关免疫血清学检查阴性，没有其他自身免疫性疾病的证据，故其他结缔组织疾病脊髓损害证据不足。

● 急性脊髓炎的诊断标准是什么？

答：急性脊髓炎也称为急性横贯性脊髓炎，特指一组病因尚不明确的急性脊髓炎，病因已明确的脊髓损害均为特异性脊髓炎，均不属本病范畴。2006 年中华医学会结合 2002 年横贯性脊髓炎国际协作组的"急性横贯性脊髓炎的诊断标准和分类"提出我国急性脊髓炎的诊断标准，具体如下。

（1）诊断标准

① 急性发病的脊髓运动、感觉和自主神经功能障碍；

② 症状和体征累及双侧，但不一定对称；

③ 有明确的感觉平面；

④ 神经影像学检查排除脊髓压迫症（MRI/脊髓造影术）；

⑤ 脑脊液白细胞正常/增多或 IgG 指数降低/增高；脊髓 MRI 阴性/钆增强改变。若发病早期无炎性证据者，可于发病后 2～7 天重复腰椎穿刺和 MRI 检查；

⑥ 病情在发病 4h 至数天达到高峰。

（2）排除标准

① 近 10 年脊髓放射治疗病史；

② 脊髓前动脉血栓形成临床表现；

③ 脊髓动静脉畸形的 MRI 表现（脊髓表面显示异常流空现象）；

④ 结缔组织病的血清学或临床证据；

⑤ 感染性疾病的神经系统表现；

⑥ 多发性硬化的头颅 MRI 表现；

⑦ 视神经炎的病史和表现。

完全符合上述诊断标准，且不具备任一排除标准的患者可明确诊断为急性横贯性脊髓炎。不完全符合上述诊断标准，但高度怀疑急性横贯性脊髓炎患者，可诊断为可能急性横贯性脊髓炎。

● **患者的脊髓损害为下肢的上运动神经元损害，为何会出现双下肢肌张力降低、腱反射消失、病理征阴性表现？**

答：急性横贯性脊髓炎早期常会出现脊髓休克现象，表现为肢体瘫痪、肌张力减低、腱反射消失、病理反射阴性。当脊髓与高位中枢断离时，脊髓暂时丧失反射活动的能力而进入无反应状态的现象称为脊髓休克。脊髓休克产生的原因乃是由于断离的脊髓节段失去高级中枢的调节性影响，特别是来自大脑皮质、前庭核和脑干网状结构的易化性影响。脊髓休克期的长短取决于脊髓损害的严重程度及并发症的影响。脊髓休克期愈长，恢复愈慢，预后愈差。

● **如何治疗急性脊髓炎？**

答：急性横贯性脊髓炎要早期诊断，尽早治疗，精心护理，早期康复训练。药物治疗方面，常选用的药物如下。

（1）皮质类固醇激素　急性期可采用甲泼尼龙冲击治疗，500～1000mg/d，连用3～5天，也可用地塞米松10～20mg/d，连用10天为1个疗程，后改为口服泼尼松1mg/(kg·d)维持至病情好转后可逐渐减量，注意防治激素副作用。有文献报道甲泼尼龙冲击治疗早期疗效优于常规大剂量激素治疗。

（2）静脉注射大剂量人免疫球蛋白　0.4g/(kg·d)，连用5天。

（3）抗生素　如有呼吸道、泌尿系感染，应及时治疗以免加重病情。

（4）B族维生素、扩张血管药物等。早期精心护理，预防压（褥）疮、坠积性肺炎、尿路感染，以及早期肢体康复训练对患者的康复也是非常重要的。

主任医师总结

（1）急性脊髓横贯性损害常见于脊髓外伤、血管病、炎症或脱髓鞘病变、急性脊髓压迫症等。脊髓外伤常有明确的外伤史，最为迅速；脊髓血管病（梗死或出血）发病时常有明显的根痛，较为迅速；相比而言，脊髓炎症和急性脊髓压迫症相对较缓，常需1天至数天达疾病高峰。

（2）如患者急性起病，快速出现脊髓完全横贯性损害表现，脑脊液白细胞正常或轻度升高，CT、MRI 影像学检查排除其他脊髓病，可诊断急性（横贯性）脊髓炎。

（3）脊髓 MRI 对脊髓疾病诊断和鉴别诊断具有重要价值。

（4）急性脊髓炎急性期以大剂量皮质类固醇激素冲击治疗为主，大剂量人免疫球蛋白对疾病有帮助，可以辅以 B 族维生素、扩张血管药物等治疗。护理和康复训练对疾病恢复也很重要。

参 考 文 献

[1] Gui L，Chen K，Zhang Y. Acute transverse myelitis following vaccination against H1N1 influenza：a case report. *Int J Clin Exp Pathol*，2011，4（3）：312-314.

[2] Das RN，Jaykumar J. Acute transverse myelitis following typhoid vaccination. *Ulster Med J*，2007，76（1）：39-40.

[3] Transverse Myelitis Consortium Working Group. Proposed diagnostic criteria and nosology of acute transverse myelitis. *Neurology*，2002，59（4）：499-505.

[4] 中华医学会编著. 临床诊疗指南·神经病学分册. 北京：人民卫生出版社，2006，180-183.

[5] 王加璐，张朝东. 急性脊髓炎激素治疗的早期疗效分析. 中风与神经疾病杂志，2010，27（3）：253-256.

（陈龙飞）

54 岁男性，双下肢麻木、行走不稳 2 个月
——脊髓亚急性联合变性

◎ ［实习医师汇报病历］

　　患者，男性，54 岁，以"双下肢麻木半年，行走不稳 2 个月"为主诉入院。入院前半年，患者逐渐感双下肢麻木，刚开始未予注意。症状缓慢加重，渐有双下肢踩地不实感。入院前 2 个月起，患者出现双下肢乏力，行走渐不稳，渐需要家人搀扶，无大小便困难、双上肢无力麻木、记忆力下降、视力下降等。既往 30 年前曾因"胃出血"行"胃大部切除术"史。无烟酒嗜好。有冶游史。

　　体格检查：T 36.6℃，P 75 次/分，R16 次/分，BP 130/78mmHg。心肺体检无异常。上腹正中见一长约 20cm 纵行手术瘢痕，愈合好。腹平软，无压痛及包块，肝脾肋下未触及。神经系统查体：神

志清楚，言语流利。理解力、记忆力、计算力、定向力正常。脑神经检查未见明显异常。双上肢腕关节远端、双下肢小腿中下 1/3 以下手套、袜套样痛触觉减退，双足位置觉、音叉振动觉消失。双上肢肌力 5 级，双下肢近远端肌力 4 级。双下肢肌张力稍高。双下肢跟膝胫试验均不稳。Romberg 征阳性。双侧腹壁反射对称存在。双上肢肱二头肌腱、肱三头肌腱、桡骨膜反射对称减低，双下肢膝反射、踝反射增高，踝阵挛（－）。双侧 Chaddock 征（＋）。颈无抵抗，双侧 Kernig 征（－）。

辅助检查：门诊查血常规示 Hb 92g/L，RBC 3.05×10^{12}/L，HCT 0.32，平均红细胞体积（MCV）113fl，红细胞分布宽度（RDW）19.5%；血清维生素 B_{12} 水平 36pmol/L；血清叶酸水平 12.3nmol/L；血清 RPR（－），TPPA（－）。颈胸椎 MRI 平扫：未见明显异常。

入院后查血常规示网织红细胞 0.5%。血同型半胱氨酸（HCY）56μmol/L。尿、粪常规正常。粪潜血阴性。血沉、CRP、凝血功能、ANA、ds-DNA、ENA 谱、ACA、ANCA、RF、ASO 均正常。HIV 抗体阴性。乙肝两对半：抗-HBs（＋）。肿瘤标志物阴性。腰穿脑脊液检查：常规、生化、细胞学均正常，RPR（－）、TPPA（－）。心电图、头颅 MRI 平扫、胸部正侧位片、全腹彩超：未见明显异常。双眼视觉诱发电位正常。肌电图：双下肢感觉神经传导速度减慢。

诊断：①脊髓亚急性联合变性；②巨幼细胞贫血；③胃大部切除术后；④高同型半胱氨酸血症。

治疗：给予甲钴铵注射液（1000μg/d），维生素 B_1 注射液，维生素 B_6 注射液，叶酸（10mg/d），银杏叶提取物注射液。

❓ 主任医师常问实习医师的问题

● 该患者的定位诊断是什么？ 依据有哪些？

答：（1）脊髓，周围神经。

（2）脊髓定位依据 ①双侧皮质脊髓侧束：双下肢上运动神经元瘫痪，双侧病理征（＋）。②双侧后索：双下肢深感觉障碍，双下肢跟膝胫试验均不稳，Romberg 征阳性。

（3）周围神经定位依据　四肢末梢型感觉障碍，双上肢腱反射减低。

● **该患者的定性诊断是什么？ 依据是什么？**

答：（1）脊髓亚急性联合变性。

（2）依据　患者慢性渐进性病程，主要表现为双下肢痉挛性瘫痪，深感觉障碍及感觉性共济失调，多发性周围神经病变，结合患者既往有胃大部切除术史，血检查发现有血清维生素 B_{12} 降低，巨幼细胞贫血。

● **脊髓亚急性联合变性与维生素 B_{12} 缺乏有什么关系？**

答：脊髓亚急性联合变性发病与维生素 B_{12} 缺乏密切相关。维生素 B_{12} 是核蛋白合成和髓鞘形成的必需辅酶。维生素 B_{12} 缺乏导致其依赖酶的缺陷，体内蛋氨酸合成减少，从而导致胆碱和含磷脂的胆碱合成障碍。另外，由于腺苷钴胺缺乏，导致大量的甲基丙二酰辅酶 A 及其前身丙酰辅酶 A 的堆积，合成异常单链脂肪酸反常插入神经细胞膜脂质中，从而导致神经髓鞘脱失，轴突变性，神经元死亡。

🛈 主任医师常问住院医师和主治医师的问题

● **对该患者的诊断有无不同意见？ 如何进行鉴别诊断？**

答：（1）患者既往有胃大部切除病史，慢性进展性病程，主要表现为双下肢痉挛性瘫痪，双下肢深感觉障碍及感觉性共济失调，四肢多发性周围神经病变，辅助检查发现血清维生素 B_{12} 水平明显低于正常，并同时存在有巨幼细胞贫血，故诊断脊髓亚急性联合变性明确。

（2）该患者需要与以下疾病进行鉴别。

① 脊髓梅毒：可以呈慢性进展性病程，出现双下肢痉挛性瘫痪，深感觉障碍及感觉性共济失调，并且患者有冶游史。但梅毒很少有周围神经病变表现，并且患者血及脑脊液 RPR、TPPA 检查均阴性，可排除。

② 脊髓炎性脱髓鞘病变：包括多发性硬化、视神经脊髓炎、干燥综合征等可以出现脊髓损害，表现为双下肢痉挛性瘫痪，深感觉障碍及感觉性共济失调，脊髓 MRI 有时可无明显病灶，干燥综合征还可合并有周围神经病变。但上述疾病脊髓损害一般呈急性病程或复发

缓解病程，常有脊髓传导束型感觉障碍，血清免疫指标常有异常，没有巨幼细胞贫血及血清维生素 B_{12} 水平降低，故可排除。

③ 脊髓内肿瘤：可以呈慢性进展性病程，出现双下肢痉挛性瘫痪，深感觉障碍及感觉性共济失调，但一般没有周围神经病变表现，其脊髓 MRI 检查可排除。

④ 脊髓压迫症：可以呈慢性进展性病程，出现双下肢痉挛性瘫痪，深感觉障碍及感觉性共济失调，但一般没有周围神经病变表现，其脊髓 MRI 检查可排除。

⑤ 运动神经元病：其中原发性侧索硬化可以出现慢性进展的双下肢痉挛性瘫痪，但不应有感觉障碍，故可排除。

● 什么是脊髓亚急性联合变性？

答：脊髓亚急性联合变性是由于维生素 B_{12} 缺乏引起的神经系统变性疾病，病变主要累及脊髓的后索、侧索及周围神经，严重时大脑白质及视神经亦可受累。临床表现为双下肢深感觉障碍，感觉性共济失调，痉挛性截瘫及周围神经病变等。

● 哪些人容易患脊髓亚急性联合变性？

答：由于本病与维生素 B_{12} 缺乏有关，故本病常见于各种原因导致维生素吸收不良的患者，如严重妊娠呕吐，胃大部或全胃切除，回肠切除，长期大量酗酒伴萎缩性胃炎，营养不良，先天性内因子分泌缺陷，叶酸缺乏，血液运铁蛋白缺乏等。也有报道铜缺乏症，长期素食者接受氧化亚氮（N_2O）麻醉亦可导致维生素 B_{12} 缺乏，引起该疾病。

● 哪些实验室检查有助于维生素 B_{12} 缺乏的诊断？

答：血清维生素 B_{12} 水平降低，血象及骨髓涂片检查显示巨幼细胞贫血，血清叶酸水平降低，血同型半胱氨酸水平升高。血清维生素 B_{12} 水平降低是诊断脊髓亚急性联合变性的重要依据，但水平正常或升高并不能排除该病，因为血清中维生素 B_{12} 水平不能完全反应组织中维生素 B_{12} 的储备，而组织利用维生素 B_{12} 的障碍也会引起脊髓亚急性联合变性。

● 脊髓亚急性联合变性脊髓 MRI 有何表现？

答：部分脊髓亚急性联合变性患者脊髓 MRI 可出现相应改变。

MRI 上的表现虽不具特异性，但也具有一定特点：呈 T1WI 等信号或低信号、T2WI 高信号，主要位于颈段和胸段脊髓，多累及后索，少数可累及侧索，两侧病灶对称，增强病灶有或无强化（图 2-2）。治疗

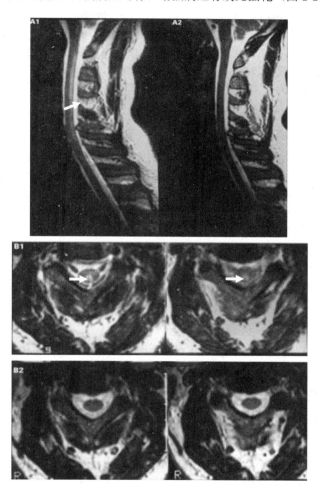

图 2-2 脊髓 MRI
A1 和 B1 为脊髓亚急性联合变性患者治疗前颈段和上胸段见
T2 高信号病灶，主要累及后索，两侧病灶对称；A2 和 B2 为
维生素 B_{12} 治疗后 1 年，复查 MRI T2 加权情况，高信号病灶基本消失

后随病情好转，病灶可以缩小，甚至消失。

如何治疗脊髓亚急性联合变性？

答：由于本病是维生素 B_{12} 缺乏引起，故及早开始大剂量维生素 B_{12} 治疗是本病治疗的关键，否则会造成不可逆性神经损伤。甲钴胺是一种内源性的辅酶 B_{12}，作用比普通维生素 B_{12}（也称氰钴胺素）要好。治疗同时可以补充其他 B 族维生素，如维生素 B_1、维生素 B_6、叶酸等。但应注意叶酸不宜单独使用，否则会加重神经精神症状。

主任医师总结

慢性进展的脊髓损害按发生频率依次为压迫或占位性病变（如脊髓压迫症、脊髓内肿瘤、脊髓空洞症等）、炎症或脱髓鞘性病变（如脊髓梅毒、多发性硬化、视神经脊髓炎等）、小血管病（如干燥综合征、糖尿病性脊髓病等）、变性疾病（如运动神经元病等）和代谢性疾病（如脊髓亚急性联合变性）。如果患者存在有维生素 B_{12} 吸收障碍或营养障碍的原因，出现以侧索和后索损害为主的慢性进展性脊髓损害，要注意亚急性联合变性可能，再结合周围神经病变，血象存在有巨幼红细胞性贫血，血清维生素 B_{12} 水平降低，即可诊断脊髓亚急性联合变性。及早开始大剂量维生素 B_{12} 治疗是脊髓亚急性联合变性治疗的关键。

参 考 文 献

[1] Silva MT, Cavalcanti JL, Moreira DM. Neuroradiological features of the brain in subacute combined spinal cord degeneration: case report. *Arg Neuropsiauiatr*, 2000, 58 (3A): 752-755.

[2] Hathout L, El-Saden S. Nitrous oxide-induced B_{12} deficiency myelopathy: Perspectives on the clinical biochemistry of vitamin B_{12}. *J Neurol Sci*, 2011, 301 (1-2): 1-8.

[3] Tan IY, de Tilly LN, Gray TA. Hypocupremia: an under recognized cause of subacute combined degeneration. *Can J Neurol Sci*. 2009 Nov: 36 (6): 779-782.

[4] Reynolds EH, Bottiglieri T, Laundy M, et al. Subacute combined degeneration with high serum vitamin B_{12} level and abnormal vitamin B_{12} binding protein. New cause of an old syndrome. *J Arch Neurol*, 1993, 50 (7): 739-742.

[5] Hemmer B, Glocher FX, Schumacher M, et al. Subacute combined degeneration: clinical, electrophysiological, and magnetic resonance imaging findings. *J Neurol*

Neurosurg Psychiatry，1998，65：822-827.

[6] 刘明，蒋云，王文超，等. 亚急性联合变性的电生理、MR 表现及随访. 中华内科杂志，2001，40（3）：180-182.

（陈龙飞）

51 岁女性，右上肢无力萎缩十余年，双上肢麻木 4 年
——脊髓空洞症

❀ [实习医师汇报病历]

　　患者，女性，51 岁，以"右上肢无力萎缩十余年，双上肢麻木 4 年"为主诉入院。十余年前患者逐渐感右上肢力弱，并发现右手肌肉逐渐萎缩。4 年前起，患者逐渐感双上肢麻木，无双下肢麻木无力、大小便障碍。

　　体格检查：T 36.6℃，P72 次/分，R 18 次/分，BP 120/70mmHg，双上肢皮肤粗糙。心肺腹部检查未见明显异常。神经系统检查：意识清楚，言语清晰。脑神经检查未见异常。双侧 C5～T4 水平痛温觉减退，但触觉、位置觉、振动觉正常。双上肢肌张力正常，双侧下肢肌张力稍高。右手骨间肌萎缩，右上肢近远端肌力 4 级，左上肢及双下肢近远端肌力 5⁻级。双侧腹壁反射消失。双侧上肢肱二头肌腱、肱三头肌腱、桡骨膜反射减低，双下肢膝反射、踝反射明显增高（＋＋＋）。双侧指鼻试验、跟膝胫试验正常。龙贝格征（闭目难立征，Romberg 征）（-）。双侧病理征（-）。颈无抵抗，双侧 Kernig 征（-）。

　　辅助检查：血常规、尿常规、粪常规、维生素 B_{12} 水平、叶酸水平、生化全套、RPR、TPPA、HIV、HBsAg 均正常。心电图：未见明显异常。胸部正位片：未见明显异常。头＋颈椎＋胸椎 MRI 平扫（图 2-3）：考虑 charis 畸形并脊髓空洞症（C2～T6）；C3～C4、C4～C5、C5～C6、C6～C7 椎间盘突出；颈椎退行性变。

　　诊断：①脊髓空洞症合并小脑扁桃体下疝畸形（Chiari Ⅰ型）；②颈椎病。

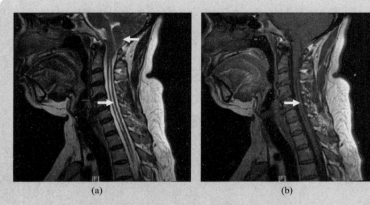

图 2-3　颈髓 MRI 平扫

小脑扁桃体形态变尖，位于枕大孔水平下方约 1.6cm；相邻的
延髓及颈髓交界处受压，C2 水平以下脊髓内见纵行条状
T1WI［见（a）］低信号、T2WI［见（b）］高信号，边界尚清

❓ 主任医师常问实习医师的问题

● 该患者的定位诊断是什么？ 依据是什么？

答：（1）颈段、胸段脊髓。

（2）依据　①双侧皮质脊髓束：患者双下肢肌力下降，肌张力增高，腱反射增高。②双侧脊髓丘脑束：患者双侧 C5～T4 水平痛温觉减退。③双侧颈段脊髓前角：患者双上肢肌力下降，腱反射减低，右手骨间肌萎缩。

● 该患者的定性诊断是什么？ 依据是什么？

答：（1）脊髓空洞症并小脑扁桃体下疝畸形。

（2）依据　患者成年女性，慢性进展性病程，表现为节段性分离性感觉障碍，肌无力和肌萎缩，伴有双下肢上运动神经元损害，MRI显示颈段胸段脊髓空洞，伴有小脑扁桃体下疝。

● 为什么脊髓空洞症会出现节段性分离性感觉障碍？

答：脊髓空洞首先侵犯脊髓灰质前连合及脊髓前角和后角，可出现双侧痛温觉减退，而后索的精细触觉和本体觉传导路径仍完整，因而触觉不减退。这种痛温觉消失而其他感觉保存，称为分离性感觉障碍。由于脊髓空洞通常累及以颈髓为主的数个节段，故脊髓空洞症典型的感觉障碍表现为节段性分离性感觉障碍，而在损伤平面以下痛温觉仍保留表明脊髓丘脑束在侧索上升时未受损。

 主任医师常问住院医师和主治医师的问题

● 对该患者的诊断有无不同意见？ 如何进行鉴别诊断？

答：（1）根据病史，临床表现，结合其 MRI 显示颈胸段脊髓内空洞并伴有小脑扁桃体下疝（小脑扁桃体下疝入颈椎管内，最低点超过枕骨大孔连线 5mm），故诊断脊髓空洞症合并小脑扁桃体下疝畸形（Chiari Ⅰ型）明确。

（2）该患者需要与以下疾病进行鉴别诊断。

① 脊髓内肿瘤：可以出现节段性脊髓病变表现，但脊髓肿瘤累及的节段短，进展相对脊髓空洞症较快，膀胱功能障碍出现较早，皮肤营养障碍少见，MRI 检查可排除该诊断。

② 颈椎病：可出现手及上肢肌萎缩以及双下肢上运动神经元损害，常见根痛，感觉障碍呈根性分布或脊髓型感觉障碍。患者脊椎 MRI 扫描可资鉴别。

③ 肌萎缩侧索硬化症：可以呈慢性进展性病程，同时存在有上下运动神经损害的表现，但无感觉障碍，脊髓 MRI 检查无异常，与该患者不同，故可排除之。

● 脊髓空洞症的病因和发病机制是什么？

答：脊髓空洞症的病因和发病机制尚未完全明确，目前有以下几种学说：①先天性发育异常；②脑脊液动力学异常；③血液循环异常。普遍的观点是脊髓空洞症并非单一病因所致，而是多种致病因素所造成的。而 Chiari Ⅰ型畸形中枕大孔区狭窄性病变阻断了脑脊液从脊柱向头部的正常循环，在脊髓损伤和空洞形成中起到重要作用。

● 如何进行脊髓空洞症临床分型？

答：Barnett 等将脊髓空洞症分为四型。

（1）脊髓空洞伴第四脑室正中孔阻塞和中央管扩大。再分为两种：①并 Chiari Ⅰ型畸形；②后颅窝囊肿、肿瘤、蛛网膜炎等造成第四脑室正中孔阻塞。

（2）特发性脊髓空洞症。

（3）继发性脊髓空洞症，脊髓肿瘤、外伤、脊髓蛛网膜炎和硬膜炎所致。

（4）单纯脊髓积水或伴脑积水。

⬤ 如何治疗脊髓空洞症？

答：目前尚无脊髓空洞症的特效疗法。主要采用以下方法治疗。内科非手术治疗主要是以 B 族维生素、三磷腺苷（ATP）、辅酶 A、肌苷等营养神经药物治疗为主，以及对症镇痛、康复按摩等治疗。

放射性同位素[131]I 治疗疗效不肯定，现已很少应用。

外科手术治疗对于部分类型的脊髓空洞症患者有一定疗效。对于 Chiari Ⅰ型患者，后颅窝减压术（posterior fossa decompression，PFD）可以解除后脑受压，重建通畅的脑脊液循环通路，恢复脑脊液正常的循环状态，是最有效的治疗方法之一。大量的随访研究认为后颅窝减压后伴随着临床症状的好转以及影像学上空洞的塌陷或直径的减小，MRI 脑脊液流体力学研究也证实枕大池内脑脊液流动明显改善，虽然有少量患者恢复不满意，但总的来说其远期疗效是肯定的。

主任医师总结 ·······

（1）可引起上肢肌萎缩无力的疾病按频率依次为神经干（尺神经、桡神经、正中神经、臂丛神经等）损害、颈椎病、运动神经元病、多发性神经病、颈髓占位和青年上肢远端肌萎缩症（平山病）等。

（2）是否存在感觉障碍及感觉障碍的类型有助于疾病进一步定位诊断。双侧分离性感觉障碍提示脊髓灰质前连合和（或）灰质后角受损，提示为髓内病变。

（3）对于隐袭起病，缓慢进展的节段性分离性感觉障碍、肌无力和肌萎缩、皮肤和关节营养障碍的患者要注意脊髓空洞症可能，而脊髓 MRI 检查有典型的脊髓空洞表现，即可明确诊断。

（4）脊髓空洞目前尚无特效疗法，外科手术治疗对部分病例有效。

参 考 文 献

[1] Williams H. A unifying hypothesis for hydrocephalus, Chiari malformation, syringomyelia, anencephaly and spina bifida. *Cerebrospinal Fluid Res*, 2008, 11: 5: 7.

[2] 赵开军，任光阳. Chiari 畸形脊髓空洞症发病机制的力学探讨. 中华神经外科杂志, 2006, 22 (10): 642-644.

[3] Fernández AA, Guerrero AI, Martínez MI, *et al*. Malformations of the craniocervical junction (chiari type Ⅰ and syringomyelia: classification, diagnosis and treatment). *BMC Musculoskeletal Disorders*, 2009, 10 (Suppl 1): S1.

[4] Goel A, Desai K. Surgery for syringomyelia: an analysis based on 163 surgicak cases. *Acta Neurochir (Wien)*, 2000, 142 (3): 293-301.

[5] Munshi Ⅰ, Frim D, Stine-Reyes R, *et al*. Effects of posterior fossa decompression with and without duraplasty on Chiari malformation associated hydromyelia. *Neurosurgery*, 2000, 46 (6): 1384-1389.

[6] 黄思庆，肖启华，李国平，等. Arnold-Chiari 畸形合并脊髓空洞症的显微外科治疗 310 例临床分析. 中华神经外科杂志, 2005, 21 (2): 100-103.

（陈龙飞）

第三章　脑血管疾病

68岁男性，反复发作性言语含糊、右侧肢体无力1天——短暂性脑缺血发作(TIA)

❀ ［实习医师汇报病历］

　　患者男性，68岁，以"反复发作性言语含糊、右侧肢体无力1天"为主诉入院。入院前1天卧床后突发言语含糊、口角歪斜、右侧肢体无力，持续约15min后症状自行缓解，遂急诊我院，急查头颅CT未见异常。检查后上述症状再发1次，持续约5min症状缓解。既往有糖尿病8年，高血压病5年，不规则服药，血压、血糖控制不佳；抽烟30余年，每天1包。

　　体格检查：T 36.6℃，P 78次/分，R19次/分，BP（左侧125/80mmHg，右侧130/84mmHg），双侧眼动脉、颈动脉及锁骨下动脉、椎动脉听诊区未闻及异常血管杂音，心肺腹部查体无异常。神经系统查体：神志清楚，双侧瞳孔等大等圆，直径2.5mm，对光反应灵敏，眼球运动正常，双侧额纹、鼻唇沟对称，伸舌居中；四肢肌力、肌张力正常；深、浅感觉正常；腱反射对称活跃，双侧病理征（－）；颈软，凯尔尼格征（－），布鲁津斯基征（－）；无吞咽功能障碍。

　　入院诊断：①发作性右侧肢体无力原因待查：短暂性脑缺血发作可能性大；②糖尿病；③高血压病。

　　诊疗经过：入院予查血 TCHOL 6.38mmol/L，LDL 4.52mmol/L，血 HbA_1c 7.6%，急诊生化、血常规及凝血全套均正常。心电图及心脏彩超未见异常。颈部血管彩超：双侧颈动脉内中膜增厚毛糙，左侧颈内动脉斑块形成。TCD未见异常。头颅MRI：①双侧额顶叶、左侧基底节区、左颞叶多发腔隙灶及缺血灶；②磁共振弥散加权成像（DWI）未见异常信号。头颅＋颈部CTA示轻度脑动脉硬化改变。ABCD 2 评分为 6 分，给予氯吡格雷（75mg/d）抗血小板聚集，阿托伐他汀调脂稳定斑块、营养神经、改善循环、降压、降糖、保护胃黏膜等治疗，患者入院后第二天出现右侧肢体麻木感及乏力，口角稍歪斜，持续约 1min 后症状消失，之后未再发。

 主任医师常问实习医师的问题

● **该患者诊断依据是什么？ 需要与哪些疾病鉴别？**

答：患者老年男性，既往有糖尿病、高血压病史，长期嗜烟史，表现为发作性言语含糊、右侧肢体无力，伴口角歪斜，症状持续约数分钟自行缓解，缓解后无遗留神经系统症状体征，定位考虑左侧大脑，定性考虑急性脑血管病（脑卒中）；短暂性脑缺血发作（TIA）可能性大，结合头颅 DWI，按照新的 TIA 诊断标准，考虑确诊为 TIA。结合颈部血管彩超、TCD、心脏彩超结果，病因考虑为大动脉粥样硬化。

注意与以下疾病鉴别。

① 症状性癫痫：多数为肢体抽搐，持续时间短，部分杰克逊癫痫发作后可出现短暂肢体无力，但多数为局部蔓延至整个肢体或偏侧肢体，头颅影像学多无血管性病变依据，与该患者不似，可能性小，必要时可行脑电图协助诊断。

② 脑梗死：可出现肢体麻木、无力等症状，多数症状持续超过 1~24h，头颅 MRI 上可见新发病灶，该患者不符合，故可排除。

主任医师常问住院医师和主治医师的问题

● **TIA 的新定义与传统定义有何区别？**

答：（1）传统的 TIA 定义　将神经系统局限症状发作时间限定为 24h，然而，绝大多数 TIA 发作不超过 1h，超过 1h 的 TIA 发作多出现脑组织梗死。因此，传统的 TIA 诊断标准过于宽泛，应修改 TIA 的临床定义，并按照急性脑梗死的标准对 TIA 患者进行紧急评估和干预，以避免不良预后。随着神经影像学的发展，基于"时间和临床"的传统定义受到了诸多质疑。

（2）2009 年 6 月，美国卒中协会（ASA）在《Stroke》上发布了 TIA 的新定义："脑、脊髓或视网膜局灶性缺血所致的、不伴急性梗死的短暂性神经功能障碍"。新定义指出，症状持续时间不再是诊断的关键，是否存在脑梗死才是 TIA 和脑梗死的区别所在。此外，新定义还将脊髓缺血导致的急性短暂性神经功能缺损也归入 TIA 的范畴。TIA 传统定义与新定义的比较见表 3-1。

表 3-1　短暂性脑缺血发作（TIA）传统定义与新定义的比较

定义	传统的 TIA 定义	新的 TIA 定义
核心内容	症状持续时间	有无组织学损伤
时间界定	以 24h 为界定	无时间界定
组织学界定	未提及	脑、脊髓或视网膜未发生梗死
诊断	基于一过性过程而并非病理生理	鼓励使用影像学检查确定有无组织学损伤及其表现
临床干预	等待症状自行缓解，导致急性脑缺血治疗的延误	促进急性脑缺血的快速干预，如溶栓治疗
预后	暗示一过性缺血症状是良性的	暗示一过性缺血性症状可伴有持续脑损伤
与脑梗死的关系	与心绞痛和心肌梗死的关系不一致	与心绞痛和心肌梗死的关系一致

● TIA 只是短暂的一过性脑缺血发作，是否不必紧急干预？

答：不对。TIA 患者早期发生脑梗死的风险很高，TIA 患者 7 天内的脑梗死风险为 4%～10%，90 天脑梗死风险为 8%～12%。因此，TIA 是严重的、需紧急干预的脑梗死预警事件，是最为重要的急症，并且预后不良，同时 TIA 发作时间也是二级预防的最佳时机，必须重视。因此，对于 TIA 患者应该尽可能收住院进行规范化的检查和评估，以便采取更好且有针对性的处理措施，从而获得理想的预后。

● TIA 危险分层的工具有哪些？

答：国际常用的 TIA 危险分层工具为 ABCD 评分系统（表 3-2），其中 ABCD 2 评分能很好地预测短期脑梗死的风险，应用最为广泛。新近研究表明，在 ABCD 2 评分基础上增加双重 TIA（即本次发作前

7 天内有 1 次早期发作）以及颈动脉和头颅影像学检查异常两项指标所组成的新评分（ABCD 3 和 ABCD 3-I），能更有效地评估 TIA 患者的早期脑梗死风险。不同 ABCD 分级方法所采用的不同风险分界值（表 3-3），建议怀疑 TIA 患者应早期行 ABCD 2 评估，并尽早进行全面检查与评估。评估的主要目的是判断导致 TIA 的病因和可能的发病机制，只有找到病因，才有可能采取最适宜的治疗和预防措施。

表 3-2 ABCD 评分系统

项目		ABCD 分值	ABCD 2 分值	ABCD 3 分值	ABCD 3-I 分值
年龄（A）	≥60 岁	1	1	1	1
血压（B）	收缩压＞140mmHg 或舒张压＞90mmHg	1	1	1	1
临床症状（C）	一侧无力	2	2	2	2
	不伴无力的言语障碍	1	1	1	1
症状持续时间（D）	＞60min	2	2	2	2
	10～59min	1	1	1	1
糖尿病（D）	有	—	1	1	1
双重 TIA(7 天内)（D）	有	—	—	2	2
影像学检查（I）	同侧颈动脉狭窄≥50%	—	—	—	2
	DWI 检查出高信号	—	—	—	2
总分		0～6	0～7	0～9	0～13

注："—"表示无分值

表 3-3 不同 ABCD 分级方法所采用的不同风险分层界值/分

ABCD 评分系统	低危	中危	高危
ABCD 分值	0～2	3～4	5～6
ABCD 2 分值	0～3	4～5	6～7
ABCD 3 分值	0～3	4～5	6～9
ABCD 3-I 分值	0～3	4～7	8～13

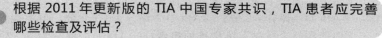

根据 2011 年更新版的 TIA 中国专家共识，TIA 患者应完善哪些检查及评估？

答：TIA 患者应完善以下检查及评估。

(1) 一般检查　包括立即行全血细胞计数、血电解质、肾功能及血糖检测。还应立即进行心电图检查和持续心电监测。TIA 患者应尽快接受血脂测定、头颅 MRI 或 CT 检查，行 MRI 检查时建议进行 DWI 和 T2WI 检查。

(2) 血管评估　所有 TIA 患者均应尽快进行血管评估，可利用磁共振血管成像（MRA）、CT 血管成像（CTA）和数字减影血管造影（DSA）等血管成像技术进行血管检查。颈动脉血管超声和经颅多普勒超声（TCD）也可发现颅内外大血管病变。DSA 是颈动脉行动脉内膜剥脱术（CEA）和颈动脉血管成形和支架置入术治疗（CAS）术前评估的金标准。

(3) 侧支循环代偿及脑血流储备评估　应用 DSA、脑灌注成像和 TCD 等检查评估侧支循环代偿及脑血流储备情况，对于判断是否存在低灌注及指导治疗有一定价值。

(4) 易损斑块的检查　易损斑块是动脉栓子的重要来源。颈部血管超声、血管内超声、高分辨 MRI 及 TCD 微栓子监测有助于对动脉粥样硬化的易损斑块进行评价。

(5) 心脏检查　疑为心源性栓塞时，或＞45 岁患者颈部和脑血管检查及血液学筛选未能明确病因者，TIA 发病后应尽快进行多种心脏检查。包括心电图和经胸超声心动图（TTE）。经食管超声心动图（TEE）检查可用于诊断卵圆孔未闭、主动脉弓粥样硬化、瓣膜病、识别这些情况可能改变治疗决策。

(6) 根据病史做其他相关检查。

如何早期诊断与评价 TIA 患者？

答：TIA 发病后一周内为发生脑梗死的高风险期，对患者进行紧急评估与干预可以减少脑梗死的发生。以 ABCD 2 评分分层为基础，尽早启动 TIA 的评估与二级预防，可将 TIA 患者的脑梗死风险率降低 80%。对于新近发生的符合临床诊断 TIA，虽无明确的急性脑梗死的证据，但在临床症状再次发作时，若持续时间＞30min，仍然按照溶栓指南积极进行溶栓治疗。因此，建议新发 TIA 按急症处理，如果患者在症状发作 72h 内并存在以下情况之一者，建议入院治疗：①ABCD 2 评分≥3 分；②ABCD 2 评分为 0～2 分，但不能保证 2 天之内能在门诊完成系统检查的患者；③ABCD 2 评分为 0～2 分，并有其他证据提示症状由局部缺血造成（图 3-1）。

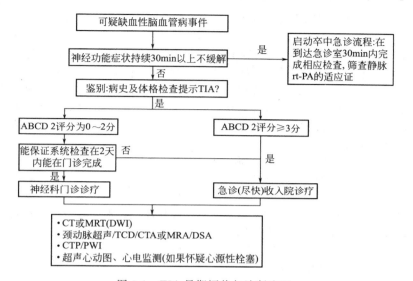

图 3-1　TIA 早期评价与诊断流程

rt-PA—重组人组织型纤溶酶原激活剂；DWI—弥散加权成像；
CTP—CT 灌注成像；PWI—灌注加权成像；TCD—经颅多普勒超声；
TIA—短暂性脑缺血发作；CTA—CT 血管成像；
MRA—MR 血管成像；DSA—数字减影血管造影

　　在有条件的医院，应尽早采用 DWI 作为主要诊断技术手段，如有急性脑梗死证据，则无论发作时间长短均不再诊断为 TIA；如未发现急性脑梗死证据，诊断为影像学确诊 TIA。对无急诊行 DWI 检查条件的医院，尽快、尽可能采用其他结构影像学检查，对于发现脑相应部位急性梗死证据者，诊断为脑梗死，未发现者诊断为临床确诊 TIA。

● TIA 的治疗及预防包括哪些内容？

　　答：(1) 控制危险因素　是预防 TIA 复发的关键。
　　(2) 抗栓治疗
　　① 抗血小板聚集：对于非心源性栓塞性 TIA 患者，建议对其进行长期的抗血小板治疗，抗血小板药物的选择以单药治疗为主，氯吡格雷 (75mg/d)、阿司匹林 (50～325mg/d) 都可以作为首选药物。对于有急性冠状动脉疾病 (如不稳定型心绞痛，无 Q 波心肌梗死)

或近期有支架成形术的患者，推荐联合应用氯吡格雷和阿司匹林。阿司匹林是环氧化酶抑制药，阿司匹林 50～1300mg/d 能一定程度上降低脑梗死的再发，但大剂量阿司匹林在预防血管性事件方面效果与小剂量相似，并且大剂量阿司匹林使胃肠道出血的风险增高。氯吡格雷在预防血管性事件发生方面优于阿司匹林，对高危患者（曾发生脑卒中、外周动脉疾病、症状性冠状动脉疾病或糖尿病）其效果可能更加明显。该患者 ABCD 2 评分为 6 分，属于高危患者，因此选用氯吡格雷抗血小板聚集治疗。

② 抗凝治疗：对于非心源性栓塞性 TIA 患者，不推荐使用口服抗凝血药及常规使用静脉抗凝血药治疗。不过，TIA 患者经抗血小板治疗，症状仍频繁发作，可考虑选用抗凝治疗。某些特殊情况下也可考虑给予抗凝治疗，如主动脉弓粥样硬化斑块、颈动脉夹层、基底动脉梭形动脉瘤、卵圆孔未闭伴深静脉血栓形成或房间隔瘤等。

③ 降纤治疗：对于高纤维蛋白原血症引起的 TIA 患者，可以考虑使用巴曲酶或降纤酶进行降纤治疗。

（3）外科手术和介入治疗　当发现颈动脉粥样硬化狭窄在 70% 以上时，在患者和家属同意下可考虑行颈动脉内膜剥离术。

● 脑卒中的危险因素包括哪些？

答：脑卒中的危险因素分为可干预与不可干预两种。不可干预的危险因素有年龄、性别、种族和家族遗传性。可干预的危险因素又分为生理学危险因素和行为学危险因素，前者包括高血压、糖尿病、高脂血症、心脏病、高同型半胱氨酸血症、颈动脉狭窄等，后者包括吸烟、酗酒、肥胖、抑郁、体力活动少等。

● 根据《中国缺血性脑卒中和短暂性脑缺血发作二级预防指南 2010》，该如何选择药物控制主要的危险因素？

答：（1）高血压　该患者有高血压病，这是 TIA 的主要危险因素，无论收缩压还是舒张压升高均与 TIA 的发生密切相关，因此应该进行降压治疗，以降低脑梗死和其他血管事件复发的风险。降压治疗预防脑梗死和 TIA 复发的益处主要来自于降压本身。建议选择单药或联合用药进行降压治疗。具体药物的选择和联合方案应个体化。经过血管评估已经明确该患者无血流动力学性异常，也无双侧颈动脉严重狭窄，因此可以给予降压治疗。在参考年龄、基础血压、平时用药、可耐受性的情况下，降压目标一般应该达到≤140/90mmHg，该患者有糖尿病，可选择血管紧张素Ⅱ受体拮抗药，理想血压应达到≤130/80mmHg，必要时可以加用钙通道阻滞药。改善某些生活方式有助于降低血压，并可作为综合降压治疗的一部分。这些改变包括限盐、减轻体重、多吃水果、多吃蔬菜和低脂肪产品、规律的有氧体力活动以及限制酒精摄入。

（2）糖尿病　血糖控制不良与脑梗死复发有关，血糖控制良好对2型糖尿病的微血管病变有保护作用，对大中血管病变同样有重要作用。该患者有糖尿病，因此血糖控制的靶目标为HbA$_1$c<6.5%。糖尿病合并高血压，应严格控制血压在130/80mmHg以下，降血压药物以血管紧张素转换酶抑制药、血管紧张素Ⅱ受体拮抗药在降低心脑血管事件方面获益明显。在严格控制血糖、血压的基础上联合他汀类药物可以降低脑梗死的风险。

（3）脂代谢异常　患者有高胆固醇血症，胆固醇水平与缺血性脑卒中相关性较大。降低胆固醇水平主要通过行为生活方式改变和使用他汀类药物。该患者伴有糖尿病、未戒掉的吸烟等多种危险因素，虽然有脑动脉粥样硬化病变但无确切的易损斑块或动脉源性栓塞证据或外周动脉疾病，根据2008年更新版《他汀防治卒中/TIA中国专家共识》，血脂危险分层属于极高危Ⅱ，因为LDL-C>2.07mmol/L，所以应将LDL-C降至2.07mmol/L以下或使LDL-C下降幅度>40%。他汀类药物治疗前及治疗中，应定期监测肌痛等临床症状及肝酶（谷氨酸氨基转移酶和天冬氨酸氨基转移酶）、肌酶（肌酸激酶）变化，如出现监测指标持续异常并排除其他影响因素，应减量或停药观察，肝酶>3倍正常上限，肌酶>5倍正常上限时停药观察。

主任医师总结

TIA常常被公众所忽视，也可能被临床工作者误诊。无论TIA发作次数的多少和持续时间的长短都预示患者处于发生脑梗死、心肌梗死等疾病的高度危险中，是脑梗死的超级预警信号。对于可疑TIA患者，应立即采取行动，包括早期用TIA危险分层工具（ABCD 2评分系统）进行危险评估，必要时尽可能住院检查，通过临床量表、血管影像学和DWI检查对其危险程度进行早期积极评估，积极控制危险因素，选择抗栓治疗。通过以上措施，可以减少发生脑梗死的概率，避免延误患者的最佳治疗时机，给患者带来严重不良影响。

参 考 文 献

[1] 短暂性脑缺血发作中国专家共识组. 短暂性脑缺血发作的中国专家共识更新版（2011 年）. 中华内科杂志，2011，50（6）：530-533.

[2] 冷昕祎，王伊龙，王拥军，等. 短暂性脑缺血发作早期卒中风险预测方法的研究进展. 中国卒中杂志，2011，06（3）：238-242.

[3] Easton JD，Saver JL，Albers GW，et al. Definition and evaluation of transient ischemic attack：a scientific statement for healthcare professionals from the American Heart Association/American Stroke Association Stroke Council；Council on Cardiovascular Surgery and Anesthesia；Council on Cardiovascular Radiology and Intervention；Council on Cardiovascular Nursing；and the Interdisciplinary Council on Peripheral Vascular Disease. The American Academy of Neurology affirms the value of this statement as an educational tool for neurologists. *Stroke*，2009，40（6）：2276-2293.

[4] 饶明俐. 中国脑血管病防治指南. 北京：人民卫生出版社，2007.

[5] 中华医学会神经病学分会脑血管病学组缺血性卒中二级预防指南撰写组. 中国缺血性脑卒中和短暂性脑缺血发作二级预防指南 2010. 中华神经科杂志，2010，43（2）：154-160.

[6] Johnston SC，Rothwell PM，Nguyen-Huynh MN，et al. Validation and refinement of scores to predict very early stroke risk after transient ischaemic attack. *Lancet*，2007，369（9558）：283-292.

（蔡斌）

65 岁女性，突发左侧肢体无力 9 h——心房颤动并发脑梗死

✦ [实习医师汇报病历]

患者女性，65 岁，以"突发左侧肢体无力 9 h"为主诉入院。入院前 9 h 行走时突发左侧肢体麻木、无力，右侧颞部头痛、小便失禁、伴呕吐非咖啡色胃内容物 1 次，无言语含糊、四肢抽搐、意识不清，就诊于当地医院，查头颅 CT（图 3-2）未见明显异常。查心电图：频速型心房颤动。既往有"心房颤动、高血压病史"6 年，用药情况不详，无烟酒嗜好。

体格检查：T 36.5℃，P 80 次/分，R 20 次/分，BP（右侧 205/115mmHg，左侧 200/110mmHg），神志清楚，查体欠配合，

双侧锁骨下动脉、颈动脉、椎动脉、眼动脉听诊区未闻及杂音，双肺呼吸音清，未闻及湿啰音；HR 90 次/分，心音强弱不等，心律绝对不齐，各瓣膜听诊区未闻及杂音；腹平软，肝脾未扪及，双下肢无水肿。神经系统检查：神志清楚，双侧瞳孔等大等圆，直径约 3mm，对光反应迟钝，左侧鼻唇沟稍浅，伸舌居中；左侧肢体肌力 1 级，右侧肢体肌张力正常，肌力 5 级；四肢腱反射对称，左侧巴宾斯基征（＋）；颈软，凯尔尼格征、布氏征（－）；左侧肢体痛觉减退，其余检查欠配合；NIHSS 评分为 14 分，GCS 评分为 15 分，吞咽功能障碍，ESRS 评分为 1 分，CHADS$_2$ 评分为 3 分。

入院诊断：①脑梗死；②心律失常：心房颤动；③高血压病。

入院后查血糖 17.05mmol/L，凝血功能正常，超敏 C 反应蛋白＞10.90mg/L，血 RPR、糖化血红蛋白、胱抑素 C、HCY 未见明显异常。入院后予鼻饲、持续心电监护、阿司匹林 200mg/d 抗血小板聚集、调脂、胰岛素控制血糖、依达拉奉抗氧自由基、脱水降颅压、奥美拉唑制酸预防应激性溃疡、胞二磷胆碱营养神经等处理。发病后第 2 天出现咳嗽、咳痰、发热，T39.0℃，查肺部 CT 发现左下肺炎症，予抗感染、止咳祛痰、冰枕脑保护。

发病后第 3 天患者发生喷射性呕吐 1 次，神志由清楚转为嗜睡，逐渐加重至中度昏迷状态，并出现尿潴留，考虑为大面积脑梗死后导致颅内压增高所致，因脑水肿明显，中线移位，可导致脑

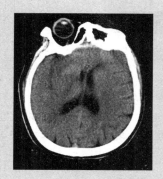

图 3-2　头颅 CT（发病后 8h）
未见明显异常

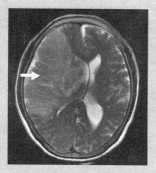

图 3-3　头颅 MRI（发病后 4 天）
右侧额颞顶叶、岛叶、
基底节区急性脑梗死

病，神经外科会诊建议行外科手术以减轻颅内压力，但患者家属拒绝行去骨瓣治疗，予导尿、吸氧、加大脱水剂用量，患者意识障碍渐有好转，左侧肢体肌力较前好转。发病后第 4 天查头颅 MRI（图 3-3）：右侧额颞顶叶、岛叶、基底节区急性脑梗死。发病后第 12 天复查头颅 CT（图 3-4）：右侧额颞顶岛叶、基底节区出血性梗死。加用银杏叶制剂及针灸治疗。发病后第 24 天复查头颅 CT（图 3-5）：较前明显好转。出院时患者神志清楚，左上肢肌力 3 级，左下肢肌力 2 级。

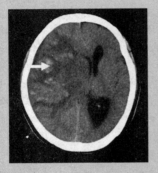
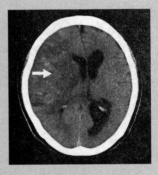

图 3-4　头颅 CT（发病后 12 天）　　　　图 3-5　头颅 CT（发病后 24 天）
右侧额颞顶岛叶、基底节区出血性梗死　　右侧额颞顶岛叶、基底节区出血性梗死

❓ 主任医师常问实习医师的问题

● 该患者的诊断及依据是什么？

答：左侧的中枢性偏瘫、面瘫及偏身感觉障碍，定位于右侧大脑半球，估计病灶较大。患者老年女性，存在高龄、高血压病、心房颤动等脑卒中危险因素，主要表现为行走时突发。头颅 CT 未见出血灶，故定性考虑脑梗死。活动中突发起病，结合有心房颤动病史，故考虑心源性脑栓塞可能性大。

● 用于脑梗死患者评定的常用量表有哪些？

答：用于脑梗死患者评定的常用量表主要包括：格拉斯哥昏迷评分（GCS 评分）、美国国立卫生研究院卒中量表（NIH Stroke Scale,

NIHSS)、吞咽功能障碍评定表（床旁洼田饮水试验）、用于非心房颤
动卒中风险评估的 Essen 卒中风险评分（Essen Stroke Risk Score,
ESRS)、用于非瓣膜性心房颤动卒中风险评估的评分表（CHADS$_2$
评分）。在此先介绍吞咽功能障碍评定表（表 3-4）和 ESRS 评分（表
3-5)，其他量表在本章其他病例中相继介绍。

表 3-4　吞咽功能障碍评定表

以下一种指标异常即认为有吞咽困难存在：检查指标	结果
任意程度的意识水平下降	是□　否□
饮水之后声音变化	是□　否□
自主咳嗽减弱	是□　否□
饮一定量的水时发生咳嗽	是□　否□
限时饮水实验有阳性表现	是□　否□

洼田饮水试验：
　　要求患者意识清楚并能够按照指令完成试验。患者端坐，喝下 30ml 温开水，观察
所需时间喝水呛咳情况：
1 级（优）能顺利地 1 次将水咽下 □
2 级（良）分 2 次以上，能不呛咳地咽下 □
3 级（中）能 1 次咽下，但有呛咳 □
4 级（可）分 2 次以上咽下，但有呛咳 □
5 级（差）频繁呛咳，不能全部咽下 □
　　正常：1 级，5s 之内
　　可疑：1 级，5s 以上或 2 级
　　异常：3～5 级

表 3-5　ESRS 评分

危险因素	分数	危险因素	分数
年龄 65～75 岁	1	其他心血管病（除外心肌梗死或心房颤动）	1
年龄 ＞75 岁	2	周围血管病	1
高血压	1	吸烟（正在吸烟或戒烟＜5 年）	1
糖尿病	1	除本次事件外的既往 TIA 或缺血性脑卒中	1
既往心肌梗死	1	总分	0～9 分

　　注：危险分层：（1）卒中稳定的门诊患者：0～2 分为低危；3～6 分为高危；＞6
分为极高危。
　　（2）卒中急性期患者：＜3 分为低危；≥3 分为高危。

主任医师常问住院医师和主治医师的问题

● **脑梗死的一般治疗措施包括哪些？ 哪些措施适合该患者？**

答：一般内科治疗是所有卒中治疗的前提和基础，与特异性治疗一样，是整个治疗程序不可或缺的组成部分。而维持血压、血糖、体温和氧饱和度四大生理参数是适用于所有卒中患者、最基础和最好的非药物性脑保护措施。

(1) 吸氧与呼吸支持　合并低氧血症（血氧饱和度＜92％或血气分析提示低氧血症）患者应给予吸氧，而无低氧血症的患者无需常规吸氧。患者发病第3天出现呕吐、昏迷，为了保持呼吸道通畅，应将头歪向一侧，以利于口腔分泌物及呕吐物流出，并可防止舌根后坠阻塞呼吸道，随时吸出口腔内的分泌物和呕吐物，必要时行气管切开。

(2) 心脏监测与心脏病变处理　脑梗死后24h内应常规检查心电图，必要时进行动态心电监测及心肌酶谱检测，以早期发现心脏病变并处理；避免或慎用诱发心衰的药物。

(3) 体温控制　患者住院期间出现发热，体温＞38℃，结合肺部CT，考虑肺部感染，除予抗感染外，予冰枕物理降温，以达到脑保护的目的。

(4) 血压控制　脑梗死后24h内血压升高的患者应谨慎处理。患者右侧血压205/115mmHg、左侧血压200/110mmHg，虽然血压明显增高，但应先处理各种引起血压高的因素，比如紧张、焦虑、疼痛、恶心、呕吐及颅内压增高等。如果排除了上述原因，血压仍持续升高，收缩压≥200mmHg或舒张压≥110mmHg，可予谨慎降压治疗，最好静脉使用拉贝洛尔、尼卡地平、乌拉地尔等短效降压药物，应用微量输液泵，并严密观察血压变化。切忌舌下含服硝苯地平，以免血压降得过低，加重脑梗死。大部分患者在脑梗死后24h内血压自发降低。既往有高血压病史且正在服用降压药者，如果无明显动脉狭窄，可于脑梗死24h后开始恢复使用降压药物。

(5) 血糖控制　该患者血糖17.05mmol/L，可能与大面积脑梗死、岛叶皮质受累有关，高血糖可使脑乳酸生成增多，促进缺血半暗带脑组织死亡，是卒中后出血转化、死亡和残疾的危险因素。按照指南，血糖超过11.1mmol/L时给予胰岛素治疗。开始使用胰岛素时应每1～2h监测血糖1次，避免低血糖，因为低血糖可加重脑水肿和缺血损伤，影响预后。

（6）营养支持 脑梗死患者常伴有吞咽障碍，有误吸导致吸入性肺炎的危险，吞咽障碍还可引起营养不良、脱水，可导致神经功能恢复减慢，因此给予了补液和鼻饲营养支持。

（7）其他 对于并发急性肾功能衰竭患者的治疗，避免或慎用对肾功能有损害的药物比如甘露醇；同时注意出入量平衡。急性卒中时常并发水电解质紊乱，应常规进行水电解质监测，积极维持水电解质平衡。

脑梗死治疗中改善脑血循环的措施有哪些？哪些措施适合该患者？

答：脑梗死治疗中改善脑血循环的主要措施如下。

（1）溶栓治疗 溶栓治疗是脑梗死最有效的药物治疗方法（详见脑梗死溶栓治疗），但是该患者发病 9h 才到病房，超过 4.5～6h 的静脉溶栓时间窗，所以失去了溶栓的机会。

（2）抗血小板治疗 大样本试验表明，脑梗死后 48h 内口服阿司匹林能显著降低随访期末的病死率或残疾率，减少复发，仅轻度增加症状性颅内出血的风险。对于不符合溶栓适应证且无禁忌证的脑梗死患者应在发病后尽早（最好 48h 内）给予口服阿司匹林 150～300mg/d，急性期后可改为预防剂量（50～150mg/d）。因此，该患者选用口服阿司匹林 200mg/d 抗血小板聚集治疗。

（3）抗凝治疗 急性期抗凝治疗虽已应用半个多世纪，但一直存在争议。抗凝血药治疗不能降低患者病死率和残疾率；抗凝治疗虽然能降低脑梗死的复发率、降低肺栓塞和深静脉血栓形成的发生率，但被症状性颅内出血增加所抵消。因此，不推荐无选择性地在急性期进行抗凝治疗。而且该患者梗死面积大，容易并发出血，所以急性期未选用抗凝治疗。

（4）降纤治疗 很多研究显示脑梗死急性期血浆纤维蛋白原增高，蛇毒酶制剂可显著降低血浆纤维蛋白原，并有轻度溶栓和抑制血栓形成的作用，但纤维蛋白原降低明显时可增加出血倾向。对不适合溶栓并经过严格筛选的脑梗死患者，特别是高纤维蛋白血症者可选用降纤治疗。该患者梗死面积大，容易并发出血，而且其血纤维蛋白血原正常，故不考虑使用。

（5）扩容治疗 对一般脑梗死患者，目前尚无充分随机对照试验

（RCT）证据支持扩容升压可改善预后，故不推荐扩容。该患者无低血压或脑血流低灌注表现，故不需要扩容治疗。

（6）扩张血管治疗　目前缺乏大样本高质量 RCT 证据证明血管扩张药能改善脑梗死临床预后，因此不推荐扩血管治疗。

脑梗死的神经保护措施有哪些？

答：神经保护药是指对抗急性脑缺血或再灌注后细胞损伤的药物，可提高脑对缺血缺氧的耐受性，保护脑内神经细胞。探寻神经保护药一直是神经科学研究的热点，迄今为止，许多在动物实验中证实有效的神经保护药的疗效均未得到临床试验证实。部分随机双盲安慰剂对照试验表明依达拉奉、口服胞二磷胆碱、脑蛋白水解物可能是安全有效的，能改善预后，但其疗效与安全性尚需开展更多高质量临床试验进一步证实。此外，多中心随机、双盲、安慰剂对照试验显示丁基苯酞（恩必普）、尤瑞克林（凯力康）治疗脑梗死安全有效。动物实验表明高压氧和亚低温可能是有前途的治疗方法，但其疗效和安全性还需开展高质量的 RCT 证实。因此予该患者依达拉奉抗氧自由基和胞二磷胆碱营养神经治疗。

脑梗死外科治疗的适应证有哪些？

答：大脑大面积脑梗死或小脑半球梗死，常伴有占位效应和进行性神经功能恶化，容易发生早期脑疝或脑干压迫症状，经内科治疗无效者，为了挽救生命，可考虑行去骨瓣减压手术，手术能增加头颅容积，减轻颅内高压，增加脑组织的有效灌注和改善缺血，但其疗效目前尚无循证医学证据证实。发病后第 3 天患者发生呕吐、意识障碍，考虑为大面积脑梗死导致颅内压增高所致，因脑水肿仍较明显，中线移位，可导致脑疝。神经外科会诊建议行去骨瓣减压手术，但患者家属拒绝行去骨瓣治疗，只好加强脱水治疗。

如何看待中成药和针刺治疗在脑梗死治疗中的作用？

答：中成药及针刺治疗在我国广泛用于治疗脑梗死已有多年。而且观察这两种方法治疗脑梗死疗效的临床试验已发表很多，但研究质量参差不齐，结果不一致。Meta 分析显示中成药和针刺治疗都能显著改善神经功能缺损，而且针刺治疗组随访期末的死亡或残疾人数降低（$P=0.05$），但还需进一步开展高质量研究予以证实。因此建议根据具体情况结合患者意愿决定是否选用针刺或中成药治疗。

● **大面积脑梗死的急性期并发症主要有哪些？ 该如何处理？ 请结合该患者回答。**

答：（1）脑水肿与颅内压增高　脑水肿与颅内压增高是大面积脑梗死的常见并发症，也是引起脑疝导致死亡的主要原因之一。可采取如下措施：①避免和处理引起颅内压增高的因素，如头颈部过度扭曲、激动、用力、发热、癫痫、呼吸道不通畅、咳嗽、便秘等；②加大脱水剂用量，包括使用甘露醇静脉滴注，甘油果糖或呋塞米，在使用脱水药物时，应注意心肾功能；③有条件情况下给予亚低温治疗；④必要时可考虑去颅骨瓣减压治疗。该患者在发病后第 3 天出现严重脑水肿和颅内压增高，因患者年龄大于 60 岁，家属拒绝行去颅骨瓣减压治疗，所以予内科非手术治疗。

（2）出血转化　该患者发病后第 12 天，复查头颅 CT 示右侧额颞顶岛叶-基底节区梗死处散在少量渗血。其出血转化可能与心源性脑栓塞、大面积脑梗死、占位效应、血糖高、年龄偏大、应用抗栓药物有关。但该出血转化为无症状性，通常不加重病情，所以无需特殊处理，未停用阿司匹林抗栓治疗。

（3）癫痫　脑梗死后癫痫的早期发生率为 $2\%\sim33\%$，晚期发生率为 $3\%\sim67\%$。目前无脑梗死后是否需预防性使用抗癫痫药的证据，所以不予预防性应用抗癫痫药物。

（4）吞咽障碍　脑梗死患者常并发吞咽障碍，导致肺炎与营养不良，应重视吞咽障碍的评估与处理。建议采用简单有效的床旁洼田饮水试验进行吞咽功能评估。吞咽障碍短期内不能恢复者早期可插鼻胃管进食，而长期不能恢复者可行经皮内镜下胃造瘘术（PEG）进食。此外，应重视吞咽功能障碍的康复治疗，主要包括代偿性措施（如改变进食姿势和食物性状）、吞咽功能间接训练（基础训练）和直接训练（摄食训练）。

（5）肺炎　该患者住院期间出现发热，体温＞38℃，结合影像学结果，诊断为肺部感染。意识障碍、吞咽障碍是导致其误吸的主要危险因素，其他原因包括呕吐、卧床不活动等，予抗感染、物理降温。防治肺炎的措施包括采用适当的体位，保持呼吸道通畅，定时翻身和拍背，加强康复活动等。

（6）排尿障碍与尿路感染　住院期间发生意识障碍伴尿潴留，故予留置导尿。等患者清醒后，应训练其排尿功能，并尽快拔出尿管，避免尿路感染。

（7）深静脉血栓形成（deep vein thrombosis，DVT）和肺栓塞 静脉血流淤滞、静脉系统内皮损伤和血液高凝状态是 DVT 的危险因素。该患者瘫痪重、年老及心房颤动，较容易发生 DVT，甚至肺栓塞。预防措施包括鼓励患者尽早活动、抬高下肢、避免下肢（尤其是瘫痪侧）静脉输液，可给予低分子肝素抗凝预防。

（8）上消化道出血 上消化道出血是急性脑卒中较常见的严重并发症，表现为呕吐咖啡样胃内容物和排柏油样便。该患者虽然无呕吐咖啡样胃内容物和排柏油样便，但是因为梗死面积大，容易导致下丘脑功能紊乱，继而引起应激性溃疡，因此给予奥美拉唑制酸及保护胃黏膜作为预防措施。

● 心房颤动导致的心源性脑栓塞应如何进行二级预防治疗？

答：请参照"脑梗死溶栓后出血病例"中内容。

主任医师总结

脑梗死的治疗不能一概而论，应根据不同的病因、发病机制、临床类型、发病时间等确定针对性强的治疗方案，实施以分期、分型为核心的个体化治疗。通常按病程可分为急性期（1 个月）、恢复期（2～6 个月）和后遗症期（6 个月以后）。在一般内科支持治疗的基础上，可酌情选用改善脑循环、神经保护、中医中药等措施。在＜4.5～6h 的时间窗内有适应证者可行溶栓治疗。重点是急性期的分型治疗，腔隙性脑梗死和分水岭脑梗死不宜脱水，前者主要是改善循环，后者可能还需要扩容；大、中面积梗死应积极抗脑水肿降颅压，防止脑疝形成，部分患者可能还需要行去骨瓣减压等手术。此外脑卒中急性期并发症对脑卒中的病情及预后有明显的影响，还应重视并发症的处理。为了预防脑梗死复发，对于动脉狭窄的部分患者可能需要行颈动脉内膜切除术或者血管内介入治疗。此外，康复治疗也是脑梗死各期治疗的重要内容。

参 考 文 献

[1] 中华医学会神经病学分会脑血管病学组缺血性脑卒中诊治指南撰写组. 中国急性缺血性脑卒中诊治指南 2010. 中华神经科杂志，2010，43（2）：146-153.

[2] 张凤祥，曹克将. 2010 年欧洲心脏病学会心房颤动治疗指南概要. 中华心律失常学杂志，2011，15（2）：157-159.

[3] Camm AJ，Kirchhof P，Lip GY，*et al*. Guidelines for the management of atrial fibrillation：the Task Force for the Management of Atrial Fibrillation of the European Society of Cardiology（ESC）. *Eur Heart* J，2010，31（19）：2369-2429.

[4] Banerjee A，Marin F，Lip GY. A new landscape for stroke prevention in atrial fibrillation：focus on new anticoagulants，antiarrhythmic drugs，and devices. *Stroke*，2011，42（11）：3316-3322.

[5] 饶明俐. 中国脑血管病防治指南. 北京：人民卫生出版社，2007.

[6] 蔡斌，许国英，林元相等. 亚低温对大鼠脑缺血再灌注后 MMP-9 表达和脑水肿的影响. 中华神经医学杂志，2007，6（1）：30-33.

[7] 蔡斌，林毅，李智文等. 亚低温对大鼠局灶性脑缺血再灌注后 MMP-9 表达和细胞凋亡的影响. 中风与神经疾病杂志，2008，25（4）：414-416.

[8] Cai B，Lin Y，Xue XH，*et al*. TAT-mediated delivery of neuroglobin protects against focal cerebral ischemia in mice. *Exp Neurol*. 2011；227（1）：224-231.

（蔡斌）

57 岁女性，突发右侧肢体无力 3h
——脑梗死(溶栓治疗)

[实习医师汇报病历]

患者女性，57 岁，以"突发右侧肢体无力 3h"为主诉入院。入院前 3h 进食中突发右侧肢体无力，右手握物困难，不能行走，言语含糊，口角歪斜，无人事不省，无大小便失禁，无头痛、头晕，无视物不清，无发热、咳嗽、咳痰，遂由"120"送入我院急诊，查头颅 CT［图 3-6(a)］：未见出血灶，拟"急性脑血管病"收入院。有高血压史 5 年，不规则降压治疗。"糖尿病"史 2 年，长期服用"格列齐特"治疗，血糖未定期监测。

体格检查：T 36.5℃，P 70 次/分，R 19 次/分，BP（左侧 190/105mmHg，右侧 200/110mmHg）。双侧锁骨下动脉、颈动脉、椎动脉、眼动脉听诊区未闻及杂音，心肺腹部检查无异常，双下肢无水肿。神经系统查体：神志清楚，对答切题，双瞳孔等大等圆，直径约 4mm，对光反应灵敏，眼球运动正常；右侧鼻唇沟稍浅，言语含糊，伸舌偏右；右侧肢体肌张力减退，肌力 1 级，左侧肢体肌张力正常，肌力 5 级，左侧指鼻试验无异常，左侧跟膝胫试验无异常；右侧偏身痛触觉轻度减退；右侧腱反射较对侧活跃，右侧Babinski 征和 Chaddock 征（＋），左侧病理征（－）；脑膜刺激征（－）；NIHSS 评分 12 分，GCS 评分 14 分，吞咽功能评估有吞咽障碍，ESRS 评分 1 分，mRS 评分 4 分，洼田饮水试验 2 级。

辅助检查：血常规、凝血功能大致正常。急诊生化（肾功能＋血糖＋电解质）示糖 13.3mmol/L，余正常。心电图正常。

入院诊断：①脑梗死；②高血压病，3 级，极高危；③2 型糖尿病。

入院后在心电监护下，立即给予静脉用乌拉地尔（表 3-6）控制血压在 180/100mmHg 以下后，给予重组人组织型纤溶酶原激活药（rt-PA，0.9mg/kg 体重）静脉溶栓治疗，其中 10% 在 1min 内团注，剩余药物在 1h 内微注泵泵入。溶栓 30min 后，患者右侧肢体肌力恢复至 4 级，重新吞咽功能评估示无吞咽困难，NIHSS 评分 3 分，患者病情明显好转，抢救成功。强化降脂及清除氧自由基、营养神经、对症支持治疗。次日复查头颅 CT［图 3-6(b)］：左侧基底节旁脑梗死。头颅 MR 平扫（图 3-7）：左侧基底节区、左侧岛叶、左侧额顶叶急性脑梗死。TCD：未见异常脑血流频谱。心脏彩超：房室大小及室壁运动未见明显异常，左心室松弛减退，左心射血分数（LVEF）正常。双侧颈动脉彩超：双侧颈部动脉内膜稍增厚。头颅＋颈部 MRA（图 3-8）：①左侧 MCA 未显影，周围见细小分支；②右侧椎动脉颅内段稍变细，先天变异可能。

表 3-6　溶栓过程中肌力、NIHSS、血压变化及乌拉地尔注入速度情况

溶栓后时间/min	0	15	30	45	60	75	90	120	180	240	出院
右侧肌力/级	1	2	4	4	4	2	1	3	4	4	5⁻
NIHSS/分	12	10	3	3	3	11	12	4	3	3	0
血压/mmHg	175/98	158/92	160/92	146/88	134/80	116/70	110/68	175/98	178/100	160/94	130/85
乌拉地尔/(mg/h)	5	4	4	3	0	0	0	0	2	2	0
中分子量羟乙基淀粉/500ml	0	0	0	0	应用	应用	应用	应用	0	0	0

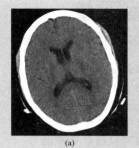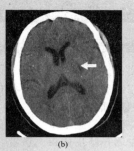

(a)　　　　　　　　　(b)

图 3-6　头颅 CT

（a）（发病后 3h）：未见明显异常；（b）（发病次日）：左侧基底节旁低密度灶

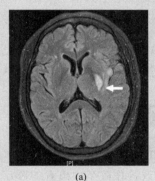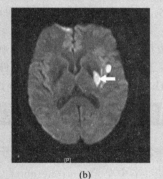

(a)　　　　　　　　　(b)

图 3-7　头颅 MRI

左侧基底节区、左侧岛叶见高信号，提示急性脑梗死。（a）为 Flair；（b）为 DWI

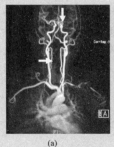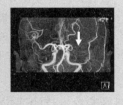

(a)　　　　　　　　　(b)

图 3-8　头颅＋颈部 MRA

左侧 MCA 未显影，周围见细小分支 [见 (a)、(b)]；
右侧椎动脉颅内段稍变细，先天变异可能 [见 (a)]

主任医师常问实习医师的问题

该患者的定位诊断及其依据是什么？

答：定位于左侧大脑半球。其依据如下。

（1）左侧皮质脊髓束　患者右侧上下肢瘫痪，右侧上下肢腱反射增高，右侧病理征（＋）。

（2）左侧皮质脑干束　患者右侧中枢性面舌瘫。

（3）左侧丘脑皮质束　患者右侧偏身痛触觉减退。

该患者的定性诊断及其依据是什么？

答：①脑梗死，左侧大脑半球；②高血压病，3级，极高危；③2型糖尿病。

依据　患者老年女性，有高血压病、糖尿病等动脉粥样硬化危险因素，急性起病，有新发的局灶性神经系统症状与体征并且持续存在超过1h以上，其头颅CT排除脑出血，故考虑脑梗死可能性大。

主任医师常问住院医师和主治医师的问题

什么是卒中单元？ 建立卒中单元有什么意义？

答：卒中单元（stroke unit）是指改善住院卒中患者的医疗管理模式，专为卒中患者提供药物治疗、肢体康复、语言训练、心理康复和健康教育、提高疗效的组织系统。Cochrane系统评价（纳入23个试验，4911例患者）已证实卒中单元明显降低了脑卒中患者的病死率和残疾率。此外，卒中单元还提高患者及家属的满意度，有利于健康教育。因此，收治脑卒中患者的医院应尽可能建立卒中单元，所有急性脑梗死患者应尽早、尽可能收入卒中单元或神经内科病房接受治疗。

脑梗死静脉溶栓治疗的适应证和禁忌证是什么？

答：（1）静脉溶栓适应证

① 年龄18～80岁。

② 发病4.5h以内（rt-PA）或6h以内（尿激酶）。

③ 脑功能损害的体征持续存在超过1h，且比较严重（NIHSS评

分 7～22 分）。

④ 头颅 CT 已排除颅内出血且无早期大面积脑梗死的影像学改变。

⑤ 患者或家属签署知情同意书。

（2）静脉溶栓的禁忌证

① 既往有颅内出血，包括可疑蛛网膜下腔出血；近 3 个月有头颅外伤；近 3 周内有胃肠或泌尿系统出血。

② 近 2 周内进行过大的外科手术；近 1 周内有在不易压迫止血部位的动脉穿刺。

③ 近 3 个月有脑梗死或心肌梗死病史。但陈旧小腔隙未遗留神经功能体征者除外。

④ 严重心、肾、肝功能不全或严重糖尿病者。

⑤ 体检发现有活动性出血或外伤（如骨折）的证据。

⑥ 已口服抗凝血药，且国际标准化凝血酶原时间比值（INR）>1.5；48h 内接受过肝素治疗［活化部分凝血活酶时间（APTT）超出正常范围］。

⑦ 血小板计数<$100×10^9$/L，血糖<2.7mmol/L。

⑧ 血压：收缩压>180mmHg，或舒张压>100mmHg。

⑨ 妊娠。

⑩ 不合作。

脑梗死静脉溶栓的药物有哪些？

答：目前我国可用于脑梗死静脉溶栓的药物有重组人组织型纤溶酶原激活药（rt-PA）和尿激酶（UK）。rt-PA 的常用剂量为 0.9mg/kg（最大剂量 90mg），先静脉推注 10%（1min），其余剂量连续静滴，60min 滴完。尿激酶的常用剂量为 100 万～150 万 IU，溶于生理盐水 100～200ml 中，持续静滴 30min。

脑梗死静脉溶栓的注意事项有哪些？

答：将患者收到重症监护病房（ICU）或者卒中单元进行监测治疗。

（1）开放肘静脉通道，留置单腔套管针，尽量避免或减少静脉穿刺和肌内注射。

（2）定期进行神经功能评估，在静脉使用溶栓药物过程 1 次/15min；随后 6h 内，1 次/30min；此后 1 次/60min，直到 24h。

（3）患者出现严重的头痛、急性血压增高、恶心或呕吐，应立即停用溶栓药物，紧急进行头颅 CT 检查。

（4）血压的监测　溶栓的最初 2h 内 1 次/15min，随后 6h 内为 1 次/30min，此后，1 次/60min，直至 24h。如果收缩压≥180mmHg 或舒张压≥100mmHg，更应多次检查血压，并给予降压药物。

（5）鼻饲管、导尿管及动脉内测压导管应延迟安置。

（6）溶栓治疗后 24h 内一般不用抗凝血药、抗血小板药物，24h 后应复查头颅 CT 证实无出血后再根据病情给予抗凝血药或抗血小板药物治疗。

● 溶栓过程中应如何调控血压？

答：脑梗死患者溶栓前要对过高的血压进行控制。由于脑内动脉壁薄弱，中层肌细胞和外膜结缔组织较少，而且无外弹力层，故脑梗死较心肌梗死更容易发生溶栓后出血并发症。为减少溶栓后出血风险，控制过高的血压是溶栓前唯一可控的因素，其他多种因素均不可控或来不及控制。准备溶栓者，应使收缩压<180mmHg，舒张压<100mmHg。建议微量输液泵静脉使用短效降压药物，如拉贝洛尔、乌拉地尔（利息定、压宁定）、尼卡地平等，但血压应避免降得过低，以免影响脑灌注。

该患者入院时血压高，为了进行溶栓治疗，予乌拉地尔控制血压至 175/98mmHg，然后开始使用 rt-PA。使用 30min 后患者症状很快改善，NIHSS 降至 3 分，但到 75min 时又加重，考虑与当时血压降至过低有关，立即停用乌拉地尔，并予中分子量羟乙基淀粉扩容，患者血压回升，症状改善。因此在溶栓后必须密切监测血压，避免过高或过低，必要时扩容治疗。

● 时间窗内明显恢复的脑卒中患者是否禁忌溶栓？ TIA 患者能溶栓吗？

答：文献报道，因为症状轻或迅速缓解而被排除在溶栓之外的急性脑梗死患者，接近 1/3 预后不良，8%～10% 近端动脉闭塞。有研究显示，对此类患者进行溶栓治疗，患者病情好转、血管再通率高，出血风险亦并不高于安慰剂组，因此，为了不失去机会，及时溶栓可能是积极、合理的临床处理方式。皮质卒中患者更容易出现永久性残疾，溶栓可能获益更多，特别是对于孤立性严重失语或严重远端肢体瘫痪的患者。尽管患者临床症状有缓解，但影像学检查（MRA 或 TCD）提示大血管仍有梗阻，可考虑予更积极的溶栓治疗。反之，对症状迅速缓解、影像学检查提示大血管完全通畅者，可不溶栓。

传统上将短暂性脑缺血发作（TIA）定义为由脑局部供血障碍引起的一过性或短暂性、局灶性脑或视网膜功能障碍，时间定义为 24h 内完全恢复。但是流行病学资料显示，大多数 TIA 病例在 1h 内缓解，颈内动脉 TIA 的平均发作时间是 14min，椎基底动脉 TIA 的平均发作时间为 8min，超过 1h 完全缓解的可能性小于 15%，而且部分临床症状完全恢复的患者影像学提示已经发生梗死。在溶栓治疗时间窗内，医师很难根据临床症状去鉴别 TIA 和脑梗死。超早期溶栓治疗是脑梗死最有效的治疗方法，而时间窗又有严格的限定，为了让更多在时间窗内的脑梗死患者能够获得溶栓治疗的机会，国际上一般将 TIA 与脑梗死时间界线定为 1h。该患者症状持续时间超过 1h，应按照脑梗死流程进行溶栓准备处理。TIA 患者如就诊时症状已缓解，可不进行溶栓治疗。

● 正在口服抗栓药者是否禁忌溶栓？

答：抗血小板药在心血管疾病二级预防中的使用越来越广泛，在急性脑梗死患者中，30% 都已经接受过抗血小板治疗，但使用抗血小板药物并非溶栓禁忌。不过 SITS-MOST 研究发现，急性脑梗死患者，溶栓前服用阿司匹林会增加溶栓后大量脑出血的风险，因此急诊患者拟行溶栓者须强调，溶栓后 24h 方可使用阿司匹林。此外，rt-PA 说明书提示，使用华法林或肝素后 APTT 延长的患者不能溶栓。

● 溶栓决策依据，发病时间重要还是影像学改变重要？

答：溶栓的理论基础是缺血半暗带。缺血半暗带的存在和范围是时间依赖性，更是患者依赖性的，依赖患者个体的侧支循环血流。在不同患者身上，缺血半暗带的存在时间可以从少于 3h 到超过 48h。因此人们开始用 PWI 和 DWI 失匹配来判断梗死核心和缺血半暗区范围，有专家提出将"时间就是大脑"的说法更改为"生理就是大脑"，建议用组织窗代替时间窗。

在没有很好的影像学检查条件的医院，可以根据发病时间并排除出血来大致判断，是否符合溶栓治疗。然而，由于发病时间通常来自患者主诉，并不十分准确，尤其是清晨起床后出现症状的患者，只能大概推断发病时间。对发病时间难以判断的患者，影像学检查有帮助，可在多模 CT 和 MRI 指导下溶栓，是今后发展方向，但目前影像学检查使用何种软件及检测指标并无标准化推荐，现有检查技术标准尚存争议，因此仅限研究，目前尚不建议临床推广。

● 脑卒中能否达到最好治疗效果的关键是什么？

答：溶栓治疗是脑卒中最有效的药物治疗方法，但是只有在溶栓时间窗内的患者才能得到溶栓治疗，因此，脑卒中发病后能否及时送到医院并进行积极救治，是能否达到最好治疗效果的关键。脑卒中患者的救治中有以下四个环节最为重要。

（1）迅速识别疑似脑卒中患者　若患者突然出现以下症状时应考虑脑卒中的可能：①一侧肢体（伴或不伴面部）无力或麻木；②一侧面部麻木或口角歪斜；③说话不清或理解语言困难；④双眼向一侧凝视；⑤一侧或双眼视力丧失或视物模糊；⑥眩晕伴呕吐；⑦既往少见的严重头痛、呕吐；⑧意识障碍或抽搐。普及脑卒中常识，让家人、朋友了解卒中的症状显得尤为重要。

（2）迅速求救送院　脑梗死和心肌梗死一样，时间就是生命，对突然出现上述症状疑似脑卒中的患者，应尽快拨打"120"，请救护车协助尽快到达医院。

（3）选择有较好卒中诊治条件的医院。

（4）建立脑卒中诊治快速通道，对患者进行快速而正确的评估和诊治。尽快进行病史采集和体格检查，首先明确是否为脑卒中，然后排除脑出血或蛛网膜下腔出血，确立脑梗死的诊断，最后明确是否有溶栓治疗指征，尽可能在到达急诊室后 60min 内完成头颅 CT 等评估并做出治疗决定。

主任医师总结

梗死组织周边存在半暗带是缺血性卒中现代治疗的基础。超早期溶栓治疗是通过溶解血栓，及时恢复血流和改善组织代谢以抢救梗死周围仅有功能改变的半暗带组织，减轻神经元损伤。对脑梗死发病 4.5h 或 6h 内的患者，建议根据适应证、禁忌证严格筛选患者，尽快给予 rt-PA（4.5h）或尿激酶（6h）静脉溶栓治疗。发病 6h 内由大脑中动脉（MCA）闭塞导致的严重脑梗死且不适合静脉溶栓的患者，经过严格选择后可在有条件的医院进行机械取栓或动脉溶栓治疗。由于基底动脉血栓形成的病死率非常高，而溶栓治疗可能是唯一有效的抢救方法，因此溶栓治疗的时间窗和适应证可以适当放宽。发病24h内由后循环动脉闭塞导致的严重脑卒中且不适合静脉溶栓的患者，经过严格选择后可在有条件的医院进行机械取栓或动脉溶栓。溶栓过程中或之后，应严密观察患者的病情变化。溶栓患者的抗血小板聚集或抗凝治疗，应推迟到溶栓24h后开始。

参 考 文 献

[1] 中华医学会神经病学分会脑血管病学组缺血性脑卒中诊治指南撰写组. 中国急性缺血性脑卒中诊治指南2010. 中华神经科杂志，2010，43（2）：146-153.

[2] Tissue plasminogen activator for acute ischemic stroke. The National Institute of Neurological Disorders and Stroke rt-PA Stroke Study Group. *N Engl J Med*，1995，333（24）：1581-1587.

[3] Barber PA, Zhang J, Demchuk AM, *et al*. Why are stroke patients excluded from TPA therapy? An analysis of patient eligibility. *Neurology*，2001，56（8）：1015-1020.

[4] Diedler J, Ahmed N, Sykora M, *et al*. Safety of intravenous thrombolysis for acute ischemic stroke in patients receiving antiplatelet therapy at stroke onset. *Stroke*，2010，41（2）：288-294.

[5] Gonzalez RG. Imaging-guided acute ischemic stroke therapy：From "time is brain" to "physiology is brain". *AJNR Am J Neuroradiol*，2006，27（4）：728-735.

[6] Kloska SP, Wintermark M, Engelhorn T, *et al*. Acute stroke magnetic resonance imaging：current status and future perspective. *Neuroradiology*，2010，52（3）：189-120.

[7] 王拥军，赵性泉. 缺血性卒中溶栓治疗. 北京：人民卫生出版社，2011.

[8] 饶明俐. 中国脑血管病防治指南. 北京：人民卫生出版社，2007.

（蔡斌）

71岁男性，突发右侧肢体无力、不能言语3.5h ——脑梗死(溶栓后出血)

[实习医师汇报病历]

患者男性，71岁，以"突发右侧肢体无力、不能言语3.5h"为主诉入院。缘于入院前3.5h安静状态下突发右侧肢体无力，不能言语，伴有口角歪斜，双眼向左凝视。外院查头颅 CT 未见出血。我院查血常规、凝血全套正常。既往"冠心病、心房颤动"病史十余年，未予抗栓治疗；"高血压病"3 年，在外血压最高达156/110mmHg，血压控制情况欠详；无"糖尿病"史。

体格检查：左侧 BP 175/90mmHg，右侧 BP 165/86mmHg，双颈动脉、椎动脉、眼动脉、锁骨下动脉听诊区未闻及杂音，双肺呼吸音清，未闻及湿啰音，心率 82 次/分，心律绝对不齐，心音强弱不等，各瓣膜听诊区未闻及杂音。神经系统检查：神志清楚，运动性失语，双眼瞳孔等圆等大，直径约 3mm，对光反应存在，双眼向左凝视，右鼻唇沟浅，悬雍垂居中，双侧咽反射灵敏，有吞咽困难，伸舌右偏；右侧肢体肌力 3 级，左侧肢体肌力 5 级，共济检查欠合作；浅深感觉正常；双侧腱反射（＋＋），右侧 babinski 征（＋）；颈稍抵抗，双侧凯尔尼格征（－）；NIHSS 评分 13 分，GCS评分 15 分，ESRS 评分 2 分。

入院诊断：①脑梗死；②高血压病；③冠状动脉硬化性心脏病、心房颤动。

诊疗经过：给予重组人组织型纤溶酶原激活药（rt-PA，0.9mg/kg 体重）静脉溶栓治疗，其中 10％在 1min 内团注，剩余药物在 1h 内微注泵泵入。溶栓后 8h，左侧肢体肌力恢复至 4 级，眼球完全凝视转为部分凝视，NIHSS 评分 9 分。予强化降脂及清除氧自由基、营养神经、对症支持治疗。溶栓后第 2 天复查头颅CT 平扫（图 3-9）：左侧额颞叶梗死后出血。溶栓后第 4 天查头

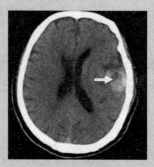

图 3-9　头颅 CT（溶栓后第 2 天）
左侧额颞叶梗死后出血

颅 MRI（图 3-10）：①左侧额颞叶脑梗死后出血，②左侧额叶、枕叶多发脑梗死（急性期）。溶栓后第 15 天复查头颅 CT（图 3-11）："颅内梗死后渗血已吸收"，加用华法林抗凝。住院期间查心脏彩超及 TCD 大致正常。经治疗后症状逐渐好转，出院时患者能听懂他人语言，能复述单词，四肢肌力恢复正常。

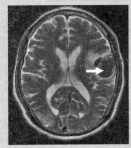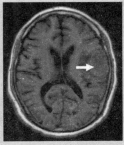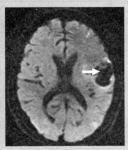

图 3-10　头颅 MRI（溶栓后第 4 天）

左侧额颞叶脑梗死后出血

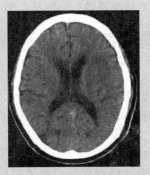

图 3-11　头颅 CT（溶栓后第 15 天）

左侧额颞叶梗死后出血，较前明显吸收

主任医师常问实习医师的问题

● 该患者的诊断是什么？

答：患者右侧中枢性面舌瘫、偏瘫、凝视、运动性失语，所以定位于左侧大脑半球。患者老年男性，静息中急性起病，头颅 CT 未见出血，故定性考虑"脑梗死"。因患者既往有冠心病、心房颤动病史，病因上考虑心源性栓塞可能性大，有待心脏彩超、血管评估进一步明确。

❓ 主任医师常问住院医师和主治医师的问题

● 依据卒中诊治三重奏，分析该患者的危险因素、病因有哪些？ 发病机制是什么？

答：该患者的危险因素有老年、冠心病、心房颤动及高血压病。根据当前国际广泛使用的 TOAST 病因分型，将缺血性脑卒中分为：大动脉粥样硬化、心源性、小动脉闭塞、其他明确病因和不明原因等五种。该患者病灶分布为大脑中动脉区内脑梗死，有心房颤动病史，颈部血管彩超未见明显狭窄，故病因上首先考虑为心房颤动引起的心源性栓塞，其发病机制上考虑为栓塞。还可以进一步行经食管心脏超声检查，以排除左心耳附壁血栓的可能。可进一步行 TCD 检查以了解颅内血管血流动力学情况及进行微栓子监测。

● 心房颤动患者发生心源性脑栓塞，是否可以溶栓治疗？

答：NINDS 等研究显示，心源性脑栓塞患者能从溶栓中获益，按照目前的指南，心房颤动并非溶栓禁忌。有研究表明，即使有心脏血栓，溶栓也不会增加复发性栓塞，所以，目前无任何一个指南建议在急性缺血性脑卒中溶栓前做超声心动图以除外心脏血栓，但应该按照心房颤动指南来处理心房颤动。当然心源性脑栓塞更容易导致大脑中动脉主干闭塞、容易出血转换，应更加严格把握适应证，必须与患者或家属充分沟通。也常因为神经功能缺损过重而被排除在溶栓之外，符合溶栓条件者相对较少。对长期服用华法林的心房颤动患者通常不溶栓。

该患者脑梗死诊断明确，NIHSS 评分 13 分，病程 3.5h，有溶栓适应证，无禁忌证，告知家属溶栓适应证及相关危险性后，家属同意并签字后予溶栓治疗。

● 脑梗死溶栓的主要并发症有哪些？ 如何进行预防和治疗？

答：脑梗死溶栓的主要并发症有：出血（尤其是脑出血）、再灌注损伤和血管再闭塞。这些并发症都可能使病情恶化。

（1）出血 所有的抗血栓药物在临床应用中均有可能并发出血。溶栓后出血以脑出血最为严重，也是溶栓治疗最严重的并发症。

（2）再灌注损伤 闭塞的脑血管经溶栓治疗再通后形成脑缺血的再灌注损伤，是溶栓治疗的重要并发症。目前认为自由基损伤、钙超载、脑水肿等是再灌注损伤的重要机制。预防和治疗方面可采取：①自由基清除剂：如依达拉奉；②钙通道阻滞药；③亚低温治疗等。

（3）血管再闭塞 溶栓治疗再通后，血管再闭塞的发生率为10%～20%，是溶栓患者病情好转后再加重的最常见原因。其机制可能与以下几点有关：①溶栓时，纤溶酶不但降解纤维蛋白或纤维蛋白原，而且通过激活因子Ⅴ加速凝血酶的形成，并直接激活血小板，导致血浆和溶栓局部呈高凝状态，尤其是在溶栓后短期内更为明显；②血栓溶解的同时，原有斑块仍然存在，是血栓再次形成的发源地，残留血栓具有高度的致栓性，是血栓扩大和再形成的根源。预防再闭塞的治疗以抗凝或抗血小板聚集为主，但一般应在溶栓24h后复查头颅CT证实无出血后进行。

● **该患者溶栓后出现脑出血，是否需要特殊处理？**

答：溶栓后脑出血分为出血性梗死（Hemorrhagic infarctions，HI）和实质性脑出血（parenchymal hematomas，PH）（图3-12）。出血性梗死通常发生在缺血区内，为阻塞血管再通后脑组织的自然状态，出血常呈单独或融合的斑点状，一般不形成血肿，不引起临床症状的恶化，自然发生率为5%～10%。溶栓治疗后，出血性梗死的发生通常并无临床症状的加重，只在CT扫描时才会被发现，因此，并不需要特殊的处理。该患者的出血属于出血性梗死，并不需要特殊的处理。

实质性脑出血常发生在远离梗死灶的区域，CT检查呈高密度的占位效应的血肿，常伴有相应症状和体征，发生率约为5%，病死率高达50%，应予以高度重视。溶栓后神经功能恶化应考虑到发生出血的可能，应行急诊CT证实。确诊实质性脑出血后应做如下处理：①立即停用溶栓药、抗凝血药、扩血管药和扩容药，以免加重出血和扩大血肿，导致临床症状恶化；②检查凝血指标，准备血小板、红细胞、新鲜冰冻血浆或全血备用，并请神经外科会诊，对有手术指征的患者，须待纤溶状态恢复后行手术治疗；③如有明显脑水肿和占位效应可给予脱水剂，如甘露醇、甘油果糖等；④可适当输入新鲜冰冻血浆或新鲜全血，必要时可短期内适当应用止血药，如氨基己酸。

给药的开始时间过迟和剂量过大、血压和血糖过高、过早合并使用抗凝或抗血小板聚集药物、大面积脑梗死、CT 上出现早期梗死表现等因素，均会增加溶栓后脑出血的风险。因此要严格把握溶栓治疗的指征和禁忌证、治疗时间窗、药物的用法用量，并严密加强监护和病情观察。

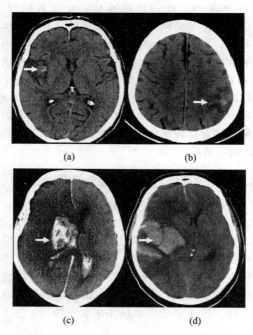

(a)　　　　　　　　(b)

(c)　　　　　　　　(d)

图 3-12　溶栓后不同类型的脑出血
(a)、(b) 分为出血性梗死（HI）；
(c)、(d) 为实质性脑出血（PH）

该患者出院后该如何做好脑卒中二级预防？

答：心房颤动引起脑栓塞患者，应使用抗栓治疗以防血栓栓塞事件再发。抗栓药物的选择应基于患者发生血栓栓塞事件和出血的绝对危险和相对危险及获益比。华法林疗效肯定但治疗剂量范围较窄，需要经常监测 INR 并调整华法林剂量，以防发生大出血，特别是颅内出血，华法林的目标剂量是维持 INR 在 2.0～3.0，也有研究表明中国人华法林抗凝目标 INR 值可能应在 1.5～2.5，但需进行大规模的验证。如果使用期间出现不能耐受抗凝治疗，可考虑使用抗血小板治疗，氯吡格雷联合阿司匹林优于单用阿司匹林，但应注意尽量采取减少严重出血风险的措施（如：加用厄贝沙坦）、保护胃黏膜等。心源性脑栓塞的抗凝时机尚存在争论，在 TIA 或小卒中后，可以立即开始抗凝治疗；但神经影像学检查显示大面积梗死的严重卒中，行抗凝治疗可能大大增加脑出血的风险，所以应在数周后再开始抗凝治疗（如 4 周），这种决策应做到个体化。该患者溶栓后出现脑出血，故等复查头颅 CT 示颅内梗死后渗血吸收后，才加用华法林抗凝，并根据 INR 调节华法林剂量，INR 控制于 2.0～2.5。

● 如何评估心房颤动患者血栓形成风险？ 如何选择抗栓治疗？

答：2006 年《ACC/AHA/ESC 心房颤动治疗指南》提出用于评估血栓形成风险的 $CHADS_2$ 评分系统（表 3-5），包括心力衰竭（Cardiac failure）、高血压病（Hypertension）、年龄（Age）、糖尿病（Diabetes）和脑卒中史（Stroke）为主要的独立危险因素对心房颤动进行危险分层，进而指导心房颤动的治疗，其中脑卒中病史的风险指数为其他几项风险因素的 2 倍。通常 $CHADS_2$ 评分 0 分者选用阿司匹林 81～325mg，如果为 1 分选用阿司匹林 81～325mg 或华法林，如果 $CHADS_2$ 评分≥2 分则选用华法林。

2010 年 8 月，《ESC 心房颤动治疗指南》对 $CHADS_2$ 评分系统做了进一步的更新，提出了 CHA_2DS_2-VASc 评分系统（表 3-7），该系统在 $CHADS_2$ 积分基础上将年龄≥75 岁由 1 分改为 2 分，增加了血管疾病、65～74 岁、女性 3 个危险因素。年龄≥75 岁和卒中史是心房颤动的主要危险因素，只要患者存在一个主要危险因素即作为卒中的高危患者。若心房颤动患者 CHA_2DS_2-VASc 评分为 0 分，可口服阿司匹林 75～325mg 或不进行抗血栓治疗，新指南更倾向于不进行抗血栓治疗；若 CHA_2DS_2-VASc 评分为 1 分，可口服抗凝血药或阿司匹林，更倾向于抗凝治疗；若 CHA_2DS_2-VASc 评分≥2 分，应口服抗凝血药，如维生素 K 拮抗药（华法林）长期抗凝治疗，维持 INR 2.0～3.0。采用 $CHADS_2$ 评分标准为 60%～70% 的心房颤动患者需抗凝，而采用 CHA_2DS_2-VASc 评分标准为 90%～95% 的心房颤动患者需抗凝，采用新评分标准致抗凝适应证较前扩大。

表 3-7 心房颤动患者血栓形成风险评估系统

危险因素	2006ACC/AHA/ESC	2010 ESC 房颤指南
	CHADS$_2$ 积分	CHA$_2$DS$_2$-VASc 积分
慢性心衰/左心功能障(C)	1	1
高血压(H)	1	1
年龄≥75 岁(A)	1	2
糖尿病(D)	1	1
卒中/TIA/血栓栓塞病(S)	2	2
血管疾病(V)	—	1
年龄 65～74 岁(A)	—	1
性别(女性)(S$_c$)	—	1
最高积分	6	9

注：c 为血管疾病（既往心肌梗死、外周动脉疾病、主动脉斑块）。

如何评估房颤患者抗栓治疗的出血风险？

答：2010 年《ESC 心房颤动治疗指南》抗凝治疗出血风险可采用 HAS-BLED 评估系统（表 3-8）进行评估。HAS-BLED 评分≥3 分时，则为出血高危组，意味着该患者的出血风险较大，使用阿司匹林或维生素 K 拮抗药抗凝时需非常谨慎。因此，对于心房颤动患者，应先采用 CHA$_2$DS$_2$-VASc 与 HAS-BLED 系统评估血栓形成与出血风险后再制定适当的抗凝治疗措施。可参考流程图（图 3-13）选择抗凝措施。

表 3-8 心房颤动患者抗栓治疗的出血风险（HAS-BLED）评估系统

危险因素	评分标准	危险因素	评分标准
高血压(H)	1	异常 INR 值(L)	1
肝、肾功能不全(A)	1 或 2	年龄(E)	1
卒中(S)	1	药物或饮酒(D)	1 或 2
出血(B)	1	最高积分	9

H—"高血压"被定义为收缩压＞160mmHg。A$_1$—"肾功能异常"被定义为存在长期透析或肾移植或血清肌酐≥200μmol/L。A$_2$—"肝功能异常"被定义为慢性肝病（例如肝硬化）或显著肝紊乱的生化证据（例如胆红素高于正常上限的 2 倍，联合 AST/ALT/碱性磷酸酶高于正常上限的 3 倍）。S—脑卒中。B—"出血"指既往出血史和（或）出血易感性，例如出血体质、贫血。E—老年＞65 岁。L—"INRs 易变（Labile）"指 INRs 不稳定/高或者达到治疗范围内的时间有限（例如＜60%）。D$_1$—药物应用指同时应用的药物，如抗血小板药物、非甾体类抗炎药等。D$_2$—酒精应用指酗酒。

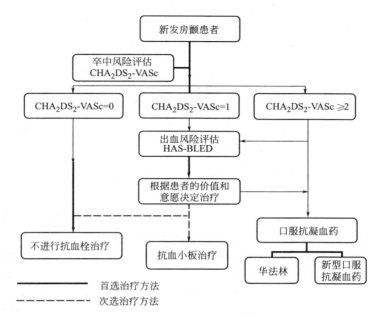

图 3-13　心房颤动患者抗栓治疗选择流程

● **华法林抗凝治疗存在哪些问题？该如何解决？**

答：虽然公认心房颤动患者应用华法林是必要的，但在有抗凝治疗适应证的心房颤动患者中，其使用率却明显偏低。这主要与华法林药物的安全性和药理作用有关。由于参与华法林代谢的酶 CYP_2C_9 和 VKORCI 存在基因变异，因而不同患者对于华法林的抗凝治疗反应个体化差异非常明显。华法林与很多药物和食物存在相互作用，需要频繁地监测凝血指标，患者依从性差。另外，华法林的治疗窗狭窄，可能并发严重出血，不少患者甚至因此而拒绝华法林抗凝治疗。

通过优化华法林抗凝治疗可能可以提高疗效，减少出血等并发症。优化措施包括：①评估出血风险，谨慎应用适合中国人的抗凝强度（合理的 INR 值）；②建议开展抗凝门诊，用便携式凝血功能监测设备，在 1min 内即可得到监测结果；③根据基因型选择初始剂量，应用遗传药理学信息指导华法林用药剂量；④年纪太大者谨慎使用华法林。

● 新型抗凝血药包括哪些？

答：新型抗凝血药常具有服用简单和无需监测凝血指标的优点，按作用机制分为 3 大类，每一类又可分为直接与间接抑制药两种。

(1) 第一类为凝血始动阶段抑制药　包括 3 种非口服制剂，分别为替法可近（tifacogin）、重组线虫抗凝肽（NAPc2）和活性位点被阻断的因子Ⅶa（因子Ⅶai）。

(2) 第二类为凝血发展阶段抑制药　药物包括Ⅸa、Ⅹa 以及Ⅴa 因子抑制药。Ⅹa 因子抑制药：直接Ⅹa 因子抑制药包括利伐沙班（rivaroxaban）、雷扎沙班（razaxaban）、阿哌沙班（apixaban）等。在具有中、重度卒中风险的心房颤动患者中，利伐沙班已被证实可替代华法林。

(3) 第三类是纤维蛋白形成阶段抑制药　即凝血酶抑制药，可阻断凝血酶将纤维蛋白原转变为纤维蛋白，也分为直接和间接两种。针对Ⅱa 因子的直接凝血酶抑制药：达比加群 110mg/d 与华法林相比，卒中和全身性栓塞发生率相似，但大出血发生率较低；达比加群 150mg/d 与华法林相比，卒中和全身性栓塞发生率较低，但大出血发生率相似。FDA 批准高剂量（150mg/d）达比加群用于降低非瓣膜性心房颤动患者的卒中或全身性栓塞风险，而非低剂量 110mg/d。"美国 ACCF/AHA 心房颤动管理指南 2011 更新"也指出达比加群可用于 AF 患者的抗凝替代治疗。新型抗凝血药至少具有服用简单、无需调整剂量和无需监测凝血指标的优点。

主任医师总结

心房颤动是引起心源性脑栓塞的常见原因。心源性脑栓塞更容易导致大脑中动脉主干闭塞、容易发生出血转换，但只要符合溶栓适应证，可以溶栓治疗。心源性脑栓塞抗凝治疗的时机尚有争论，在 TIA 或小卒中后，可以立即开始抗凝治疗；但神经影像学检查显示大面积梗死的严重卒中，抗凝治疗大大增加脑出血的风险，应数周后再开始抗凝治疗，这种决策应做到个体化。对于心房颤动患者，应先采用 CHA_2DS_2-VASc 与 HAS-BLED 系统分别评估血栓形成与出血风险，再制定适当的抗凝治疗措施。虽然新的抗凝血药物不断涌现，无需调整剂量，无需监测，可能替代华法林，达比加群可能成为心房颤动抗凝治疗的明日之星，但还有很长的路。而华法林至今仍是心房颤动患者卒中二级预防的基石，应优化华法林抗凝治疗。

参 考 文 献

[1] 中华医学会神经病学分会脑血管病学组缺血性脑卒中诊治指南撰写组. 中国急性缺血性脑卒中诊治指南 2010. 中华神经科杂志，2010，43（2）：146-153.

[2] Tissue plasminogen activator for acute ischemic stroke. The National Institute of Neurological Disorders and Stroke rt-PA Stroke Study Group. *N Engl J Med*，1995，333（24）：1581-1587

[3] 张凤祥，曹克将. 2010 年欧洲心脏病学会心房颤动治疗指南概要. 中华心律失常学杂志，2011，15（2）：157-159.

[4] Camm AJ，Kirchhof P，Lip GY，*et al*. Guidelines for the management of atrial fibrillation：the Task Force for the Management of Atrial Fibrillation of the European Society of Cardiology（ESC）. *Eur Heart J*，2010，31（19）：2369-2429.

[5] Banerjee A，Marin F，Lip GY. A new landscape for stroke prevention in atrial fibrillation：focus on new anticoagulants，antiarrhythmic drugs，and devices. *Stroke*，2011，42（11）：3316-3322.

[6] Berger C，Fiorelli M，Steiner T，*et al*. Hemorrhagic transformation of ischemic brain tissue：asymptomatic or symptomatic? *Stroke*. 2001，32（6）：1330-1335.

（蔡斌）

63 岁男性，突发言语含糊、左侧肢体无力 2 天 ——脑梗死（血管评估）

✿ ［实习医师汇报病历］

　　患者男性，63 岁，以"突发言语含糊，左侧肢体无力 2 天"为主诉入院。入院前 2 天在进食时突然出现言语含糊，左侧肢体无力，伴口角歪斜，当时尚能蹒跚行走，无意识不清，无眩晕、头痛，无恶心、呕吐。家人急送往当地县医院住院治疗，查头颅 CT 未见明显异常，予以"奥扎格雷钠、血栓通（田七人参注射液）、胞二磷胆碱"等药物静滴后，左侧肢体无力仍进一步加重，第二天不能行走，并伴有思睡，反应迟钝，言语活动减少。既往有高血压病十余年，近 1 个月未服用降压药物；无"糖尿病"、"心脏病"等病史。

　　体格检查：BP 左侧 190/120mmHg，右侧 190/110mmHg。心

肺腹（一）。神经系统检查：嗜睡，双侧颈动脉、锁骨下动脉、椎动脉及眼动脉听诊区未闻及血管杂音；双侧瞳孔等大等圆，对光反应灵敏；左侧鼻唇沟浅，言语含糊，左侧软腭上抬稍差，悬雍垂偏右，伸舌左偏；左上肢肌力3级，左下肢肌力3级，右侧肢体肌力5级；双侧痛触觉及深感觉检查正常；左侧腱反射减退，左侧病理征（+）；脑膜刺激征（一）。

入院诊断：①脑梗死；②高血压病。

辅助检查：血低密度脂蛋白（LDL）2.88mmol/L，血常规、血糖、凝血、HCY、超敏C反应蛋白（hsCRP）均正常。心电图：正常。心脏彩超：左房稍大，左心室壁增厚；左心室松弛减退，LVEF值正常。颈动脉彩超：双侧颈总动脉、颈内外动脉起始段、椎动脉V1和V2硬化声像伴斑块形成，左侧颈总动脉膨大处探及强回声斑块0.40cm×0.23cm，右侧颈总动脉上段、颈内动脉起始段低回声斑块0.96cm×0.20cm。TCD：右侧大脑中动脉（MCA）狭窄可能；右侧颈内动脉狭窄可能；前交通从左向右开放可能。头颅MRI（图3-14）：右基底节区、岛叶及额、颞、顶叶多发急

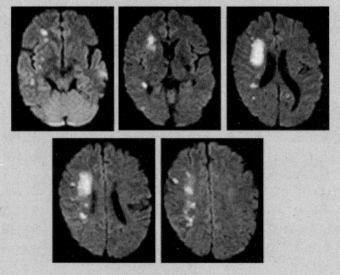

图3-14　头颅MRI

DWI示右基底节区、岛叶及额颞顶叶见散在斑片状明亮高信号影

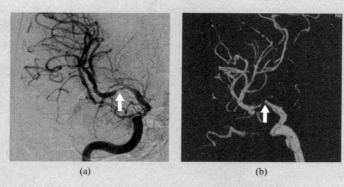

图 3-15　头颅 DSA

右大脑前动脉 A1 段未见显示，右侧颈内动脉虹吸部段管腔变窄，
狭窄率约 50%，右侧 MCA 的 M1 段管腔不规则狭窄，
狭窄率约 75%，周围少量侧支循环血管网

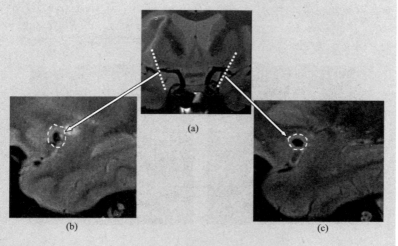

图 3-16　头颅高分辨 MRI

（a）为冠状位，示右侧 MCA 有狭窄，而左侧正常；（b）为右侧 MCA
横断面扫描，发现血管腔狭窄，而且不规则，管壁较厚，其内信
号不均，可见明显的斑块；（c）为左侧 MCA 横断面扫描，发现血
管腔规则，血管壁较薄，而且信号均一，未见明显斑块。
［（b）、（c）图为沿着（a）中的虚线进行 MCA 横断面扫描的结果］

性脑梗死。DSA（图 3-15）：右侧颈内动脉虹吸部中度狭窄，右 MCA 的 M1 段重度狭窄。高分辨 MRI（图 3-16）：(a) 冠状位示右侧 MCA 有狭窄，而左侧正常；(b) 右侧 MCA 横断面扫描，发现血管腔狭窄，不规则，管壁较厚，其内信号不均，可见明显的斑块；(c) 左侧 MCA 横断面扫描，发现血管腔规则，血管壁较薄，信号均一，未见明显斑块。

诊疗经过：患者在诊断脑梗死后，尚未进行头颅 MRI 及血管检查之前，给予了阿司匹林 200mg/d 口服、阿托伐他汀 20mg/d 及氨氯地平 5mg/d 治疗。完成 MRI 及 TCD 检查后改为阿司匹林 100mg/d ＋氯吡格雷 75mg/d 口服，增加阿托伐他汀至 40mg/d，并加用扩容治疗。7 天后停用阿司匹林，续用其他药物。

治疗随访 8 个月，未出现卒中复发，行头颅 MRA［图 3-17 (a)］：MCA 管腔狭窄，与治疗前 DSA 相比，得到明显减轻，颈内动脉虹吸段狭窄也有减轻。复查高分辨 MRI［图 3-17(b)］：右侧 MCA 横断面扫描，发现血管腔规则，血管壁较薄，而且信号均一，未见明显斑块。

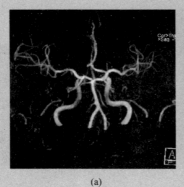 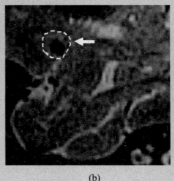

(a)   (b)

图 3-17　头颅 MR

(a) 为 MRA，示 MCA 管腔狭窄，与治疗前 DSA 相比，
得到明显减轻，颈内动脉虹吸段狭窄也有减轻。

(b) 为高分辨 MRI，示右侧 MCA 横断面扫描，发现血管
腔规则，血管壁较薄，而且信号均一，未见明显斑块

主任医师常问实习医师的问题

● **中国缺血性卒中分型（CISS）与国际公认的 TOAST 分型有哪些不同？**

答：当前国际公认并广泛使用的 TOAST 病因分型，将缺血性脑卒中分为大动脉粥样硬化型、心源性栓塞型、小动脉闭塞型、其他明确病因型和不明原因型等 5 型。2011 年正式发表的中国缺血性卒中分型（Chinese ischemic stroke subclassification，CISS）（图 3-18）与 TOAST 分型的主要区别如下。

（1）TOAST 分型中的小动脉闭塞型通常被认为就是小动脉玻璃样变所致，而 CISS 以"穿支动脉疾病"替代了 TOAST 的小动脉闭塞，穿支动脉疾病是指由穿支口粥样病变或玻璃样变所致的发生在穿支动脉供血区的梗死。

（2）除了病因分型，CISS 还对大动脉粥样硬化所致脑梗死进行了发病机制分型，认为其机制包括动脉-动脉栓塞、低灌注/微栓子清除障碍、穿支动脉口闭塞及混合型等。对于穿支动脉区孤立梗死灶类型，当载体动脉有粥样硬化斑块（HR-MRI）或任何程度的粥样硬化性狭窄（TCD、MRA、CTA 或 DSA）时，考虑穿支口动脉粥样病变导致穿支动脉口闭塞。

（3）CISS 提出了主动脉弓动脉粥样硬化，并将其归类至大动脉粥样硬化。

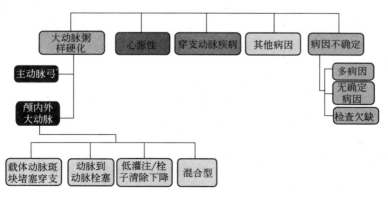

图 3-18　中国缺血性卒中分型（CISS）

主任医师常问住院医师和主治医师的问题

● **依据卒中诊治三重奏，请问该患者的危险因素、病因有哪些？ 发病机制是什么？**

答：根据患者具有老年、男性、高血压病等三个脑卒中的危险因素，表现为突发言语不清及肢体无力，结合头颅 MRI 表现，脑梗死诊断明确。由于患者的梗死灶位于右侧内分水岭区，并可见皮质多发梗死灶，可以排除穿支动脉疾病。心脏彩超及心电图检查均未发现心房颤动等心源性栓塞的危险因素，也未发现主动脉粥样硬化斑块，因而基本排除心源性和主动脉弓粥样硬化引起栓塞性卒中的可能。该患者梗死灶分布为内分水岭脑梗死，与梗死灶相对应的右侧颈内动脉虹吸段及右 MCA 的 M1 段局限性中-重度狭窄，在狭窄动脉外无急性梗死灶，因而考虑患者卒中病因为大动脉粥样硬化性；责任动脉为右侧颈内动脉虹吸段及右侧 MCA；发病机制为动脉到动脉栓塞及低灌注/栓子清除障碍；病理生理分型为极高危 1 型。可进一步行 TCD 检查以了解颅内血管血流动力学情况及进行微栓子监测，还可以进一步行经食管心脏超声检查，以排除左心耳附壁血栓、卵圆孔未闭等情况。

● **遵循指南，结合患者给予个体化治疗，请问该患者治疗的依据是什么？**

答：根据患者的病因、发病机制，患者在病理生理分型上属于极高危患者，治疗上急性期予阿司匹林 100mg/d＋氯吡格雷 75mg/d 双重强化抗血小板治疗 1 周，并予阿托伐他汀 40mg/d 强化治疗，而在二级预防中予氯吡格雷 75mg/d 及阿托伐他汀 40mg/d 强化治疗。分析其治疗依据如下。

根据《中国急性缺血性脑卒中诊治指南 2010》中抗血小板药物推荐意见，对于不符合溶栓适应证且无禁忌证的缺血性脑卒中患者，应在发病后尽早给予口服阿司匹林 150～300mg/d（Ⅰ级推荐，A 级证据），因此，给予该患者口服阿司匹林 200mg/d 治疗。根据 CLAIR 研究结果，在症状性颅内动脉狭窄患者中，氯吡格雷加上阿司匹林双重抗血小板治疗 7 天在减少微栓子信号中优于单用阿司匹林，且未增加出血风险，该患者存在颅内动脉狭窄，因此，在急性期予阿司匹林 100mg/d＋氯吡格雷 75mg/d 双重抗血小板治疗 7 天。

根据《中国缺血性脑卒中和短暂性脑缺血发作二级预防指南2010》中抗小板药物意见"抗血小板药物的选择以单药治疗为主,氯吡格雷(75mg/d)、阿司匹林(50~325mg/d)都可作为首选药物(Ⅰ级推荐,A级证据);有证据表明氯吡格雷优于阿司匹林,尤其对于高危患者获益更著(Ⅰ级推荐,A级证据)。"由于为卒中极高危患者,予选用氯吡格雷75mg/d单药抗血小板作为预防措施。在二级预防中关于降脂治疗明确指出"对于有颅内外大动脉粥样硬化性易损斑块或动脉源性栓塞证据的缺血性脑卒中和 TIA 患者,推荐尽早启动他汀类药物强化治疗,建议目标 LDL-C<2.07mmol/L 或使 LDL-C 下降>40%(Ⅲ级推荐,C级证据)";并且 2009 年他汀治疗颅内动脉粥样硬化研究表明,阿托伐他汀 40mg/d 治疗 6 个月以上可使 58% 颅内动脉粥样硬化斑块出现逆转改变,38%粥样硬化斑块稳定。由于该患者有颅内动脉中重度狭窄,因此给予阿托伐他汀 40mg/d 强化治疗。

● 根据 2010 年指南,脑卒中患者急性期的评估内容包括哪些?

答:(1)病史和体征 包括病史采集、一般体格检查与神经系统体检,可用脑卒中量表评估病情严重程度。

(2)脑病变与血管病变检查 脑病变检查包括头颅 CT、MRI 平扫。血管病变检查包括颈动脉双功超声、经颅多普勒(TCD)、MR血管成像(MRA)、CT 血管成像(CTA)和数字减影血管造影(DSA)等。

(3)实验室及影像学检查 对疑似脑卒中患者应进行常规实验室检查,以便排除其他病因。

● 根据 2010 年指南,急性缺血性脑卒中诊断流程有哪些?

答:急性缺血性脑卒中诊断流程应包括如下 5 个步骤。

(1)首先判断是否为脑卒中。主要根据急性起病;局灶性神经功能缺损,少数为全面神经功能缺损;症状和体征持续数小时以上,排除非血管性疾病。

(2)其次判断是否为缺血性脑卒中。对所有疑似脑卒中患者应进行头颅 CT 或 MRI 检查排除出血性脑卒中和其他病变;头颅 CT 或 MRI 有无责任梗死病灶。

（3）根据神经功能缺损量表评估脑卒中严重程度。

（4）核对适应证和禁忌证，明确能否进行溶栓治疗。

（5）明确病因分型：参考 TOAST 分型标准，结合病史、实验室、脑病变和血管病变等检查资料确定病因。对急性缺血性脑卒中患者进行病因分型有助于判断预后、指导治疗和选择二级预防措施。

● 如何选择脑卒中患者需要的实验室及影像学检查？

答：（1）所有可能脑卒中患者都应做的检查　包括：①全血计数，包括血小板计数；②血糖、血脂、肝肾功能和电解质；③凝血酶原时间（PT）、国际标准化凝血酶原时间比值（INR）和活化部分凝血活酶时间（APTT）；④心电图和心肌缺血标志物；⑤血氧饱和度；⑥头颅 CT 或 MRI 平扫；⑦胸部 X 线检查。

（2）部分患者必要时可选择的检查　①毒理学筛查；②血液乙醇（酒精）水平；③妊娠试验；④怀疑缺氧时行动脉血气分析；⑤怀疑蛛网膜下腔出血而 CT 未显示或怀疑脑卒中继发于感染性疾病应行腰穿检查；⑥怀疑痫性发作时行脑电图检查。

● 磁共振在脑梗死诊断中的优势及局限性有哪些？

答：（1）标准 MRI（T1WI、T2WI 及质子相）　分辨率高，在识别急性小梗死灶及后颅窝梗死方面明显优于 CT 平扫。可识别亚临床梗死灶，无 X 线辐射，无需碘造影剂。但其局限性是费用较高、检查持续时间长，易产生伪影，患者本身的禁忌证（如有心脏起搏器、金属置入物或幽闭恐惧症）。

（2）多模式 MRI　包括弥散加权成像（DWI）、弥散加权成像表观弥散系数（ADC）、灌注加权成像（PWI）、水抑制成像（Flair）和梯度回波（包括常规梯度回波序列 GRE 及 SWI 序列）等。超急性期 DWI 较标准 MRI 有明显优势，DWI 在症状出现数分钟内就可能发现缺血灶并可早期确定大小、部位，对早期发现小梗死灶较标准 MRI 更敏感。梗死灶 ADC 值具有特征性演变规律，超急性、急性期相对 ADC（rADC）最低，随时间延长 rADC 由低到高，于 7～14 天出现假正常化现象，于慢性期高于正常水平，rADC 与时间具有显著相关，结合 DWI 及 T2WI 可以对脑梗死进行准确的分期诊断。PWI 可显示脑血流动力学状态。弥散-灌注不匹配（PWI 显示低灌注区而无与其相应大小的弥散异常）提示可能存在缺血半暗带。梯度回波序列可发现 CT 不能显示的无症状性微出血。

（3）MRA 能观察到动脉管腔狭窄的情况，但是无法直接观察血管壁结构及斑块情况。而高分辨 MRI 是目前唯一能无创检测颅内动脉斑块的工具，能观察动脉管壁和斑块，高分辨 MRI 在国外已经用于颅内动脉斑块检测，国内报道的相对较少。主要缺点是耗时长。

急性缺血性脑卒中血管病变评估包括哪些检查？

答：颅内、外血管病变检查有助于了解脑卒中的发病机制及病因，指导治疗。常用血管病变检查包括颈动脉双功超声、经颅多普勒超声（TCD）、MR 血管成像（MRA）、CT 血管成像（CTA）和数字减影血管造影（DSA）等。颈动脉双功超声对发现颅外颈部血管病变，特别是动脉狭窄和动脉粥样斑块及其稳定性很有帮助。TCD 可检查颅内血流、监测微栓子及监测治疗效果，但其受操作技术水平和骨窗影响较大。MRA 和 CTA 可提供有关颅内、外血管闭塞或狭窄的情况，具有无创的特点，可以作为首选的检查方法。MRA 可显示颅内大血管近端闭塞或狭窄，但对远端或分支显示不清。DSA 仍是当前血管病变检查的金标准，但主要缺点是有创性和有一定风险。

颅内动脉狭窄的治疗方法有哪些？ 该如何选择？

答：颅内动脉狭窄的治疗主要包括支架和药物治疗两种。

最新的美国卒中二级预防指南对这两种治疗做出了不同的推荐，指南明确地指出：颅内动脉的支架治疗目前疗效还不肯定，还需要更多临床研究来证实。与颈动脉相比，颅内支架治疗的难度更大，并发症更多，再狭窄率也更高。相反的，指南却推荐要给予规范化药物治疗，包括抗血小板、降脂治疗以及控制血压治疗。

该患者 MCA 狭窄＞70%，而且有非致残性症状，可以考虑行支架治疗，但可因为经济原因没有行支架治疗。根据 2010 中国卒中二级预防指南，予以强化他汀为基础的 ASA 治疗方案进行二级预防，包括氯吡格雷抗血小板，阿托伐他汀强化降脂，氨氯地平降压治疗。随访 8 个半月，患者没有复发卒中，LDL 也达标，说明对于颅内动脉狭窄，规范化的药物治疗预防卒中还是有效的。而且未见药物副作用，说明药物治疗是安全的。

越来越多的证据表明他汀具有稳定逆转动脉斑块的作用。首先，大量研究表明他汀可以通过多途径来稳定和逆转斑块，包括降低LDL-C，保护内皮、抗炎症，抗氧化等。其次，2001年以来一系列高质量的临床研究都证实阿托伐他汀确实能稳定/逆转颅外动脉的斑块，包括冠状动脉和颈动脉的斑块。此外还有研究表明阿托伐他汀能稳定甚至逆转颅内动脉狭窄患者的斑块。

主任医师总结

颅内动脉粥样硬化性狭窄是脑梗死和TIA的重要原因，西方人的发生率只有1%～11%，而中国却高达33%～50%，表明中国人动脉粥样硬化更易累及颅内动脉。以往大家一般都关注动脉狭窄，现在大家更加关注动脉斑块，因为明确动脉斑块的易损性比狭窄程度更有临床意义。这个病例治疗8个半月后，患者卒中未再复发，利用MRA发现MCA管腔狭窄明显减轻，利用高分辨MRI发现MCA斑块消退，说明规范化药物治疗逆转了颅内动脉斑块。所以，颅内动脉狭窄不一定要行支架治疗，而规范化的药物治疗似乎更加重要。

参 考 文 献

[1] Gao S, Wang YJ, Xu AD, et al. Chinese ischemic stroke subclassification. *Front Neurol*, 2011, 2: 6.

[2] Wong KS, Chen C, Fu J, et al. Clopidogrel plus aspirin versus aspirin alone for reducing embolisation in patients with acute symptomatic cerebral or carotid artery stenosis (CLAIR study): a randomised, open-label, blinded-endpoint trial. *Lancet Neurol*, 2010, 9 (5): 489-497.

[3] 中华医学会神经病学分会脑血管病学组缺血性脑卒中诊治指南撰写组. 中国急性缺血性脑卒中诊治指南2010. 中华神经科杂志, 2010, 43 (2): 146-153.

[4] 中华医学会神经病学分会脑血管病学组缺血性脑卒中二级预防指南撰写组. 中国缺血性脑卒中和短暂性脑缺血发作二级预防指南2010. 中华神经科杂志, 2010, 43 (2): 154-160.

[5] Tan TY, Kuo YL, Lin WC, et al. Effect of lipid-lowering therapy on the progression of intracranial arterial stenosis. *J Neurol*, 2009, 256 (2): 187-193.

[6] Furie KL, Kasner SE, Adams RJ, et al. Guidelines for the prevention of stroke in patients with stroke or transient ischemic attack: a guideline for healthcare professionals from the american heart association/american stroke association. *Stroke*, 2011, 42 (1): 227-276.

（蔡斌）

69 岁男性，发现右侧肢体无力 1 天——分水岭脑梗死

⊛ [实习医师汇报病历]

　　患者男性，69 岁，以"发现右侧肢体无力 1 天"为主诉入院。入院前 1 天患者因头痛到当地医院就诊，测血压 230/130mmHg，予"硝酸甘油"降压，3h 后血压降至 160/90mmHg，头痛缓解，但出现右侧上下肢体无力，逐渐加重，立即行头颅 CT 平扫未见明显异常。入院前 1 周内有 3 次右侧肢体无力发作史，每次持续 5～10min，可自行缓解。既往有糖尿病 9 年，高血压病 8 年，血压最高达 230/130mmHg，血压、血糖控制不良。吸烟四十余年，每天 20 支。

　　体格检查：P 88 次/分，BP（左侧 135/80mmHg，右侧 140/78mmHg）。心肺听诊无异常。神经系统检查：左侧颈动脉听诊区可闻及血管杂音，右侧颈动脉、双侧椎动脉、锁骨下动脉、眼动脉听诊区未闻及血管杂音。右侧鼻唇沟稍浅，言语正常，伸舌居中，咽反射存在；右侧肢体肌力 5⁻ 级，左侧 5 级，四肢肌张力正常，右上肢指鼻试验（＋），左侧正常；右侧肢体痛觉轻度减退；右侧上下肢腱反射增高，右侧病理征（＋）；脑膜刺激征（－）；NIHSS 评分 3 分。

　　入院诊断：①脑梗死；②糖尿病；③高血压病。

　　入院后查血 TCHO 7.3mmol/L，TG 3.2mmol/L，LDL-C 3.8mmol/L，GLU 11.2mmol/L，hsCRP 3.71mg/L，血同型半胱氨酸（HCY）24μmol/L。心电图正常。心脏彩超：左心室收缩功能正常，室间隔增厚，左心室舒张功能轻度受限。颈动脉彩超：双侧颈动脉内中膜增厚，左侧颈内动脉起始段狭窄伴低回声斑块。TCD：左侧大脑后动脉血流速度中度增快。头颅 MRI 平扫（图 3-19）：左侧额颞顶叶多发脑梗死。头颅 CTA（图 3-20）：左侧颈内动脉起始段狭窄，局部斑块形成。治疗：在心电监护下，暂停用降压药物，予中分子量羟乙基淀粉（万汶）扩容，阿司匹林和氯吡格雷抗血小板聚集，依达拉奉清除自由基，胰岛素控制血

糖，阿托伐他汀 40mg/d 强化降脂及维生素 B_1、甲钴铵、维生素 B_6、叶酸治疗。

病情稳定后行 DSA［图 3-21(a)］：左颈内动脉起始段中重度狭窄，狭窄率约为 95%；大脑前动脉为左侧优势型。经家属同意后行左颈内动脉支架置入术，置入支架后复查 DSA［图 3-21(b)］见左侧颈内动脉狭窄段管腔扩大，支架通畅。术后加用氨氯地平控制血压，血压波动于 120～140/70～90mmHg。出院时患者肢体肌力基本正常。术后随访 4 个月无复发卒中，复查颈部及头颅 CTA（图 3-22）：左侧颈内动脉支架置入术后，左侧颈总动脉远心端、颈内动脉起始段见支架影，支架内管腔通畅，见对比剂充盈。

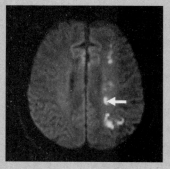

图 3-19　头颅 MRI 平扫
DWI 发现左侧额颞顶叶多发高
信号，提示急性脑梗死

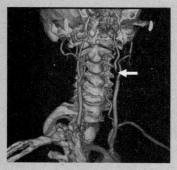

图 3-20　颈部、头颅 CTA
左侧颈内动脉起始段狭窄，
局部斑块形成

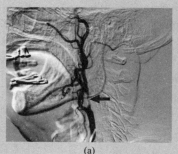

(a)

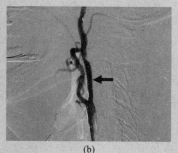

(b)

图 3-21　DSA 检查
(a) 为置入支架前左颈内动脉起始段中重度狭窄；
(b) 置入支架后左侧颈内动脉狭窄段管腔扩大，支架通畅

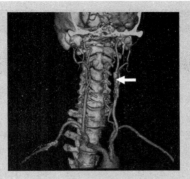

图 3-22 颈部及头颅 CTA（置入支架后 4 个月）

左侧颈内动脉支架置入术后，左侧颈总动脉远心端、颈内动脉起始

段见支架影，支架内管腔通畅，见对比剂充盈

❓ 主任医师常问实习医师的问题

● 该患者的定位诊断及其依据是什么？

答：定位于左侧大脑半球。依据：①左侧皮质脊髓束：患者右侧上下肢瘫痪，右侧上下肢腱反射增高，右侧病理征（＋）。②左侧皮质脑干束：患者右侧轻度中枢性面瘫。③左侧丘脑皮质束：患者右侧肢体痛觉轻度减退。头颅 MRI 证实为左侧大脑半球。

● 该患者的定性诊断是什么？

答：①脑梗死；②高血压病，3 级，极高危；③2 型糖尿病；④混合型高脂血症；⑤高同型半胱氨酸血症；⑥左侧颈内动脉起始段狭窄。

● 脑供血动脉听诊方法是什么？

答：脑供血动脉听诊时应选择钟型听诊器，不同动脉的听诊区不同。颈动脉的体表标志为以胸锁乳突肌前缘做垂直线，甲状软骨做一横线，横线和垂直线交叉点为颈总动脉分叉处。椎动脉听诊区为胸锁乳突肌后缘的上侧。锁骨下动脉听诊区为锁骨上窝的内侧。眼动脉听诊时将听诊器放在闭合的眼睑上听。

● **何谓分水岭脑梗死？ 其分型有哪些？ 脑梗死的影像学改变有何特点？**

答：分水岭脑梗死（cerebral watershed infarction，CWSI），又叫边缘带梗死，是指脑内相邻动脉供血区之间的边缘带发生的脑梗死。

根据脑内血液循环分布特点，大脑半球的 CWSI 分为皮质型（外侧型）和皮质下型（内侧型）；前者又分为皮质前型、后型和上型；后者又分为皮质下前型、上型和外侧型。临床上，CWSI 的诊断和分型需依靠头颅 CT 或 MRI，以 DWI 对早期诊断尤为敏感，因此，依据脑影像学改变，大脑半球的 CWSI 常可分为以下 6 种类型。

（1）皮质前型 大脑前动脉（ACA）与大脑中动脉（MCA）皮质支之间的分水岭区，位于额顶叶，呈带状或楔形，尖端朝向侧脑室，底朝向皮质软脑膜面［图 3-23（a）］。

（2）皮质后型 MCA 和大脑后动脉（PCA）皮质支之间的分水岭，常位于颞顶枕交界区，病灶也呈楔状，尖朝向脑室［图 3-23（b）］，此型最常见。

（3）皮质上型 ACA/MCA/PCA 皮质支供血区之间的分水岭区，位于额中回，中央前、后回上部，顶上小叶和枕叶上部。

（4）皮质下前型 ACA 皮质支与回返支、MCA 的皮质支与豆纹动脉或脉络膜前动脉之间的分水岭区，位于侧脑室前角外侧，呈条索状。

（5）皮质下上型 脉络膜动脉与 MCA 之间的分水岭区，位于侧脑室体旁，沿尾状核体外侧呈条索状前后走行；于侧脑室体部外上方，半卵圆中心或放射冠，位置比基底节层面高，呈串珠样或融合成条状病灶，也有呈前后走行的线状梗死病灶［图 3-23（c）、（d）］。

（6）皮质下外侧型 豆纹动脉与岛叶动脉之间的分水岭，位于壳核外侧和脑岛之间。

此外，小脑和脑干的 CWSI 较少见，小脑 CWSI 主要见于小脑上动脉（SCA）和小脑前下动脉（AICA）的交界区梗死［图 3-23（e）］，有研究认为直径小于 2cm 的小脑梗死大多为小脑型 CWSI。由于不同患者 ACA、MCA、PCA、SCA、AICA 和小脑后下动脉（PICA）供血的范围变异很大，因此脑分水岭区的位置也不恒定，CWSI 病灶的位置也有可能"变异"。

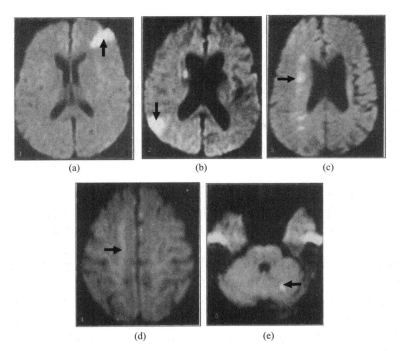

图 3-23 CWSI 的不同分型患者的头颅 MRI（DWI）
（a）为皮质前型；（b）为皮质后型；（c）、（d）为皮质下型；（e）为小脑型 CWSI

该患者脑梗死病灶分布有何特点？ 据此推测可能为哪一型 CWSI？

答：根据头颅 MRI 平扫 DWI 上清晰显示病灶位于侧脑室外上方，成串珠样、条带状前后走行，属于 MCA 皮质支与深穿支（脉络膜动脉）交界的弯曲地带，符合皮质下 CWSI，而且属于皮质下上型。

依据卒中诊治三重奏，分析该患者的危险因素、病因有哪些？ 发病机制是什么？

答：TOAST 病因分型将缺血性脑卒中分为大动脉粥样硬化、心源性、小动脉闭塞、其他明确病因和不明原因等五种。而不同的病因可以有不同或相同的发病机制，如大动脉粥样硬化脑卒中常见的发病机制有：动脉-动脉栓塞、低灌注/微栓子清除障碍、穿支动脉口闭塞及混合型等。

该患者的脑卒中危险因素包括老年、男性、高血压病、糖尿病、高同型半胱氨酸血症、长期吸烟以及 TIA 发作史等。根据临床表现、头颅 MRI 病灶特点考虑为皮质下 CWSI，颈部血管彩超、CTA、DSA 均证实存在有左侧颈内动脉起始段明显狭窄，故病因上首先考虑为大动脉粥样硬化，结合发病前有快速降压导致血压急骤下降史，发病机制考虑为低灌注/微栓子清除障碍。可进一步行 TCD 检查监测微栓子。

该患者发病与降压有关系吗？

答：传统上认为皮质下 CWSI 的病理生理学机制是颈动脉狭窄和血流动力学改变（低血压）导致脑部低灌注有关，也有认为是微栓子栓塞所致。目前认为这两个机制并不冲突，低灌注和微栓子在皮质下 CWSI 中都发生作用。大血管狭窄后的涡流是微栓子的产生来源，而在大血管狭窄基础上，体循环低血压或血压急骤下降引起血流动力学异常导致低灌注，两者常同时发生作用。脑血流在体循环中位置最高，脑组织对缺血最敏感，而分水岭区域距离心脏最远，为终末小动脉，最容易受体循环低血压的影响。如果患者存在有颅内外大动脉狭窄或闭塞，可造成远端终末小动脉灌注压进一步降低，终末小动脉供血区容易发生缺血梗死。如再出现低血压或血流动力学紊乱时，就更容易发生 CWSI。

对于存在脑大动脉重度狭窄或闭塞的顽固性高血压患者，其血压持续维持在一个较高水平，可能是机体对脑大动脉重度狭窄或闭塞的一种自动调节机制，以保证脑组织有足够的血流灌注。快速降压可以使脑部血流动力学在短时间内发生急骤的改变，尤其是对于存在有脑大动脉重度狭窄的患者，即使血压未降到正常血压以下，也可能导致脑组织明显的低灌注，发生 CWSI。综上所述，快速降压是该患者发病的诱因。

对该患者该如何进行内科治疗？ 与一般的脑梗死治疗有什么区别？

答：该患者为皮质下 CWSI，颈部血管彩超、CTA 及 DSA 发现患者左侧颈内动脉起始段狭窄并有低回声斑块，同时合并有糖尿病，其发病机制考虑以低灌注/微栓子清除障碍为主，因此，该患者抗血小板药物危险分层属于极高危，故选择联合阿司匹林和氯吡格雷进行强化抗血小板聚集治疗；而血脂危险分层属于极高危Ⅰ，应立即启动给予他汀类强化降脂，目标使 LDL-C 降低到 2.1mmol/L 以下或降低幅度＞40％。另外，患者有糖尿病，脑卒中后高血糖对预后不利，应积极控制，指南建议血糖超过 11.1mmol/L 时应给予胰岛素治疗。高同型半胱氨酸血症也认为是动脉粥样硬化的独立危险因素之一，给予叶酸、维生素 B_{12}、维生素 B_6 等可以有效降低同型半胱氨酸水平。

CWSI 的治疗与一般脑梗死的治疗不尽相同。该患者 CWSI 发病考虑与快速降压有关，因此应先停用降压药物，予扩容保持血压稳定，由于患者发病前血压较高，所以血压可以暂先维持在 $180\sim200/100\sim110$mmHg 水平，同时要严密监测血压、心率、心功能情况。不推荐使用扩血管治疗，尽量避免脱水治疗，以防血容量不足或血压过低，加重脑缺血。通常发病 1 周后可根据血压情况酌情逐步加用降压药物，首选长效钙通道阻滞药，使血压缓慢下降。如果患者左侧颈内动脉起始段狭窄暂时没有进一步外科处理，建议血压最终维持在正常水平略高。

● **该患者有颈动脉狭窄，除药物治疗外，还有哪些治疗措施？该如何选择？**

答：2011 年美国卒中二级预防指南指出：大动脉粥样硬化性脑卒中患者的非药物治疗主要包括颈动脉内膜剥脱术（carotid endarterectomy，CEA）和颅内外动脉狭窄血管内治疗。该患者有颈动脉狭窄，因此可以考虑选用 CEA 和颈动脉血管成形及支架置入术（carotid artery stenting，CAS）。

CEA 能降低同侧颈内动脉严重狭窄（70％～99％）患者再发致残性脑卒中或死亡的风险，因此指南推荐：对于症状性颈动脉狭窄 70％～99％的患者，推荐实施 CEA（Ⅰ级推荐，A 级证据），而且应尽早进行（理想是在 2 周内）。术前和术后均应使用抗血小板治疗。

CAS 是近年来出现的颈动脉粥样硬化狭窄的治疗方法之一。从目前的资料看，CAS 同 CEA 相比有某些方面的优势。多项研究提示，CAS 可以有效治疗症状性颈动脉狭窄，但是没有证据提示其在脑卒中二级预防中优于 CEA，目前没有直接将 CAS 与最好的内科治疗进行比较的研究。指南推荐，对于症状性颈动脉高度狭窄（＞70％）的患者，无条件做 CEA 时，可考虑行 CAS（Ⅳ级推荐，D级证据）。如果有 CEA 禁忌证或手术不能到达、CEA 后早期再狭窄、放疗后狭窄，可考虑行 CAS（Ⅱ级推荐，B级证据）。支架置入术前即给予氯吡格雷和阿司匹林联用，持续至术后至少 1 个月，之后单独使用氯吡格雷至少 12 个月（Ⅳ级推荐，D级证据）。

该患者为症状性颈动脉高度狭窄（＞70％），指南推荐实施CEA，但是家属拒绝行 CEA。应家属要求，行左颈内动脉支架植入术。术后我们按指南推荐意见予硫酸氯吡格雷（波立维）75mg qd，阿司匹林/维生素 C（拜阿司匹林）0.1g qd，阿托伐他汀（立普妥）20mg qn 等治疗，同时予降压、降糖治疗，3 个月后停用波立维，续用拜阿司匹林和立普妥，随访 4 个月无复发卒中，复查颈部及头颅CTA 示支架内管腔通畅，见对比剂充盈。以上表明规范化的药物治疗对于预防再狭窄非常重要。

主任医师总结

（1）CWSI 是脑梗死的一种特殊类型，占脑梗死 10％，其病因主要是大动脉粥样硬化，其发病机制主要是低灌注/微栓子清除障碍。在严重的颈内动脉疾病（狭窄或闭塞），CWSI 的发生率为 19％～64％。CWSI 常提示大动脉狭窄的可能，皮质下 CWSI 可以是症状性颈内动脉严重狭窄的标志。

（2）对于顽固性高血压患者，应注意评估可能存在的颅内外动脉狭窄，血压不宜快速降低，尤其对于老年人，以防 CWSI 发生。老年人血管弹性差，自动调节能力差，尤其是 70 岁以上的高龄患者应该选择缓慢平稳降压的降压药。降压幅度不宜过大，允许收缩压在平时血压水平的 20％ 以内，不宜快速将血压降至正常范围，尤其是合并有颅内外动脉严重狭窄的患者。

（3）对于 CWSI 的治疗，以改善灌注、强化抗血小板聚集、强化他汀降脂治疗为主。对使用溶栓治疗或钙通道阻滞药治疗应慎重。低血压的患者应积极寻找和处理原因，必要时可采用中分子量羟乙基淀粉扩容、小剂量多巴胺或参麦注射液等升压措施。CWSI 患者经积极治疗，大多数预后良好。对于颅内外动脉严重狭窄的患者，根据患者实际情况，可考虑行 CEA 或 CAS 治疗，而且最好在发生 TIA 后，而尚未发生脑梗死前即考虑选用。

参 考 文 献

[1] 中华医学会神经病学分会脑血管病学组缺血性脑卒中二级预防指南撰写组. 中国缺血性脑卒中和短暂性脑缺血发作二级预防指南2010. 中华神经科杂志，2010，43（2）：154-160.

[2] Wong KS，Chen C，Fu J，et al. Clopidogrel plus aspirin versus aspirin alone for reducing embolisation in patients with acute symptomatic cerebral or carotid artery stenosis (CLAIR study)：a randomised，open-label，blinded-endpoint trial. *Lancet Neurol*，2010，9（5）：489-497.

[3] 饶明俐. 中国脑血管病防治指南. 北京：人民卫生出版社，2007.

[4] 聂志余. 重视脑分水岭梗死. 中国卒中杂志，2006，1（4）：243-245.

[5] 吴江. 神经病学. 北京：人民卫生出版社，2005：169.

[6] 中华医学会神经病学分会脑血管病学组缺血性脑卒中诊治指南撰写组. 中国急性缺血性脑卒中诊治指南2010. 中华神经科杂志，2010，43（2）：146-153.

[7] Furie KL，Kasner SE，Adams RJ，et al. Guidelines for the prevention of stroke in patients with stroke or transient ischemic attack：a guideline for healthcare professionals from the american heart association/american stroke association. *Stroke*，2011，42（1）：227-276.

[8] Tan TY，Kuo YL，Lin WC，et al. Effect of lipid-lowering therapy on the progression of intracranial arterial stenosis. *J Neurol*，2009，256（2）：187-193.

（蔡斌）

48 岁男性，右侧肢体无力、言语含糊 1 个月余——脑梗死(康复治疗)

❀ ［实习医师汇报病历］

　　患者男性，48 岁，以"右侧肢体无力、言语含糊 1 个月余"为主诉入院。患者于入院前 1 个月余活动时出现右侧肢体无力，无法持物及行走，伴言语含糊，饮水呛咳，无人事不省、二便失禁，无头痛、呕吐，行头颅 CT 示：左侧额顶叶梗死。头颅 MRI 示：左侧 MCA 供血区额顶叶梗死，头颅及颈部 MRA 及心脏彩超未见明显异常，予阿司匹林抗血小板聚集治疗，右下肢无力症状好转，但右上肢远端无力无明显改善，为进一步诊治转诊我院。既往 6 年前发现血压高，曾不规则服用降压药 1 年。

体格检查：T 36.5℃，P 74 次/分，R 19 次/分，BP 136/80mmHg，神志清楚，双侧颈动脉、锁骨下动脉、椎动脉、眼动脉听诊区未闻及杂音。神经系统检查：神志清楚，言语不流利；右侧鼻唇沟浅，伸舌偏右，余脑神经检查未见异常；右上肢近端肌力 3 级，远端肌力 1 级，右下肢肌力 4 级，右侧肌张力增高，左侧肢体肌力、肌张力正常，偏瘫步态，小脑征（一）；右侧偏身痛觉减退；右侧腱反射亢进，左侧腱反射活跃，右侧巴宾斯基征（＋），左侧巴宾斯基征（一）；颈软，克氏、布氏征（一）。

入院诊断：①脑梗死；②高血压病。

 主任医师常问实习医师的问题

● 该患者的诊断是什么？

答：定位于左侧大脑半球。依据：①左侧皮质脊髓束：患者右侧上下肢瘫痪，右侧上下肢腱反射增高，右侧病理征（＋）。②左侧皮质脑干束：患者右侧轻度中枢性面瘫、舌瘫。③左侧丘脑皮质束：患者右侧肢体痛觉减退。患者头颅 CT 和 MRI 扫描均证实为左侧大脑半球。

定性诊断为脑梗死。

● 该患者目前的治疗方案是什么？

答：患者已经渡过急性期，所以不需要应用急性期治疗的药物，只需予脑梗死二级预防用药。但患者仍然存在多种神经功能障碍，包括运动功能障碍，如偏瘫、痉挛、步态异常，还有语言功能障碍，吞咽功能障碍和感觉功能障碍，所以目前最需要的是神经康复治疗。

 主任医师常问住院医师和主治医师的问题

● 脑卒中康复有效的基础理论是什么？

答：脑卒中康复之所以会有效，是有其理论基础的。大脑的可塑性和功能重组理论是康复治疗中枢神经系统损伤最重要的理论基础。脑可塑性是指脑具有适应能力，即大脑发生结构和功能改变以适应环境的能力。康复训练可以促使潜伏通路与突触的启用，促进新突触的形成，促进大脑皮质功能的可塑性，使丧失的功能重新恢复。康复训练也是一个再学习的过程，通过不断的学习和训练来强化和巩固可塑性，患者学习的潜力越大，功能重组的机会亦越多，康复的成功率就越高，因此，早期进行康复训练对于脑卒中康复有着明显的促进作用。

● 该患者脑卒中后偏瘫步态的表现及其产生机制是什么？

答：脑卒中后异常运动模式的产生是由于高级中枢神经系统被破坏，低级中枢失去了高级中枢的控制，导致脊髓反射的异常亢进，一些原来被高级中枢抑制的原始反射释放出来，正常运动的传导和控制受到干扰，肢体失去了正常的运动功能，表现为粗大异常的运动模式。联合反应、共同运动和姿势反射是最常见的表现形式。

由于偏瘫患者都有不同程度的痉挛，因此患者的姿势和运动都是僵硬而典型的，它们或多或少地固定在几种痉挛的异常模式上，患者不能改变这一模式或只有在过分努力时才能改变一些。典型的痉挛模式（表3-9、图3-24）称为痉挛性偏瘫，又称为Wernicke-Mann姿势。上肢表现典型的屈肌模式，下肢表现典型的伸肌模式。而康复过程中应采取各种措施纠正这种异常模式，以达到抗痉挛模式（图3-25）。

表 3-9　典型的痉挛模式

头部	头部旋转，向患侧屈曲，使面朝向健侧
上肢	肩胛骨回缩，肩胛带下垂，肩关节内收、内旋时关节屈曲伴前臂旋前（也可见旋后）肘关节屈曲，前臂旋前，腕关节屈曲并向尺侧偏斜，手指屈曲、内收，拇指屈曲、内收
躯干	向患侧屈曲并后旋
下肢	患侧骨盆旋后、上提，髋关节伸展、内收、内旋，膝关节伸展，踝关节下垂，足跖屈、内翻，足趾屈曲、内收（偶有大趾表现出明显的Babinski征），步行时足掌外侧落地

注：上肢表现典型的屈肌模式，下肢表现典型的伸肌模式。

● 与周围性瘫痪相比，脑卒中所致的中枢性瘫痪恢复过程有何不同？

答：脑卒中所致的偏瘫为上运动神经元损害所致瘫痪，即中枢性瘫痪，所涉及的不是一块或几块肌肉麻痹，而是一组肌群或整个肢体

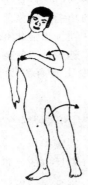
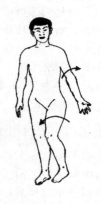

图 3-24　脑卒中后的痉挛姿势　　　　图 3-25　抗痉挛模式

的瘫痪，在偏瘫恢复的过程中，Brunnstrom 提出偏瘫恢复的六阶段理论，即从发病急性期的松弛性瘫痪，肌张力逐渐增加到出现联合反应和由随意运动诱发的共同运动，肌张力继续增加，随着疾病的恢复，肌张力开始下降，出现分离运动并逐渐过渡到随意运动直至基本正常的协调运动等。这种恢复的理论即是 Brunnstrom 的评价基础（表3-10）。Brunnstrom 六阶段理论简要并客观地反映了中枢性瘫痪的本质及恢复过程。周围性瘫痪的恢复过程可从 0～5 级（徒手肌力检

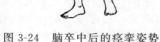

表 3-10　Brunnstrom 六阶段理论

阶段	名　称	特　点
I	弛缓期	必须同时具备以下 3 个特点：①完全无随意运动；②肌张力低；③腱反射降低或消失
II	联合反应期	肢体近端可有少许随意运动；屈肌的共同运动先于伸肌的；开始出现痉挛。此阶段有 3 个特点：①出现联合反应；②肌张力高；③腱反射亢进。3 个特点出现 1 个即为第 2 阶段
III	共同运动期	出现由部分随意运动发起的共同运动；痉挛达高峰
IV	部分分离运动期	共同运动模式打破，开始出现分离运动，近端大关节有较独立的屈伸活动；痉挛开始减轻
V	分离运动期	开始出现独立于共同运动的活动，分离运动充分，痉挛明显减轻
VI	近于正常期	共同运动完全消失；近于正常的精细、协调、控制运动

查分级）呈直线式恢复（图 3-26）。而中枢性瘫痪并非肌力的丧失，不宜用肌力的大小评价运动功能的好坏。因此，中枢性瘫痪的恢复过程是质的变化。

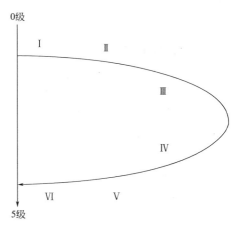

图 3-26 周围性瘫痪与中枢性瘫痪不同的恢复过程
（直线为周围性瘫痪恢复模式，弧线为中枢性瘫痪恢复模式）

若一味鼓励患者进行提升肌力的训练，会使痉挛加重，诱发出联合反应和强化病理性的共同运动等异常运动模式，将训练引入盲区。因此，Bruunstrom 六阶段理论在临床广泛应用，对于不同阶段的康复疗法选择具有重要的指导意义。

● **如何评定脑卒中后的残疾情况？**

答：脑卒中后的残疾可分为 3 个层次。

（1）残损（impairement） 有生理、解剖结构和运动功能缺失或异常，是生物器官系统水平上的残疾。

（2）残疾（disability） 有个体能力受到限制、缺失或不能正常完成某项任务，是个体水平上的残疾。

（3）残障（handicap） 个体已不能充分参加社交活动，即人的基本权利活动受到影响，是社会水平上的残疾。

康复评定是康复医学中的重要组成部分，是康复治疗的基础。对脑卒中患者的早期综合评定能够保证得到患者的神经系统情况、残疾水平、功能性独立、家庭支持、生活质量和进步等情况的可信资料，对于评定患者目前的能力、设立理想化目标以及指导制定康复治疗计划和干预措施都是十分必要的。在名目繁多的评定量表中选择操作简便、客观有效、信度高、效度好、符合国情、又可与国际接轨的评定量表，对脑卒中造成的障碍进行简明、准确、客观、全面的评定显得十分重要。评定应从三个水平的不同方面进行。

（1）身体结构和功能（残损）水平的评定

① 脑损伤严重程度评定：包括意识状态的评定和神经功能缺损的评定。中枢神经系统损伤后昏迷的深度和损伤严重程度常用格拉斯哥昏迷量表（Glasgow coma scale，GCS）（表 3-11）来评定。用于神经功能缺损评定的量表较多，目前研究中最常用的脑卒中评定表是美国国立卫生研究院卒中量表（NIH Stroke Scale，NIHSS）（表 3-12），它是 1989 年 Thomas 和 Brott 等人制定的，总分可以表示残损的严重

表 3-11　Glasgow 昏迷评分（GCS）

项　目	评　分	
睁眼（E）	自己睁眼	4
	呼叫时睁眼	3
	疼痛刺激时睁眼	2
	任何刺激都不引起睁眼	1
言语反应（V）	正常	5
	有错语	4
	词不达意	3
	不能理解	2
	无语言	1
非偏瘫侧运动反应（M）	正常（服从命令）	6
	疼痛时能拨开医生的手	5
	疼痛时逃避反应	4
	疼痛时呈屈曲状态	3
	疼痛时呈伸展状态	2
	无运动	1
总计：		

表 3-12　美国国立卫生研究院卒中量表（NIHSS）

序号	项　目	检　查	评　分
1a	意识水平	即使不能全面评价（如气管插管、语言障碍、气管创伤、绷带包扎等），检查者也必须选择1个反应。只在患者对有害刺激无反应时（不是反射），方记录3分	0＝清醒，反应敏锐 1＝嗜睡，最小刺激能唤醒患者完成指令、回答问题或有反应 2＝昏睡或反应迟钝，需要强烈反复刺激或疼痛刺激才能有非固定模式的反应 3＝仅有反射活动或自发反应，或完全没反应、软瘫、无反应
1b	意识水平提问	（仅对最初回答评分，检查者不要提示）询问月份，年龄。回答必须正确，不能大致正常。失语和昏迷者不能理解问题记2分，患者因气管插管、气管创伤、严重构音障碍、语言障碍或其他任何原因不能说话者（非失语所致）记1分	0＝都正确 1＝正确回答一个 2＝两个都不正确或不能说
1c	意识水平指令	要求睁眼、闭眼；非瘫痪手握拳、张手。若双手不能检查，用另一个指令（伸舌）。仅对最初的反应评分，有明确努力但未完成也给评分。若对指令无反应，用动作示意，然后记录评分。对创伤、截肢或其他生理缺陷者，应给予一个适宜的指令	0＝都正确 1＝正确完成一个 2＝都不正确
2	凝视	只测试水平眼球运动。对自主或反射性眼球运动记分。若眼球侧视能被自主或反射性活动纠正，记录1分。若为孤立性外周神经麻痹（Ⅲ、Ⅳ、Ⅴ），记1分。在失语患者中，凝视是可测试的。对眼球创伤、绷带包扎、盲人或有视觉或视野疾病的患者，由检查者选择一种反射性运动来测试。建立与眼球的联系，然后从一侧向另一侧运动，偶尔能发现凝视麻痹	0＝正常 1＝部分凝视麻痹（单眼或双眼凝视异常，但无被动凝视或完全凝视麻痹） 2＝被动凝视或完全凝视麻痹

序号	项 目	检 查	评 分
3	视野	用手指数或视威胁方法检测上、下象限视野。如果患者能看到侧面的手指，记录正常。如果单眼盲或眼球摘除，检查另一只眼。明确的非对称盲（包括象限盲），记1分。患者全盲（任何原因）记3分，同时刺激双眼。若患者濒临死亡记1分，结果用于回答问题11	0＝无视野缺失 1＝部分偏盲 2＝完全偏盲 3＝双侧偏盲（全盲，包括皮质盲）
4	面瘫	言语指令或动作示意，要求患者示齿、扬眉和闭眼。对反应差或不能理解的患者，根据有害刺激时表情的对称情况评分。有面部创伤/绷带、经口气管插管、胶布或其他物理障碍影响面部检查时，应尽可能移至可评估的状态	0＝正常 1＝最小（鼻唇沟变平、微笑时不对称） 2＝部分（下面部完全或几乎完全瘫痪，中枢性瘫） 3＝完全（单或双侧瘫痪，上下面部缺乏运动，周围性瘫）
5	上肢运动	上肢伸展：坐位90°，卧位45°。要求坚持10s；对失语的患者用语言或动作鼓励，不用有害刺激。评定者可以抬起患者的上肢到要求的位置，鼓励患者坚持。仅评定患侧	0＝上肢于要求位置坚持10s，无下落 1＝上肢能抬起，但不能维持10s，下落时不撞击床或其他支持物 2＝能对抗一些重力，但上肢不能达到或维持坐位90°或卧位45°，较快下落到床 3＝不能抗重力，上肢快速下落 4＝无运动 9＝截肢或关节融合，解释： 5a左上肢 5b右上肢

序号	项 目	检 查	评 分
6	下肢运动	下肢卧位抬高 30°。要求坚持 5s；对失语的患者用语言或动作鼓励，不用有害刺激。评定者可以抬起患者的下肢到要求的位置，鼓励患者坚持。仅评定患侧	0＝于要求位置坚持 5s，不下落 1＝在 5s 末下落，不撞击床 2＝5s 内较快下落到床上，但可抗重力 3＝快速落下，不能抗重力 4＝无运动 9＝截肢或关节融合，解释： 6a 左下肢 6b 右下肢
7	共济失调	目的是发现双侧小脑病变的迹象。实验时双眼睁开，若有视觉缺损，应确保实验在无缺损视野内进行。双侧指鼻、跟膝胫试验，共济失调与无力明显不呈比例时记分。如患者不能理解或肢体瘫痪不记分。盲人用伸展的上肢摸鼻。若为截肢或关节融合，记录 9 分，并解释清楚	0＝没有共济失调 1＝一侧肢体有 2＝两侧肢体均有
8	感觉	用针检查。测试时，用针尖刺激和撤除刺激观察昏迷或失语患者的感觉和表情。只对与卒中有关的感觉缺失评分。偏身感觉丧失者需要精确检查，应测试身体多处部位：上肢（不包括手）、下肢、躯干、面部。严重或完全的感觉缺失，记 2 分。昏迷或失语者可记 1 或 0分。脑干卒中双侧感觉缺失记 2 分。无反应及四肢瘫痪者记 2 分。昏迷患者（1a＝3）记 2 分	0＝正常，没有感觉缺失 1＝轻到中度，患侧针刺感不明显或为钝性或仅有触觉 2＝严重到完全感觉缺失，面、上肢、下肢无触觉

续表

序号	项 目	检 查	评 分
9	语言	命名、阅读测试。要求患者叫出物品名称、读所列的句子。从患者的反应以及一般神经系统检查中对指令的反应判断理解能力。若视觉缺损干扰测试，可让患者识别放在手上的物品，重复和发音。气管插管者手写回答。昏迷患者（1a＝3），3分，给恍惚或不合作者选择一个记分，但3分仅给哑人或一点都不执行指令的人	0＝正常，无失语 1＝轻到中度；流利程度和理解能力有一些缺损，但表达无明显受限 2＝严重失语，交流是通过患者破碎的语言表达，听者须推理、询问、猜测，能交换的信息范围有限，检查者感交流困难 3＝哑或完全失语，不能讲或不能理解
10	构音障碍	不要告诉患者为什么做测试。 　读或重复附表上的单词。若患者有严重的失语，评估自发语言时发音的清晰度。若患者气管插管或其他物理障碍不能讲话，记9分。同时注明原因	0＝正常 1＝轻到中度，至少有一些发音不清，虽有困难，但能被理解 2＝言语不清，不能被理解 9＝气管插管或其他物理障碍，解释：
11	忽视症	若患者严重视觉缺失影响双侧视觉的同时检查，皮肤刺激正常，则记分为正常。若患者失语，但确实表现为关注双侧，记分正常。通过检验患者对左右侧同时发生的皮肤感觉和视觉刺激的识别能力来判断患者是否有忽视。把标准图显示给患者，要求他来描述。医师鼓励患者仔细看图，识别图中左右侧的特征。如果患者不能识别一侧图的部分内容，则定为异常。然后，医师请患者闭眼，分别测上或下肢针刺觉来检查双侧皮肤感觉。若患者有一侧感觉忽略则为异常	0＝没有忽视症 1＝视、触、听、空间觉或个人的忽视；或对任何一种感觉的双侧同时消失 2＝严重的偏身忽视；超过一种形式的偏身忽视；不认识自己的手，只对一侧空间定位

性，可用于颈内和椎基底动脉系统卒中，可基本反映脑血管病病灶对脑组织的损害程度，信度、效度较好。目前该量表国内也应用的越来越广泛。

②运动功能评定：偏瘫是脑卒中的最重要表现，是上运动神经元损害引起的一群肌肉的瘫痪，主要表现为肌群的协调性、空间控制能力的减退。运动功能障碍的评价应以运动模式为主。目前有许多有关偏瘫运动功能的评价方法，Brunnstrom 评定法、Fugl-Meyer 法、Bobath 评定法和上田敏评测法等。运动功能的评定内容还包括肌力、肌张力、平衡、运动协调性、步态等。

③其他功能的常用评定量表：脑卒中的患者在身体水平的康复评定还包括感觉、视觉、语言、认知以及情感等多种功能。认知应包括记忆力、注意力、定向力、计算力和空间定位能力等，特别注意对学习及获得新知识的能力进行评定。以上内容的评定也应尽量采用一些比较公认并仍在一定范围内应用的量表。

（2）活动水平（残疾）的评定 活动受限（残疾）水平的康复评定指对能力障碍、个体水平残疾的评定，就脑卒中患者而言，目前活动水平的评定内容主要为日常生活活动（Activities of daily living，ADL）能力的评定。ADL 评定是康复结局评定的核心，是评定人们在日常生活活动中进行的最基本的活动。目前，国际上有关脑卒中 ADL 评定的方法报告很多，应用较广泛的量表是 Barthel 指数分级（Barthel index of ADL）和功能独立性评定（functional independent measure，FIM）。与 Barthel 指数分级相比，FIM 显示出崛起的态势。

Barthel 指数包括以下 10 项内容：进食、洗澡、修饰、穿衣、大便控制、小便控制、用厕、床椅转移、平地行走以及上下楼梯。每个项目根据是否需要帮助及其帮助的程度分为 0、5、10、15 四个等级，总分为 100 分（表 3-13）各项评分相加，得分越高，独立性越好，依赖性越小。完全正常为 100 分，表示患者基本的日常生活活动能力良好，不需要他人帮助。0 分表示患者没有独立能力，其基本日常生活均需要他人帮助完成。

（3）参与水平（残障）的评定 残障水平的评定是指对由运动障碍和能力障碍造成人们残障水平的一种评定。残障评定目前大体分为两类，一类是由医护、康复人员通过观察、询问进行判断的残障量表，另一类是由患者自己判断、回答问题进行评定的生活质量问卷。

表 3-13　Barthel 指数

序号	填表说明	项目	评分			
1	指1周内情况,偶尔=1周1次	大便	0=失禁	5=偶尔失禁	10=能控制	—
2	指24~48h情况,"偶尔"指<1次/天,插尿管的患者能独立完全管理尿管也给10分	小便	0=失禁	5=偶尔失禁	10=能控制	—
3	指24~48h情况,由看护者提供工具也给5分:如挤好牙膏,准备好水等	修饰	0=需帮助	5=独立洗脸、梳头、刷牙、剃须	—	—
4	患者应能自己到厕所及离开,5分指能做某些事	用厕	0=依赖别人	5=需部分帮助	10=自理	—
5	能吃任何正常饮食(不仅是软饭),食物可由其他人做或端来。5分指别人夹好菜后患者自己吃	吃饭	0=依赖	5=需部分帮助(夹菜、盛饭)	10=全面自理	—
6	指从床到椅子然后回来,0分=坐不稳,须两个人搀扶;5分=1个强壮的人/熟练的人/2个人帮助,能站	移动	0=完全依赖,不能坐	5=需大量帮助(2人),能坐	10=需少量帮助(1人)或指导	15=自理
7	指在院内,屋内活动,可以借助辅助工具。如果用轮椅,必须能拐弯或自行出门而不须帮助,10分=1个未经训练的人帮助,包括监督或看护	活动(步行)	0=不能动	5=在轮椅上独立活动	10=需一人帮助步行(体力或语言指导)	15=独自步行(可用辅助工具)
8	应能穿任何衣服,5分=需别人帮助系扣、拉链等,但患者能独立披上外套	穿衣	0=依赖	5=需部分帮助	10=自理(系开纽扣、拉链、穿鞋等)	—
9	10分=可独立借助辅助工具上楼	上楼梯	0=不能	5=需帮助(体力或语言指导)	10=自理	—
10	5分=必须能不看着进出浴室,自己擦洗;淋浴不须帮助或监督,独立完成	洗澡	0=依赖	5=自理	—	—

常用的残障量表有格拉斯哥结局评分表和改良的 Rankin's 评分（Modified Rankin Scale，mRS）（表 3-14）。

表 3-14　改良的 Rankin's 评分

分级	描　　述
0	完全无症状
1	尽管有症状,但无明显功能障碍,能完成所有日常职责和活动
2	轻度残疾,不能完成病前的所有活动,但不需帮助能照顾自己的事务
3	中度残疾,要求一些帮助,但行走不需帮助
4	重度残疾,不能独立行走,无他人帮助不能满足自身需要
5	严重残疾,卧床、失禁,要求持续护理和关注

● 脑卒中康复的原则是什么？

答：（1）康复要尽早进行　脑卒中早期康复一直是康复领域专家推崇的理念，脑卒中后瘫痪肢体在功能恢复过程中容易出现痉挛，若在急性卧床期注意患肢良好位置的摆放，及时做好被动运动和其他简单实用的康复锻炼治疗，可以避免或减轻痉挛和废用综合征的发生，可以极大地推进康复进程，做到事半功倍；同时早期康复有利于做好充分的心理和体质准备，使患者恢复期的康复得以顺利进行。

（2）康复要规范全面　脑卒中康复是一个改变"质"的训练，旨在建立患者的主动运动，防止并发症发生。主要是抑制异常、原始的反射活动、改善运动模式，重新建立正常的运动模式。其次才是加强软弱肌肉的训练，训练包括患侧肢体的恢复和健侧的代偿，重点在恢复。

患者患病早期应由经验丰富组织良好的康复小组管理以获得最佳结局，要综合所有有利于患者康复的手段对患者进行系统康复，多学科参与。除运动康复外，尚应注意言语、认知、心理、职业与社会等的康复。此外还应重视药物康复，已证实一些药物，如溴隐亭等对肢体运动和言语功能的恢复作用明显，巴氯芬对抑制痉挛状态有效，由小剂量开始，可选择应用。可乐定、哌唑嗪、苯妥英钠、地西泮、苯巴比妥和氟哌啶醇对急性期的运动产生不利影响，故应少用或不用。

（3）重视心理康复　脑卒中患者常伴有抑郁、焦虑等心理障碍，而心理障碍会严重地影响康复的进行和疗效，应积极心理疏导和治疗。

（4）强调持续康复　有些功能障碍会遗留很长时间，甚至终身遗留，康复如同逆水行舟，不练则退。因此，应从综合医院急性期开始，然后到康复科，最终到社区康复的持续康复，使患者得到完整的康复。

（5）患者参与原则　康复的实质是"学习、锻炼、再学习、再锻炼"的过程，因此积极康复能调动患者未损伤脑组织功能的重组和强化残余功能，增强代偿能力，也是增强康复效果的保证。

（6）重视家属参与　患者、家属及护理者是康复小组的重要成员，应为他们提供关于脑卒中临床特点、康复管理以及预测预后等信息。家庭成员对患者的恢复起非常重要的作用，应该让家属充分了解患者的情况，包括功能障碍和心理问题，以便能相互适应，还应掌握一定的康复手段，为患者进行必要的康复训练。

（7）康复要与治疗并进　脑卒中的特点是"障碍与疾病共存"，故康复应与治疗并进，特别是早期应同时进行全面的监护与治疗。脑卒中患者复发的概率是正常人的 9 倍，约 40% 脑卒中患者可复发，对此应重视二级预防，加强危险因素及并存疾病的长期控制和治疗，防止卒中复发。

脑卒中运动障碍的康复治疗方法有哪些？

答：脑卒中运动障碍的康复治疗方法主要包括物理治疗、作业治疗及中医传统疗法，近年来还出现了不少新兴的康复方法。

（1）物理治疗（Physical Therapy，PT）　PT 指利用电、光、声、磁、冷、热和力等物理因子治疗的方法。目前常用于脑卒中康复的 PT 主要有运动疗法和电疗法。运动疗法是通过主动运动、被动运动来改善运动障碍的治疗方法的总称。主要内容包括关节活动度训练、增强肌力训练、姿势矫正训练和神经生理学疗法等，后者包括 Brunnstrom 方法、Bobath 方法、Rood 方法和 PNF 等多种方法，常采用多种治疗技术的综合方法，以达到恢复肢体运动功能的目的。电疗法包括肌电生物反馈和功能性电刺激等。

（2）作业治疗（Occupational Therapy，OT）　OT 是运用有目的、经过选择的作业活动为治疗手段来改善和补助患者功能的方法，其目的是最大限度地提高患者自理、工作、休闲等日常生活能力，提高生活质量，是有利于患者回归家庭和社会的理想方法。它主要包括功能障碍的评价与训练、认知和知觉训练、日常生活能力的评价训练、自助具的选择制作、环境改造的设计和指导、开具轮椅处方等。在制定治疗目标和治疗计划前，应对脑卒中患者进行较全面的评定（包括躯体功能、ADL 能力、认知功能等），找出患者存在的问题，并了解其生活环境、受教育程度、业余爱好、在家庭和社会中的角色。

（3）其他康复方法　包括新兴的康复方法以及中医的针灸推拿等，近年来新兴的康复方法包括运动再学习、强制性运动、减重平板步行训练等。

● 脑卒中各期运动障碍的康复措施有何不同？

答：从临床治疗角度，脑卒中可分为急性期、恢复期及后遗症期。急性期持续约为 2 周（有人则主张为 1 周或 1 个月），恢复期时间较长，按照世界卫生组织规定 8 个月后则为后遗症期，也有学者建议 6 个月后为后遗症期。

从康复治疗角度，脑卒中可分为早、中、后不同时期，患者依次在不同的机构给予相应康复措施：脑卒中早期（即急性期）在综合医院急诊科或神经内科开展早期床边的第一级康复治疗，预防并发症，一般持续 2 周左右；中期转至康复病房或康复中心进行第二级康复治疗，主要在训练室进行训练，以促进功能的最大恢复及提高日常生活能力为训练目标；而后期是在社区或在家中继续进行第三级康复治疗，以巩固疗效。

（1）早期床边康复　脑卒中后早期常表现为松弛性瘫痪，可持续数天到数周，相当于 Brunnstrom 偏瘫功能分级的 1～2 期。此期患者随意运动消失，肌张力低下，腱反射减弱或消失。

有人认为，康复应从急性期开始，只要不妨碍治疗，康复训练开始得越早，功能恢复的可能性越大，预后就越好。只要生命征平稳，关节活动度练习、床上良肢位的保持和体位改变等基础的康复训练从发病就应该开始。在缺血性脑卒中时，只要患者神志清楚，生命体征平稳，病情不再发展 48h 后即可进行主动的康复训练；高血压脑出血一般宜在 10～14 天后进行主动的康复训练。康复训练量由小到大，循序渐进。

早期康复的内容有：①保持良好的卧位姿势；②体位变换；③关节的被动活动；④床上移动训练；⑤床上动作训练；⑥起坐训练；

⑦正确的坐位姿势，坐位平衡训练；⑧日常生活活动能力。

其中床上动作训练比较简单安全有效，常用的包括上肢自我辅助主动训练和下肢"桥式"运动。该训练可以应用于康复的各个时期。

上肢自我辅助主动训练的方法如下：首先，让患者行 Bobath 握手，两手十指交叉相握，患侧拇指放在健侧拇指上方，稍外展，由于健侧手指使患侧手指外展。在此基础上，用健侧上肢带动患侧上肢在胸前伸肘上举，并使肩关节屈曲并充分前伸 ［图 3-27（a）］，然后屈肘，双手返回置于胸 ［图 3-27（b）］，如此反复进行。或者在肘关节伸直下双手下放至腹部 ［图 3-27（c）］，然后在保持肘关节伸直下抬起上肢 ［图 3-27（a）］，待肩关节功能稳定时也可以上举至头顶，如此反复进行。注意动作要缓慢、到位。此项训练也可以在坐位、立位下进行。

下肢自我主动辅助训练，就是选择性髋伸展运动，因姿势像"桥"而得名。患者取仰卧位，上肢放于体侧，双下肢屈髋屈膝，双足掌支撑于床面，双足与肩同宽，治疗师一手在患侧膝部稍施加向下压力，另一手托起患者的臀部，从而帮助患者完成辅助"桥式"运动 ［图 3-28（a）］。随着患者的进步，逐渐减少帮助，嘱患者自己将臀部尽量抬高，使髋关节尽量伸展，并保持 5～10s ［图 3-28（b）］。当这两种双桥运动掌握后，可进行单桥式运动训练。患者可将健侧下肢抬起，放在患腿上，训练单用患腿负重完成上述运动 ［图 3-28（c）］。

（2）中期康复室康复 脑卒中发病 2～4 周后开始进入中期。随着病变的恢复，偏瘫肢体肌张力逐渐增高，可初步做到某些关节的独立运动，但部分患者会出现明显的肌痉挛，表现出典型的上肢屈肌痉挛、下肢伸肌痉挛模式，使运动难以随意协调地进行，无法完成精细快速的运动，相当于 Brunnstrom 分级的 3～5 期，因此也有人称为恢复期或痉挛期。此期康复的目的是降低肌张力以缓解痉挛，打破共同运动的模式，促进更多分离动作的出现，提高协调性。

此期患者通常转到康复中心或综合医院康复科，在康复训练室接受全面的康复治疗，内容主要包括卧位、坐位、站立位、行走训练和上下楼梯训练，最终解决患者的行走问题。该患者属于这一期，应采取的主要措施包括站立、行走训练和上下楼梯训练。

（3）后期家庭康复 经过康复与治疗，绝大部分患者半年内神经功能已恢复至最高水平。由于脑的代偿作用的有限性，患者不可避免地留下各种不同程度的后遗症。处于后期的患者如果未经历早期正确

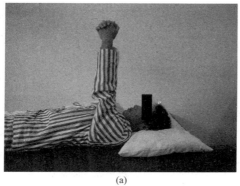

(a)

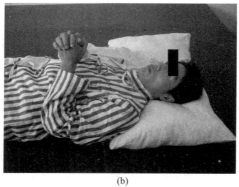

(b)

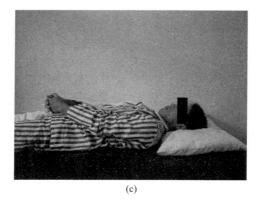

(c)

图 3-27 上肢自我辅助主动训练（左侧偏瘫）

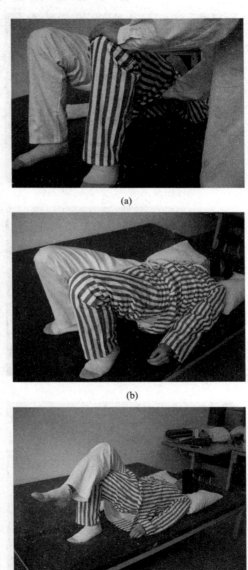

(a)

(b)

(c)

图 3-28　下肢桥式运动训练（左侧偏瘫）

的康复医疗，大多被"废用综合征"和"误用综合征"所困扰，这些患者仍旧可从康复训练中受益。

此期的康复目标是继续加强训练和充分利用患者残存的功能，防止功能退化和各种并发症，充分发挥健侧的潜能，并尽可能改善患者周围的环境以适应残疾，争取最大限度的日常生活自理，使患者回归家庭、社会及工作。

● **脑卒中后除了运动障碍的康复外，还有哪些康复内容？**

答：脑卒中患者除了运动障碍外，可伴有失语症、构音障碍、吞咽障碍、感觉障碍、泌尿功能障碍、心理障碍以及痉挛等障碍。脑卒中后偏瘫患者常并发肩关节半脱位、肩手综合征、肩痛、体位性低血压、关节挛缩等继发障碍。以上功能障碍也可以通过相应的康复措施得到改善。因此，发病早期即应采取康复措施，预防继发障碍的发生，对已发生的继发障碍应积极治疗。

● **脑卒中吞咽功能训练主要包括哪些内容？**

答：脑卒中吞咽功能训练可分为间接训练（基础训练）和直接训练（摄食训练），前者是指不用食物、针对吞咽功能障碍的训练；后者是指在进食的同时，通过调整体位及食物种类，应用辅助吞咽动作练习等的训练。

（1）间接训练 间接训练从预防废用性功能低下、改善摄食-吞咽相关器官的运动及协调动作入手，为经口腔摄食做必要的功能性准备，所以也叫基础训练。由于间接训练不使用食物，误吸、窒息等危险很小，不仅对轻度患者，对严重的吞咽功能障碍的患者也可进行，主要包括以下内容。

① 口、面、舌肌群运动训练及颈部的活动度训练。

② 冰拭子寒冷刺激法：采用蘸有纯净水的棉球棒冰冻成冰拭子。患者取坐位或半卧位，张口，用冰拭子刺激咽后壁、悬雍垂、舌根、软腭等咽部肌群，诱发吞咽反射。或用冰拭子刺激舌、硬腭、两颊、唇诱发咀嚼和吞咽动作。

③ 吞咽模式训练：用鼻深吸气后屏住呼吸，同时做吞咽动作，吞咽后立即咳嗽清理喉入口。通过反复训练，使得吞咽模式自动化，而且预防误吸。其分解动作如下。

a. 呼吸训练：深吸气-憋气-缩唇缓慢呼气，目的是提高咳出能力和防止误吸。

b. 喉上提训练：伸展头颈部，施阻力于颏部持续 5s，舌体背抵于软腭，用假声发音上提喉部。

c.（用力法）声门闭合训练：用鼻吸气，闭唇鼓腮，同时双手胸前对掌，用力推压，憋气 5s 后发声呼气。

d. 咽收缩训练：该训练的目的在于改善咽闭合功能，提高咽的清理能力。

e. 空吞咽：为了使上述功能恢复训练过渡到复杂的吞咽模式，每次治疗之后都要做吞咽动作，有误吸危险的患者则做空吞咽动作。

f. 咳嗽训练：反复有意识地咳嗽，建立排出气管异物的各种防御反射。

（2）直接训练　经过间接基础训练使患者吞咽功能改善后，可逐步进入使用食物同时并用体位、食物形态等代偿手段的直接训练。主要包括进食时的正确体位、食物形态、一口量及特殊的吞咽技术训练。

① 进食体位：患者取仰卧位，躯干与地面成 45°或以上，头颈前屈，身体向健侧倾斜，将头转向咽肌麻痹的一侧，使健侧咽部扩大而且可减少梨状隐窝残留食物。

② 食物形态：宜选择密度均一，有适当的黏性，不易松散，通过咽及食道时不在黏膜上残留的食物，一般先用胶冻样食物进行训练（如果冻），逐渐过渡到糊状食物。固体食物由打烂食物开始，如菜、饭打烂成糊状。逐渐过渡到食物剁细，加浓汤，最后进食正常食物。

③ 一口量：开始采用薄而小的匙子为宜，一般先以少量试之（3～4ml），然后酌情增加，以每次 1 汤匙大小为宜，为 10～20ml。

④ 特殊的吞咽技术：直接训练时患者吞咽后能听到"咕噜咕噜"的声音，若发声时有湿性沙哑，应怀疑有食块、唾液、痰残留在咽部，在这种情况下最好选择以下方法清除残留物。a. 空吞咽：每次进食后反复几次空吞咽，使残留食块全部咽下。b. 交互吞咽：每次吞咽食物后饮极少量水（1～2ml）。c. 点头样吞咽：进食后颈部伸，随后做点头样动作，同时进行吞咽。当颈部后伸，会厌谷变得狭小，残留食物可被挤出，继之，颈部尽量前屈，形似点头，同时做空吞咽动作，便可去除残留食物。d. 侧方吞咽：该技术可除去梨状隐窝部的残留食物。

● 影响脑卒中患者预后的因素有哪些？

答：脑卒中后患者的生存质量均有不同程度的下降，影响脑卒中患者预后的因素有性别、发病年龄、病灶部位、脑卒中类型（出血或缺血）、神经功能缺损、社会心理障碍、精神状态、经济条件、各种治疗、康复、护理措施等。包括以下有利因素与不利因素。

（1）有利因素 ①发病早期开始康复；②病灶较小或部位相对不重要；③年轻；④轻偏瘫或纯运动性偏瘫；⑤无感觉障碍或失认症；⑥腱反射迅速恢复；⑦无感觉性失语；⑧能控制小便；⑨无言语障碍；⑩认知功能完好或损害较轻；⑪无抑郁症状或有抑郁症状但对治疗反应良好。

（2）不利因素 ①发病至开始康复训练的时间太长；②病灶较大或部位重要者；③既往有脑血管病史；④年老者；⑤严重持续性松弛性瘫痪；⑥严重的感觉障碍或失认症；⑦二便失禁；⑧感觉性失语；⑨严重认知障碍或痴呆；⑩伴明显抑郁症状；⑪伴有全身性疾病，尤其是心脏病；⑫缺乏家庭支持。

主任医师总结

脑卒中后的康复要遵循早期、规范、全面、持续的原则，鼓励患者和家属参与。脑卒中后除了开展运动障碍的康复外，还要兼顾失语症、构音障碍、吞咽障碍、感觉障碍、泌尿功能障碍、心理障碍以及痉挛的康复。出院后还应继续进行家庭康复与社区康复。此外，还应积极控制危险因素，加强二级预防，防止卒中复发。

参 考 文 献

［1］ 饶明俐. 中国脑血管病防治指南. 北京：人民卫生出版社，2007.
［2］ 陈立典. 卒中单元实施手册. 北京：人民卫生出版社，2008.
［3］ Duncan PW，Zorowitz R，Bates B，et al. Management of Adult Stroke Rehabilitation Care：a clinical practice guideline. *Stroke*，2005，36（9）：e100-143.
［4］ Bates B，Choi JY，Duncan PW，et al. Veterans Affairs/Department of Defense Clinical Practice Guideline for the Management of Adult Stroke Rehabilitation Care：executive summary. *Stroke*，2005，36（9）：2049-2456.
［5］ Zhang SH，Liu M，Asplund K，et al. Acupuncture for acute stroke. *Cochrane Database Syst Rev*，2005（2）：CD003317.
［6］ 王拥军. 卒中单元. 北京：科学技术文献出版社，2004.
［7］ 任绪东，陈建强，元慧敏，等. 脑血管病中西医治疗学. 海口：南海出版公

司，2004.

[8] 中华医学会神经病学分会脑血管病学组缺血性脑卒中诊治指南撰写组. 中国急性缺血性脑卒中诊治指南 2010. 中华神经科杂志，2010，43（2）：146-153.

[9] 蔡斌，林薇，林翠红，等. 早期康复训练对脑卒中后吞咽障碍患者的疗效观察. 中国实用医药，2010，05（30）：235-236.

（蔡斌　刘晨）

56 岁男性，突发头痛、右侧肢体无力 8h——脑出血

❀ [实习医师汇报病历]

患者，男性，56 岁，以"突发头痛、右侧肢体无力 8h"为主诉入院。患者入院前 8h 劳动时突发头痛，呈持续性胀痛，右侧上、下肢无力，症状渐进性加重，伴恶心、言语含糊，当地卫生院给予"甘露醇、尼群地平"治疗后转我院。既往有"高血压病"史 5 年，最高达 180/120mmHg，未规则监测血压及服用降压药物。有长期吸烟史 30 余年，1 包/日；长期饮酒史 30 余年，自酿青红酒 500g/d。父母均有"高血压病"史。

体格检查：T 36.8℃，P88 次/分，R 18 次/分，BP 230/135mmHg。双侧颈部血管听诊无杂音。双肺呼吸音粗，未闻及干湿罗音，心律齐，各瓣膜区无杂音。双下肢无水肿。神经系统检查：意识清楚，双瞳孔等大等圆，对光反应灵敏。视野粗测正常，双侧眼球运动充分正常，无复视，眼震（一），右侧鼻唇沟浅，言语含糊，伸舌偏右。四肢肌张力对称正常，右上肢近端肌力 2 级，远端肌力 0 级，右下肢近远端肌力 2 级，左侧上、下肢肌力 5 级，右侧上、下肢腱反射较左侧增高，右侧面部及上下肢痛触觉减退，右侧 Babinski 征和 Chaddock 征（＋）。颈无抵抗，脑膜刺激征及小脑征阴性（一）。

辅助检查：急诊头颅 CT 平扫（图 3-29）：左侧基底节区出血。心电图：左心室高电压，部分 ST-T 改变。血常规：WBC 10.85×10^9/L，N 80%；RBC 3.68×10^{12}/L，Hb 120g/L；PLT 238×10^9/L。急诊生化：Cr 127μmol/L，GLU 8.9mmol/L，余均正常。D-二聚体 0.3mg/L。凝血功能正常。

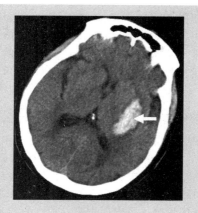

图 3-29 头颅 CT 平扫

左侧壳核见高密度影，提示为出血

入院诊断：①脑出血（CAA）；②高血压病，3 级，极高危。

治疗：给予甘露醇、甘油果糖脱水降颅内压，静脉推注乌拉地尔注射液降血压，脑蛋白水解物注射液神经营养，心电监护等治疗。

❓ 主任医师常问实习医师的问题

● 该患者的诊断及依据是什么？

答：（1）定位诊断为左侧大脑半球。依据：①左侧皮质脊髓束：右侧上下肢上运动神经元瘫痪。②左侧皮质核束：右侧中枢性面、舌瘫。③左侧丘脑皮质束：右侧偏身感觉障碍。综合定位于左侧大脑半球。其头颅 CT 证实为左侧大脑基底节区病灶。

（2）定性诊断 引起急性起病的局灶性神经功能缺失的疾病按进展速度依次为外伤、急性血管病、中毒、炎症。外伤多有明确外伤史，病情即刻达到疾病高峰；急性血管病多数在数分钟至数小时达到疾病高峰；急性中毒多有相关病史或毒物接触史，可以急性或亚急性起病，多以全脑症状为主。炎症相对较慢，多数在数天内达到高峰。根据患者头颅 CT 检查结果定性为出血性卒中。

● **诊断脑出血的依据是什么？**

答：患者中年人，有长期高血压且未接受治疗，在活动中急性起病，头痛，伴有右侧中枢性偏瘫，右偏身感觉障碍等局灶性神经系统症状体征，结合头颅 CT 显示左侧基底节区出血灶，故诊断脑出血。

● **脑出血常见部位有哪些？ 其出血原因是什么？**

答：脑出血好发部位为基底节区（包括壳核和丘脑）、脑干、小脑及脑叶（图 3-30），其中以基底节区多见。脑出血好发于基底节区原因：①此处脑动脉壁薄，中层肌细胞及外膜结缔组织均少，缺乏外弹力层；②豆纹动脉直接从大脑中动脉近端呈直角发出，而大脑中动脉为颈内动脉的直接延续，腔内压力高，所以豆纹动脉受高压血流的冲击大，易发生动脉硬化与粒状动脉瘤，在此基础上血压骤然升高时易导致脑血管破裂出血。

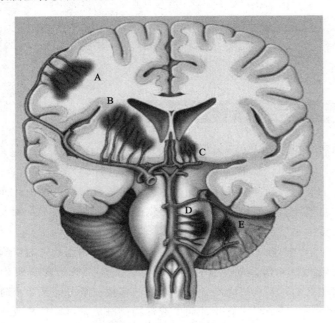

图 3-30　脑出血好发部位示意图
A 为脑叶；B 为壳核；C 为丘脑；D 为脑干；E 为小脑

⊛ ［住院医师或主治医师补充病历］

　　(1) 临床上通过头颅 CT 估计患者脑出血量，常用的方法就是日本的多田氏公式，即血肿出血量（ml）＝病灶最大层面长×宽×层间距×病灶层数×π/6，π/6 大约等于 0.5，所以可以简化为：血肿出血量（ml）＝病灶最大层面长×宽×层间距×病灶层数×0.5。依据该公式计算患者出血量大约为 12ml。

　　(2) 患者出血部位为基底节区且出血量＜30ml，故予以脱水、降颅压、神经营养等非手术治疗，并采用持续静脉推注乌拉地尔使得血压控制在 160/90mmHg 左右。

❓ 主任医师常问住院医师和主治医师的问题

● 对该患者的诊断是否有不同意见？ 如何进行鉴别诊断？

　　答：(1) 该患者中年人，有长期高血压病史且未规范治疗，并有长期吸烟、大量饮酒史，活动中急性起病，迅速出现头痛，右侧偏瘫、偏身感觉障碍等局灶性神经功能缺失，结合其头颅 CT 显示左侧基底节区出血灶，故脑出血诊断明确。病因考虑高血压性脑出血。

　　(2) 病因鉴别

　　① 淀粉样脑血管病（CAA）：多见于老年人脑叶出血，与多数高血压性脑出血发生于深部灰质如基底节、丘脑或脑干不同，其好发于皮质及皮质下，头颅 MRI T2WI 或磁敏感成像（SWI）可显示脑叶皮质或皮质下多发陈旧性微小出血灶，如无高血压病及其他病因者则支持 CAA 诊断。

　　② 其他原因：如血液病、使用抗凝药物、血管炎、肿瘤、动脉瘤、动静脉畸形等因素也可引起脑出血，但目前患者暂无相关临床证据。

● 脑出血急性期是否需要给予止血药物治疗？

　　答：常用止血药物如氨基己酸、氨甲苯酸、巴曲酶（立止血）等对高血压动脉硬化性脑出血的作用不大。2010 年美国心脏病协会/美国中风协会自发性颅内出血指南推荐：①合并严重凝血因子缺乏或严重血小板减少的患者应该分别予适当补充凝血因子或血小板；②凝血酶原时间国际标准化比值（INR）升高的口服抗凝血药治疗相关性脑出血患者，应停用华法林，补充维生素 K 依赖的凝血因子，并静脉应用维生素 K；重组活化凝血因子Ⅶ（rFⅦa）尽管可以降低 INR，并不能纠正全部的凝血异常，不推荐常规应用 rFⅦa；③尽管对于凝血机制正常的脑出血患者，rFⅦa 可以限制血肿扩大，但是在不筛选病例的情况下应用 rFⅦa 会增加血栓形成的风险，且缺乏增加临床收益的证据，因此不推荐对患者无选择地使用 rFⅦa，且在做出推荐使用 rFⅦa 的决定之前需进一步研究应用 rFⅦa 是否会使特定的人群获益；④给予有抗血小板药物治疗史的脑出血患者输注血小板，其有效性尚不明确，需进一步研究。因此，对于没有出凝血功能障碍的高血压性脑出血患者，急性期不常规推荐使用止血药物。

● 应如何调控高血压性脑出血患者急性期血压？

答：慢性高血压患者，由于血管壁硬化，血管舒缩功能差，自动调节的上下限均高于正常（图 3-31），故较能耐受高血压。脑出血急性期的血压水平对患者的病情转归及预后有肯定的影响，血压调控不当，容易加重病情甚至导致死亡。但目前高血压脑出血患者急性期是否降压仍存在争议。我们科室参与的 INTERACT 试验（Ⅰ期）主要研究严格控制血压的安全性和对脑出血后血肿增大的影响，该试验显示控制收缩压低于 140mmHg 没有危害，也显示严格控制血压组的血肿增大有小于标准治疗组的趋势，但在预后方面未发现差异。最近一项回顾性 MRI 研究显示：入院 2h 内的脑出血患者中，23％存在血肿周围区域的缺血性改变。平均动脉压下降超过初始值的 40％与早期 MRI 显示的弥散受限面积是显著相关的。对于脑出血患者的血压控制目前并无统一标准，应视患者的年龄、既往有无高血压、有无颅内压增高、出血原因、发病时间等情况而定。2010 年美国心脏病协会/美国中风协会自发性颅内出血指南对高血压性脑出血患者降压的推荐意见：①根据目前完成的关于脑出血血压干预的研究结论，临床医师必须基于目前尚不完全的证据来控制血压，目前推荐的不同情况下的降压目标：a. SBP＞200mmHg 或 MAP＞150mmHg，建议持续静脉应用降压药物快速降压，每 5min 测血压 1 次；b. SBP＞180mmHg 或 MAP＞130mmHg，且可能存在颅内高压，可考虑监测颅内压，并间断或持续静脉应用降压药物以降压，保持脑灌注压不低于 60mmHg；c. SBP＞180mmHg 或 MAP＞130mmHg，且没有颅内高压的证据，可考虑间断或持续应用降压药物温和降压（如可降压至 160/90mmHg 或 MAP 至 110mmHg），每 15min 监测血压 1 次；②收缩压 150～220mmHg 的住院患者，快速降压至 140mmHg 很可能是安全的。本患者距脑出血发病仅数小时，血压严重增高，SBP＞220mmHg，血肿进一步扩大的风险大，故建议强化降压治疗。第一步目标将 SBP 较快控制到 140～160mmHg；第二步再逐渐将血压控制到正常范围。建议选择持续静脉滴注或推注短效降压药物如乌拉地尔，尽量避免使用硝酸甘油。

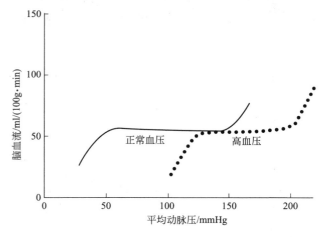

图 3-31　脑血流自动调节曲线图

如何预测脑出血早期血肿扩大？

答：脑出血在发病 24h 内容易出现血肿扩大，大多数在发病 6h 内出现血肿扩大。血肿扩大容易导致预后不良，病死率增加，而早期发现血肿扩大，通过干预可减少病死率，降低致残率。目前常用预测血肿扩大的方法为 CT 灌注扫描和 CT 平扫。CTA 上的"点样征（spot sign）"［图 3-32(b)、(c)］提示造影剂外渗，这类患者容易出现血肿扩大。CT 平扫如果血肿形态不规则、密度不均匀也是血肿扩大的预测因素。有学者应用不规则指数（R）来预测血肿扩大，认为 R＞1.3 容易血肿扩大。建议脑出血患者发病 24h 内应密切监测神志和生命体征、神经功能情况，如有上述血肿扩大的预测因素存在或神经功能出现恶化应动态复查头颅 CT，如果血肿扩大明显［体积增大

（＞33％）或血肿量增加（12.5ml）〕可早期进行手术评估，尽早手术干预。另外研究表明，高血糖、抗血小板和抗凝药物应用是血肿扩大的危险因素，可对上述因素进行干预治疗。

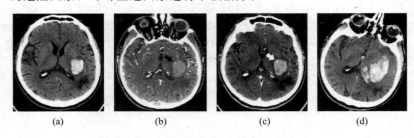

图 3-32　头颅 CT

（a）为就诊时头颅 CT 平扫；（b）、（c）CTA 见"点样征"（箭头处）；
（d）1 天后复查头颅 CT 血肿扩大

主任医师总结

（1）对于中老年高血压患者在活动或情绪激动时突然发病，迅速出现偏瘫、偏身感觉障碍、失语等局灶性神经功能缺失症状和体征时应首先想到脑出血的可能。头颅 CT 扫描可提供脑出血的直接证据。脑出血病因以高血压最为常见，但对于血压不高的患者，应注意排除血液病、使用抗凝血药、应用违禁药物（主要是苯异丙胺和可卡因）、血管畸形、动脉瘤破裂、血管炎、淀粉样脑血管病（CAA）及肿瘤出血等可能。

（2）CAA 被认为是引起原发性颅内出血的一个主要原因，特别是对于中老年人，随着年龄增加，其发病率越高，与多数高血压性脑出血发生于深部灰质相反，其多位于皮质及皮质下。影像学检查可以显示 CAA 特征性的受累方式，包括皮质及皮质下大量或微量出血，可以与脑白质病和脑萎缩并存。随着高血压病的有效控制、高血压导致的颅内出血率下降，且随着社会人口的老龄化，CAA 在颅内出血的发生率也会日益增高，且 CAA 复发风险比高血压引起的更大，因此，值得我们对本病进一步深入研究。

（3）大部分的脑出血以内科非手术治疗为主。脑出血患者急性期应保持安静和卧床休息。对较大的出血可以给予脱水降颅内压治疗，注意维持水电解质平衡。没有出凝血功能障碍的脑出血患者，急性期并不常规推荐使用止血药物。对于脑出血早期严重增高的血压应积极加以控制。对于大的或危及生命的脑出血，可请神经外科会诊，酌情考虑手术治疗。

（4）脑出血预后取决于出血部位、出血量及是否有并发症，其病死率为 30％～50％。脑水肿、颅内压增高和脑疝形成是致死的主要原因。脑出血的病因以高血压最为常见，正如顺口溜"高血压易偏瘫，常量血压保平安"所言，可见防治高血压病是预防本病最重要手段。

参 考 文 献

[1] Qureshi AI，Tuhrim S，Broderick JP，et al. Spontaneous intracerebral hemorrhage. *N Engl J Med*，2001，344：1450-1460.

[2] Morgenstern LB，Hemphill JC 3rd，Anderson C，et al. Guidelines for the Management of Spontaneous Intracerebral Hemorrhage：a guideline for healthcare professionals from the American Heart Association/American Stroke Association. *Stroke*，2010，41（9）：2108-2129.

[3] Kaplan NM，Victor RG. Kaplan's Clinical Hypertension. 10 th ed，Baltimore：Lippincott Williams & Wilkins Inc. 2009，275-288.

[4] Anderson CS，Huang Y，Wang JG，et al. Intensive blood pressure reduction in acute cerebral haemorrhage trial（INTERACT）：a Randomized pilot trial. *Lancet Neurol*，2008，7（5）：391-399.

[5] Prabhakaran S，Gupta R，Ouyang B，et al. Acute brain infarcts after Spontaneous intracerebral hemorrhage：a diffusion-weighted imaging study. *Stroke*，2010，41（1）：89-94.

[6] Lovelock CE，Molyneux AJ，Rothwell PM. Changes in incidence and aetiology of intracerebral haemorrhage in Oxford，UK，between 1981 and 2006：a population-based study. *Lancet Neurol*，2007，6（6）：487-493.

[7] 刘静红，李智勇. 脑淀粉样血管病的影像学研究. 国际医学放射学杂志，2008，31（2）：102-104.

[8] O'Donnell HC，Rosand J，Knusen KA，et al. Apolipoprotein E genotype and the risk of recurrent lobar intracerebral hemorrhage. *N Engl J Med*，2000，342（4）：240-245.

[9] Wada R，Aviv RI，Fox AJ，et al. CT angiography "spot sign" predicts hematoma expansion in acute intracerebral hemorrhage. *Stroke*. 2007 38（4）：1257-1262.

[10] 李卓星，褚晓凡，窦汝香，等. 量化评价血肿形态对脑出血血肿扩大危险因素分析. 中风与神经疾病杂志，2011，28（2）：151-155.

（林仕芳）

58岁女性，突发剧烈头痛、呕吐6h
——蛛网膜下腔出血

✵ [实习医师汇报病历]

患者，女，58岁，以"突发剧烈头痛、呕吐6h"为主诉入院。入院前6h患者在家中搬箱子时突发全头持续性剧烈头痛，反复呕吐胃内容物多次，无发热、肢体瘫痪及抽搐，急送我院查头颅CT（图3-33）：蛛网膜下腔出血。既往有"高血压病"史2年，血压最高达150/90mmHg，长期服用"氨氯地平5mg/d"治疗。

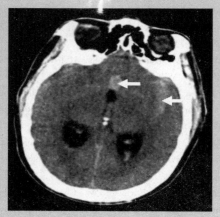

图 3-33　头颅CT
第三脑室前、外侧裂池均可见高密度影，提示蛛网膜下腔出血

体格检查：T 38.5℃，P 110次/分，R 20次/分，BP 150/85mmHg，心肺未见异常。神经系统查体：神志清楚，双侧瞳孔等大等圆，直径3mm，脑神经检查未见异常，四肢肌力、肌张力正常，四肢腱反射对称减弱，双侧病理征（－）。颈强直，双侧Kernig征（＋）。

辅助检查：血常规：WBC 12.40×10^9/L、N 85%。临床生化：TCHO 5.4mmol/L、GLU 7.3mmol/L、Na^+ 130mmol/L、

K^+ 3.15mmol/L、CL 105mmol/L，糖化血红蛋白 5.8%。凝血全套、甲状腺功能正常。血 RPR、TPPA、HIV 均阴性。

入院诊断：①蛛网膜下腔出血（Subarachnoid hemorrhage，SAH）；②高血压病，1 级，极高危；③电解质紊乱。

诊疗经过：予以氨基己酸静脉滴注（24g/d）、尼莫地平口服（60mg tid）、甘露醇、甘油果糖等治疗，监测患者生命体征。入院后数字减影血管造影（DSA）检查（图 3-34、图 3-35）：前交通动脉瘤。

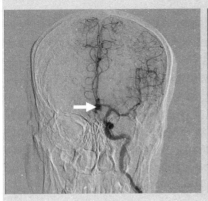

图 3-34 DSA 检查（一）
前交通动脉瘤

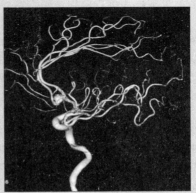

图 3-35 DSA 检查（二）
前交通动脉瘤

主任医师常问实习医师的问题

● 该患者诊断是什么？

答：定位诊断为脑膜。依据：患者有头痛、呕吐脑膜刺激症状、颈项强直、Kernig 征（＋），即脑膜刺激征（＋）。

定性诊断：蛛网膜下腔出血（SAH）。患者活动中急性起病，主要表现为头痛、脑膜刺激征（＋），结合头颅 CT 扫描显示蛛网膜下腔高密度影，故诊断 SAH。

● SAH 的病因是什么？

答：在 SAH 的病因中，颅内动脉瘤破裂占 85%，非动脉瘤性中脑周围出血占 10%，各种罕见病因占 5%，其中罕见病因有动静脉畸形、硬脑膜瘘、脑动脉夹层、脑底异常血管网（烟雾病、Moyamoya病）、各种血管病变、真菌性动脉瘤、出血性疾病、颅内肿瘤等。

 主任医师常问住院医师和主治医师的问题

● **对该患者的诊断是否有不同意见？ 如何进行鉴别诊断？**

答：患者突然发病，表现为头痛、呕吐，脑膜刺激征阳性，结合其头颅 CT 显示蛛网膜下腔高密度灶，故诊断 SAH 明确。该患者需要与以下疾病进行鉴别诊断。

（1）颅内感染 结核、真菌、细菌或病毒性脑膜炎均可以出现头痛、呕吐和脑膜刺激征，但颅内感染起病相对缓慢，呈急性或亚急性发病，数天或数周内达到高峰，常伴有发热等全身感染表现，头颅 CT 扫描不应出现蛛网膜下腔高密度信号（出血），故不支持颅内感染。

（2）脑出血 也可以出现类似症状、体征，但患者多为高龄或有高血压病、糖尿病、高脂血症等脑血管病高危因素，起病总体较 SAH 缓慢，常有肢体瘫痪、感觉障碍、失语等局限性神经功能缺损症状及体征，头颅 CT 扫描显示脑实质内高密度影，与患者脑池、脑室及蛛网膜下腔内高密度影不同，故排除之。

● **头颅 CT 检查对 SAH 诊断的敏感性如何？ 何种情况下应行腰椎穿刺确诊？**

答：头颅 CT 是诊断 SAH 的首选方法，其对 SAH 诊断的敏感性在 24h 内为 90%～95%，3 天为 80%，1 周为 50%。CT 检查已确诊 SAH 者，腰椎穿刺不作为常规检查。但如果出血量少或距起病时间较长，CT 检查无阳性发现者，而临床高度怀疑 SAH 且病情允许时，则需行腰椎穿刺检查，最好于发病 12h 后进行，以便与穿刺误伤鉴别。

● **引起 SAH 的颅内动脉瘤的好发部位在哪里？**

答：动脉瘤好于脑基底动脉环（Willis 动脉环）及其附近的分叉，尤其是动脉的分叉处（图 3-36）。其中前交通动脉和大脑前动脉约为 35%，后交通动脉与颈内动脉交界处约为 25%，大脑中动脉在外侧裂的第一个主要分支处，约 20%；后循环动脉瘤多发生在基底动脉尖或椎动脉与小脑后下动脉连接处，约为 10%。

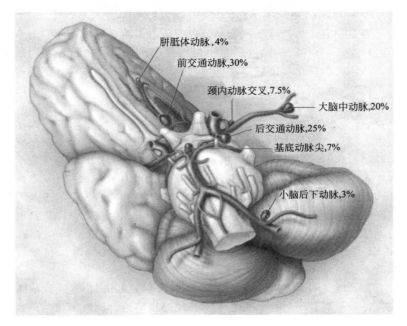

图 3-36　脑动脉瘤好发部位及其比例

● SAH 的常见并发症有哪些？

答：(1) 再出血　是 SAH 致命性的并发症，出血后破裂口的修复尚未完好，可因过早起床活动、情绪激动、用力等因素诱发再出血。表现为症状、体征又复出现或加重，CT 或脑脊液检查有新的出血。出血后 1 个月内再出血危险性最大，第 2 周尤其多见。

(2) 脑血管痉挛　是死亡和伤残的重要原因，早发性出现于出血后，历时数十分钟至数小时缓解；迟发性发生于出血后 4～5 天，7～10 天为高峰期，2～4 周后逐渐减少。迟发性脑血管痉挛为弥散性，可继发脑梗死，常见症状是意识障碍、局灶性神经体征 (如偏瘫等)。

(3) 脑积水　急性梗阻性脑积水多发生于急性期，患者病情突然恶化，出现头痛、呕吐、意识障碍加重，腰穿检查发现脑脊液压力明显增高，头颅 CT 检查发现脑室系统有阻塞。交通性脑积水多发生于病后第 2～4 周，表现为智力、双下肢活动和大小便控制障碍，头颅 CT 检查发现脑室扩大，但腰穿脑脊液压力增高不明显。

● 患者有高血压病史，目前应如何调控血压？

答：一般认为，降低载瘤动脉内的压力，缩小破裂动脉瘤的跨壁压力梯度，可以减少 SAH 后再出血的概率。但是，血压轻度增高可能是机体要维持正常的脑灌注压，对颅内压增高及脑血管痉挛的一种代偿机制，过快、过低降压易加重脑缺血及脑水肿。Ohkuma 等的研究表明高血压为 SAH 发生再出血的危险因素，收缩压＞160mmHg 是 SAH 发生再出血的高危因素；而 Naidech 等的回顾性研究则提出患者入院后再出血率与患者的血压无关。目前尚无严格的对照研究证实控制血压与 SAH 急性期再出血的关系。2011 年美国神经危重症护理专业委员会建议：动脉瘤未处理前平均动脉压＜110mmHg 不需要处理，但血压过度升高则应降压治疗，如既往有高血压史的患者，把其平时的基础血压作为控制目标，降压时应避免低血压。降压同时应遵循缓慢平稳降压的原则，可选用钙通道阻滞药、β受体阻滞药或ACEI 类等，但最好避免使用硝普钠，因其有升高颅内压和中毒的风险。

患者既往有高血压病史，平均动脉压＜110mmHg，且目前正在改为口服尼莫地平治疗，可暂不予其他降压措施，同时密切监测血压情况。

● 应如何预防再出血？

答：如果可能和允许应尽早进行动脉瘤修复手术以预防再出血，这是预防再出血的根本方法。动脉瘤修复前应尽早、短疗程抗纤溶治疗（诊断后立即使用，持续到动脉瘤修复手术前或者发病后 72h），血管内治疗动脉瘤之前 2h 应该停止使用抗纤溶治疗，在治疗时应该密切筛查深静脉血栓。发病 48h 后或大于 3 天，再出血的风险已经显著降低，抗纤溶治疗会增加药物副作用，应当避免使用。抗纤溶治疗可以降低再出血的发生率，但同时也增加脑血管痉挛和脑梗死的发生率，建议与钙通道阻滞药同时使用。另外患者应保持安静，限制探访，除非做必要的检查，如头颅 CT 外，绝对不要或尽可能避免搬动患者，患者应绝对卧床休息至少 6 周，头部稍抬高，避免一切可引起再出血及颅内压增高的诱因，如用力排便、咳嗽、情绪激动和劳累等；要保持大小便通畅，可应用缓泻药；如有严重疼痛、躁动不安时，可予适当应用止痛镇静药物。

● 患者现在适合进行早期 DSA 和动脉瘤手术治疗吗？

答：动脉瘤的消除是防止动脉瘤性 SAH 的最好方法。若 DSA 证实为动脉瘤性 SAH，Hunt 和 Hess 分级（表 3-15）≤Ⅲ级时，多数主张早期（发病的前 3 天内）行夹闭或血管内弹簧圈栓塞治疗动脉瘤，以降低动脉瘤性 SAH 后再出血的发生率。若病情很严重，中到重度瘫痪，昏迷或去大脑强直状态；或发病后数天才到达医院，通常不宜做急症手术治疗。动脉瘤手术方法可选用瘤颈夹闭术、瘤壁加固术、动脉瘤孤立术、瘤内填塞术、动脉瘤切除术等。近 10 多年来血管介入疗法治疗脑动脉瘤有了长足发展，为脑动脉瘤的治疗增加一种新手段。目前患者病情轻，Hunt 和 Hess 分级（表 3-15）达到Ⅱ级，宜做手术治疗，故请神经外科会诊并转该科行手术治疗。

表 3-15 Hunt 和 Hess 分级法

分级	标准	分级	标准
0 级	未破裂动脉瘤	Ⅲ级	嗜睡、意识浑浊、轻度局灶性神经体征
Ⅰ级	无症状或轻微头痛	Ⅳ级	昏迷、中或重度偏瘫、有早期去脑强直或自主神经功能紊乱
Ⅱ级	中至重度头痛、脑膜刺激征、脑神经麻痹	Ⅴ级	深昏迷、去大脑强直、濒死状态

主任医师总结

（1）该患者以急性起病的头痛、脑膜刺激症状为主要症状进行鉴别。可引起急性的脑膜刺激症状的疾病依急缓程度依次为 SAH、脑出血、颅内感染、瘤卒中或脑膜癌病等。对于突然发生的剧烈头痛、呕吐和脑膜刺激征阳性的患者，无局灶性神经缺损体征，伴或不伴有意识障碍，结合头颅 CT 相应改变可诊断 SAH。但有些老年患者，头痛、呕吐及脑膜刺激征不明显，主要以突然出现的精神障碍为主要症状，易漏诊或误诊，应注意询问病史及体格检查，对不能排除 SAH 的病例，应尽早行头颅 CT 或脑脊液检查以明确诊断。研究表明，未能行头颅 CT 检查是造成漏诊或误诊最常见的原因。

（2）对怀疑 SAH 者，应常规进行头颅 CT 扫描。如头颅 CT 已证实 SAH，可不必再行腰穿脑脊液检查。无 CT 检查条件或检查阴性时，对高度怀疑 SAH 者建议腰穿脑脊液检查。脑血管造影可根据具体情况选择数字减影血管造影（DSA）、MR 血管成像（MRA）及

CT 血管成像（CTA）等脑动脉显影术，可明确动脉瘤或动静脉畸形的部位和供血动脉，了解侧支循环和动脉痉挛情况，并指导治疗。DSA 目前仍是 SAH 患者诊断动脉瘤的金标准。TCD 动态监测可及时发现脑血管痉挛倾向和程度。

（3）SAH 的治疗原则是控制继续出血、预防再出血和脑血管痉挛、去除病因和防治并发症。保持安静，绝对卧床休息，避免激动、用力，抗纤溶药物及动脉瘤手术治疗是控制继续出血和预防再出血的重要方法。尼莫地平是防治脑血管痉挛的重要药物。

参 考 文 献

[1] 吴江. 神经病学. 第 2 版. 北京：人民卫生出版社，2010.

[2] Van Gijn J，Rinkel GJE. Subarachnoid haemorrhage：diagnosis，causes and management. *Brain*，2001，124（2）：249-278.

[3] Brisman JL，Song JK，Newell DW. Cerebral aneurysms. *N Engl J Med*，2006，355（9）：928-939.

[4] Ohkuma H，Tsurutani H，Suzuki S. Incidence and significance of early aneurysmal rebleeding before neurosurgical or neurological management. *Stroke*，2001，32：1176-1180.

[5] Naidech AM，Janjua N，Kreiter KT，*et al*. Predictors and impact of aneurysm rebleeding after subarachnoid hemorrhage. *Arch Neurol*，2005，62：410-416.

[6] Diringer MN，Bleck TP，Claude Hemphill J，*et al*. Critical Care Management of Patients Following Aneurysmal Subarachnoid Hemorrhage：Recommendations from the Neurocritical Care Society's Multidisciplinary Consensus Conference. *Neurocrit Care*，2011，15（2）：211-240.

[7] Kowalski RG，Claassen J，Kreiter KT，*et al*. Initial misdiagnosis and outcome after subarachnoid hemorrhage. *JAMA*，2004，291（7）：866-869.

（林仕芳）

41 岁男性，突发右侧肢体麻木、无力 3 天——烟雾病

🔆 [实习医师汇报病历]

患者男性，41 岁，以"突发右侧肢体麻木，无力 3 天"为主诉入院。入院前 3 天，患者晨起发现右侧肢体麻木，无力，无法

拿物及下床行走，言语含糊，进食及饮水易呛咳，在当地医院查头颅 CT 示：右侧额顶颞叶软化灶，未见出血灶，给予管喂饮食及阿司匹林、改善微循环等治疗后，症状无明显改善。既往 1 年前有左侧肢体无力"脑梗死"病史，在外院治疗有改善，仍遗留有左侧上下肢无力。

体格检查：T 36.9℃，P 80 次/分，R 18 次/分，BP 135/80mmHg，一般内科查体：双肺呼吸音粗，未闻及干湿啰音，心率 80 次/分，心律齐，各瓣膜区无杂音。双下肢无水肿。神经系统检查：意识清楚，反应迟钝，记忆力和计算力稍差，双侧瞳孔等大等圆，直接、间接对光反应灵敏，双眼球运动正常，眼震（－），双侧额纹对称等深，右侧口角较左侧稍低。伸舌居中。言语含糊，双侧软腭上抬无力，双侧咽反射存在，洼田饮水试验 4 级。左侧上下肢痛触觉较右侧减退。四肢肌张力增高，以左侧上下肢为著，四肢腱反射增高，左上、下肢肌力 2 级，右侧上、下肢肌力 4 级，双侧 Babinski 征和 Chaddock 征（＋）。颈无抵抗，Kernig 征（－）。

辅助检查：血生化示 TG 1.9mmol/L；血沉 25mm/h；血清钩体抗体 1∶400（＋）；三大常规正常。餐后 2h 血糖、糖化血红蛋白、血同型半胱氨酸（HCY）、hsCRP、凝血功能、D-二聚体、RPR、TPPA、HIV、ANA、ENA 谱、ANCA、ACA、RF、ASO、甲状腺功能均正常。胸部正侧位片：双肺纹理稍增粗。心电图、动态心电图、心脏彩超、双侧颈动脉＋椎动脉彩超均正常。头颅 MRI 平扫（图 3-37）：①左侧基底节区、左侧额顶叶急性脑梗死，部分腔隙性梗死灶；②右侧额颞顶枕叶软化灶。头颅 DSA（图 3-38）：烟雾病。

诊断：①烟雾病；②钩端螺旋体病；③高甘油三酯血症；④脑梗死。

治疗：先给予泼尼松（30mg qd）口服，3 天后给予青霉素钠 40 万单位肌内注射，次日后给予静脉注射（160 万单位 q6h），疗程共 14 天；同时给予阿司匹林肠溶片（0.2g qd）抗血小板聚集，依达拉奉（30mg bid）清除自由基，脑蛋白水解物（30ml qd）、银杏叶提取物注射液（70mg qd），以及维生素 B_1 注射液、甲钴铵注射液、维生素 B_6 等治疗，并请神经外科会诊。

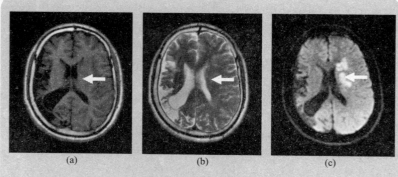

(a)   (b)   (c)

图 3-37　头颅 MRI 平扫

左侧基底节区、左侧额顶叶可见多发斑片状 T1WI 低信号（a）、T2WI 高信号（b）、DWI（c）高信号病灶，左侧脑室受压变窄。右侧额颞顶枕叶见不规则片状明显 T1WI 低信号、T2WI 高信号、DWI 呈低信号，局部脑沟增宽，右侧外侧裂池增宽，右侧侧脑室扩大

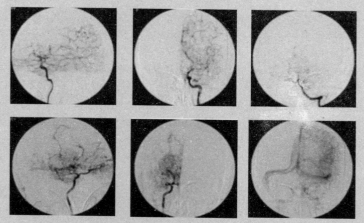

图 3-38　头颅 DSA

双侧颈内动脉末段及右侧大脑前、中动脉起始部均见明显狭窄、闭塞，颅底部可见紊乱的烟雾状侧支血管网，双侧大脑后动脉代偿部分大脑中动脉、双侧眼动脉代偿部分大脑前动脉供血；双侧颈外动脉未见明显侧支循环血管网代偿向双侧大脑前中动脉缺血区供血；左侧椎动脉造影显示椎-基底动脉系统未见明显狭窄、闭塞、动脉瘤等异常征象。静脉相未见明显异常

主任医师常问实习医师的问题

● 该患者的定位诊断是什么？依据是什么？

答：（1）定位 双侧大脑半球。

（2）依据 ①双侧皮质脊髓束：四肢肌张力、腱反射增高，四肢肌力下降，双侧病理征（＋）。②双侧皮质脑干束：患者右侧鼻唇沟浅，双侧软腭上抬运动差，有假性球麻痹表现。③右侧脊髓丘脑束：左侧偏身痛触觉减退。④皮质：患者记忆力、计算力等高级皮质功能下降。结合患者症状和体征，综合定位于双侧大脑半球。

● 该患者的定性诊断是什么？依据是什么？

答：烟雾病。依据：患者为中年男性，反复发作的脑梗死病史，常见的脑动脉粥样硬化等脑血管病危险因素少，经 DSA 检查发现双侧颈内动脉末段及右侧大脑前、中动脉起始部狭窄闭塞，伴有颅底异常血管网形成。

主任医师常问住院医师和主治医师的问题

● 对该患者的诊断有无不同意见？如何进行鉴别诊断？

答：根据病史、体征及 DSA 检查，烟雾病诊断明确。患者血清钩端螺旋体抗体阳性，病因上要注意钩端螺旋体感染所致动脉炎可能。

患者脑梗死病因上需要与其他常见的脑梗死病因相鉴别。

① 大动脉粥样硬化：是最常见的脑梗死病因，但该患者发病年龄较轻，虽然血甘油三酯水平稍高，常见的高血压、糖尿病、高同型半胱氨酸血症、吸烟酗酒等动脉粥样硬化危险因素少，颈动脉彩超等检查发现动脉粥样硬化表现轻微，故大动脉粥样硬化所致脑梗死可能性小。

② 心源性：患者既往没有心脏病史，体格检查及相关心脏辅助检查未发现有相关心脏疾病及心律失常表现，故心源性脑梗死可能性小。

● 什么是烟雾病？

答：烟雾病（moyamoya disease）又称为脑底异常血管网病，是以脑血管造影发现双侧颈内动脉虹吸部及大脑前、中动脉起始部严重狭窄或闭塞，颅底软脑膜、穿通动脉等小血管代偿增生形成脑底异常血管网为特征的一种慢性脑血管闭塞性疾病。该病最早于 1955 年由日本学者报道，因在血管造影中，颅底异常血管网形状酷似吸烟时吐出的烟雾，故称为烟雾病。

烟雾病以东亚国家多发，发病率以日本最高，其次为韩国、中国，欧美国家的发病率仅为日本的 1/10。发病以儿童及青少年为多见，有 10～14 岁和 40 岁左右两个发病年龄高峰。临床表现复杂多样，常以卒中的形式起病，可以表现为脑梗死，也可以表现为脑出血及蛛网膜下腔出血。文献报道儿童及青少年多表现为脑缺血，成人以脑出血相对多见，也有报道成人病例中脑缺血也较常见。

● 烟雾病的诊断标准是什么？ 烟雾病的 DSA 表现有哪些？

答：1997 年日本厚生省烟雾病研究委员会提出该病放射学诊断标准：①颈内动脉末端及大脑中动脉和大脑前动脉起始段狭窄或闭塞；②颅底动脉充盈相可见闭塞处附近的异常血管网；③双侧受累。满足上述三个条件并排除其他疾病后诊断即可成立。

DSA 是诊断烟雾病的金标准，可显示双侧颈内动脉虹吸部、大脑前、中动脉起始段狭窄或闭塞，伴脑底异常血管网，如吸烟后吐出的烟雾，还可以发现动脉瘤。Suzuki 等根据血管造影的表现将烟雾病的进展分为 6 个阶段：①颈内动脉狭窄期；②烟雾血管初发期；③烟雾血管发展加重期；④烟雾血管形状缩小期；⑤烟雾血管数量减少期；⑥烟雾血管消失期。

● 该患者烟雾病的可能病因是什么？

答：目前为止，烟雾病属于先天性或后天获得性疾病仍存在争议，其病因有多种假说，初步可以分为继发性和原发性两大类：前者可继发于神经纤维瘤病、颅咽管瘤、各种感染性动脉炎、头颅外伤或放射治疗后等原因；后者为变态反应性血管炎所致。

该患者为农民，血清学钩端螺旋体抗体检测阳性，存在有钩端螺旋体感染。钩端螺旋体感染被认为是烟雾病的病因之一，多由钩体波摩拿型感染引起，其发病一般认为与钩体原型或钩体 L 型穿过血脑屏障进入脑组织和血管壁直接损伤脑血管及钩体感染后引起Ⅲ型变态反应和内毒素毒性反应有关。钩体感染后的基本病理改变是血管损害，尤其是隐性感染者，易侵犯颈内动脉终末端、大脑前中后动脉的起始端、椎基动脉颅内段及其分支的近心端，造成管腔狭窄引起脑梗死。当病变主要累及颈内动脉终末段、大脑前中动脉的起始段时，可引起烟雾病。故该患者烟雾病的病因考虑与钩端螺旋体病有关。

● 应如何治疗烟雾病？

答：烟雾病脑梗死患者的内科非手术治疗同一般的脑梗死治疗。应注意如患者存在有严重的颅内外大血管狭窄，血压控制不宜过低，不宜过度脱水等降颅压治疗。

对于严重的颅内外大血管狭窄，可进一步进行外科手术治疗。外科手术治疗主要为血管重建，包括直接搭桥、间接搭桥及联合搭桥 3 类。目前国际上主要采用颞浅动脉-大脑中动脉直接吻合法和 EDAS 间接吻合法治疗烟雾病。

该患者病因治疗主要是针对钩端螺旋体感染，首选药物为青霉素。青霉素 G 钠成人用量为（1500～2400）万单位/天，分 4 次静脉注射，连续 10～14 天为 1 个疗程。为减轻或避免雅里希-赫克斯海默反应（赫氏反应），可以先予泼尼松口服及青霉素首次小剂量肌内注射。

主任医师总结 ·····

（1）对于缺乏动脉粥样硬化危险因素的年轻人脑血管疾病的病因按频率高低依次为心源性因素（如心脏瓣膜病变、心房颤动、心肌病等）、血管炎因素（如抗心磷脂抗体综合征、系统性红斑狼疮、结节病等）、感染性因素（如结核、梅毒、钩端螺旋体等）、血液病（如真性红细胞增多症、口服避孕药、白血病等）和遗传性因素（如 CA-DASIL）。对于年轻卒中患者除了常见的动脉粥样硬化危险因素的筛查外，还应进行全面的脑血管功能及危险因素评估。

（2）烟雾病的临床症状和体征由脑血管事件所致，主要为缺血性和出血性两组症状。缺血性包括短暂性脑缺血发作（TIA）和脑梗死。出血性包括脑出血、脑室出血和蛛网膜下腔出血。

（3）DSA 检查发现双侧颈内动脉虹吸部及大脑前、中动脉起始部严重狭窄或闭塞，伴脑底异常血管网，即可诊断烟雾病。

（4）对于轻症者主要是病因治疗和相应脑血管疾病内科治疗；对于狭窄闭塞严重者还可以进行外科血管重建治疗。

参 考 文 献

[1] Baba T，Houkin K，Kuroda S. Novel epidemiological features of moyamoya disease. Neurol Neurosurg Psychia，2008，79：900-904.

[2] Han DH，Kwon OK，Byun BJ，*et al*. A co-operative study：clinical characteristics of 334 Korean patients with moyamoya disease treated at neurosurgical institutes (1976—1994). The Korean Society for Cerebrovasular Disease. *Acta Neurochir (Wien)*，2000，142：1263-1273，discussion 1273-1274.

[3] 高山，倪俊，黄家星，等. 烟雾病临床特点分析. 中华神经科杂志，2006：39：176-179.

[4] Starke R，Komotat R J，Hickman Z L，*et al*. Clinical features，surgical treatment，and long-term outcome of adult moyamoya patients. *J Neurosurg*，2009，111 (5)：936-942.

[5] Lee S，Lee S，Kim S，*et al*. Moyamoya disease：review of the literature and estimation of excess morbidity and mortality. *J Insur Med*，2009，41（3）：207-212.

[6] Suzuki J，Takaku A. Cerebrovascular "moyamoya" disease. Disease showing abnormal net-like vessels in base of brain. *Arch Neurol*，1969，20（3）：288-299.

[7] 王远青，张爱梅，李宪章. 烟雾病的研究现状及相关研究进展. 中风与神经疾病杂志，2001，27（8）：766-768.

（陈龙飞）

31 岁女性，产后头痛、发作性肢体抽搐 1 周——脑静脉窦血栓形成

❀ ［实习医师汇报病历］

　　患者女性，31 岁，以"头痛 1 周，发作性肢体抽搐半天"为主诉入院。入院前 1 周（产后 14 天）开始出现头痛，表现为前额阵发性闷痛，无发热、呕吐，未诊治。入院前半天出现发作性四肢抽搐、人事不省，持续 2～3min 后自行缓解，类似症状反复发作 3 次。既往史：入院前 14 天行"剖宫产"，产下 1 男婴，婴儿正常。

　　体格检查：BP 120/70mmHg，神志清楚，肥胖外观，心肺腹未见异常。神经系统查体：双侧视乳头边界稍模糊，双眼外展露白 2mm，余脑神经正常；四肢肌力、肌张力正常，共济运动正常；深浅感觉正常；腱反射对称，双侧病理征未引出；颈稍抵抗，颏胸距

2横指，左侧凯尔尼格征可疑阳性，右侧凯尔尼格征阴性。

辅助检查：血常规示白细胞 $14.39\times10^9/L$，中性粒 88.6%，余正常；临床化学检验：TG 3.36mmol/L，余正常；凝血全套正常。腰穿测颅内压力为 $230mmH_2O$，脑脊液白细胞 $1\times10^6/L$，红细胞 $0\times10^6/L$，总蛋白 0.7g/L，葡萄糖、氯化物正常，涂片未检出细菌、隐球菌、结核菌，细菌培养阴性。动态脑电图：各导散在尖慢、尖波，以额、中央区偏胜。头颅 MRI＋MRV（图 3-39）：左额顶叶、右额叶异常信号，窦汇、矢状窦、横窦、左乙状窦、左颈内静脉血栓。

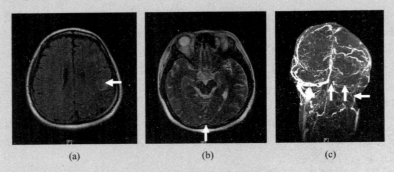

(a)　　　　　　(b)　　　　　　(c)

图 3-39　头颅 MRI 平扫及 MRV

(a) 为 Flair 序列，示左额顶叶高信号影；(b) 为 T2WI，示窦汇流空影消失；
(c) 为 MRV，示窦汇、横窦、左乙状窦、左颈内静脉血栓

诊断：①脑静脉窦血栓形成；②症状性癫痫。

治疗：予抗凝（低分子肝素钠 5000U Ⓗ q12h，2 周后改用华法林 3mg qd，定期监测 PT-INR），抗癫痫药（丙戊酸钠缓释片 0.5g bid），营养神经等治疗。随访 6 个月，无头痛、肢体抽搐。

❓ 主任医师常问实习医师的问题

● 静脉血栓形成的原因有哪些？

答：静脉血栓形成的原因有：①静脉血流缓慢；②血管壁损伤；③血液高凝状态。

● **脑静脉系统解剖学特点与血栓形成的关系？**

答：上矢状窦的血流方向是自前向后，而大脑上静脉注入的方向与之相反，上矢状窦的窦壁凹凸不平，血流缓慢。海绵窦与面静脉、眼静脉有交通，横窦、乙状窦收集来自耳部静脉的血流，上矢状窦与面静脉、鼻静脉交通，收集头皮静脉的血流，因此，头面部感染容易通过上述途径蔓延至颅内静脉窦。

 主任医师常问住院医师和主治医师的问题

● **该患者的诊断是什么？ 如何进行鉴别诊断？**

答：（1）患者有头痛、癫痫发作，查体有视盘水肿、双外展受限，颈稍抵抗，定位于大脑皮质，头痛、视盘水肿、双侧外展受限提示颅内高压。定性：患者有静脉窦血栓形成的危险因素：产褥期，亚急性起病，出现进行性加重的头痛，有癫痫发作，有颅内高压表现，头颅 MRI＋MRV 提示大脑皮质肿胀，静脉窦血栓形成，故脑静脉窦血栓形成诊断明确。

（2）鉴别诊断 ①产后子痫：多数于产后 24h 内出现，有高血压、蛋白尿、水肿等，无局灶神经系统定位体征，MRV 上静脉窦显影正常，可供鉴别。

② 颅内感染：多数有发热，脑膜刺激征明显阳性，头颅 MR 上静脉窦显影正常，脑脊液检查细胞数升高，蛋白升高，糖、氯化物有改变，可供鉴别。

③ 良性颅高压：多数良性病程，表现为反复颅内高压，少数有癫痫发作，预后良好，部分可自行缓解，颅内静脉窦显影正常，可鉴别。

● **脑静脉窦血栓形成的病因包括哪些？**

答：脑静脉窦血栓形成的病因可分为炎性和非炎性。

（1）炎性 常见海绵窦和乙状窦，多数由于鼻窦、面部、中耳等头面部组织感染所致。

（2）非炎性 常见上矢状窦，原因有以下几种。

① 血流动力学因素：脱水、休克、高热、心力衰竭、消耗性疾病、恶病质。

② 血液流变学因素：血液成分改变、凝血纤溶系统变化等。

③ 机械因素：外伤、肿瘤、巨大的蛛网膜颗粒等压迫。

④ 先天变异：静脉窦发育不良、静脉窦狭窄等。部分静脉窦血栓形成的原因不明。常见病因包括妊娠后期及产褥期的高凝状态、感染。

易栓症包括哪些？

答：易栓症指的是容易发生血栓形成的疾病。包括：蛋白C、蛋白S、抗凝血酶Ⅲ缺乏、抗磷脂抗体综合征、凝血酶原基因突变、高同型半胱氨酸等。根据程度不同可分为轻度和重度易栓症，前者包括凝血因子Ⅱ杂合突变、凝血因子Ⅴ Leiden杂合突变、高同型半胱氨酸血症；后者包括蛋白C、蛋白S、抗凝血酶Ⅲ缺乏、抗磷脂抗体综合征、凝血因子Ⅴ Leiden纯合突变、凝血酶原基因纯合突变。

脑静脉窦血栓形成的病理生理改变和临床表现是什么？

答：脑静脉血栓形成后静脉内血流缓慢，静脉回流受阻，出现静脉压升高，颅内压升高，组织灌注压下降，导致脑组织充血、肿胀，严重出现静脉性梗死和出血。临床表现：青年人多见，亚急性或慢性起病多见，头痛是最常见的症状，表现为进行性加重的头痛，癫痫发作为第二常见症状，可表现为部分或全面性发作，以部分性发作多见，主要是皮质肿胀所致，其他可出现局灶神经系统症状如下肢单瘫或双下肢瘫痪、麻木，大脑大静脉血栓形成可累及双侧丘脑、脑干，出现意识障碍、昏迷、去大脑强直等。

脑静脉窦血栓形成的影像学改变有哪些？

答：（1）CT的直接征象：空三角征、"δ"征；间接征象：皮质肿胀、梗死、出血。

（2）MRI上可见静脉窦流空消失征象 ①急性期（发病1～5天）：T1等信号，T2低信号。②亚急性期（发病6～15天）：T1、T2均为高信号。③慢性期（发病16天至3个月）：T1、T2信号降低，且逐渐变得不均匀。④晚期（发病3个月以上）：若血栓未溶解，静脉窦完全或部分阻塞，呈T1等信号，T2等信号、高信号或低信号；若血栓溶解，血流再通，则T1、T2均为低信号。其中亚急性期的T1、T2均为高信号具有确诊意义。

（3）MRV上可见静脉窦的显影消失或变淡，侧支引流静脉扩张，但 MRV 对静脉窦先天发育不良与静脉窦血栓形成鉴别困难，应结合 MRI，MRI＋MRV 是诊断静脉窦血栓形成的首选方法。

（4）DSA 可见静脉窦显影延迟＞6s，但 DSA 有创，而且对外压性病变判断不清，限制其使用。

● 如何治疗脑静脉窦血栓形成？

答：脑静脉窦血栓形成的治疗包括抗凝治疗、溶栓治疗、血管内治疗、对症治疗和病因治疗。

（1）抗凝治疗是关键，急性期可选用低分子肝素或静脉用肝素，以后改为华法林口服，维持 PT-INR 在 2～3。低分子肝素可能较静脉用肝素安全、有效。

（2）不常规推荐溶栓治疗。溶栓治疗适用于病情严重，持续恶化的静脉窦血栓形成或者抗凝治疗无效的患者。

（3）国内有较多报道血管内治疗，但一般不常规推荐。血管内治疗适用范围同溶栓治疗，建议在有经验的介入中心开展，包括有血管内机械碎栓、支架形成、局部溶栓。

（4）对症治疗，如控制癫痫；颅内高压者可降颅压治疗。

（5）针对不同病因的治疗，如脱水、休克者，应补液；心力衰竭者，应强心；有感染者予抗感染治疗；自身免疫病者可应用免疫抑制药等。激素治疗可能缓解急性炎症水肿，但容易导致血液黏稠度增加，故不推荐使用。

● 抗凝治疗的时间需要多久？ 合并出血能否予抗凝治疗？

答：指南推荐抗凝治疗的时间：（1）伴有短暂危险因素的，维持 3 个月；（2）先天性静脉窦血栓形成或有轻度遗传性血栓形成倾向的，维持 6～12 个月；（3）2 次以上发作或有严重遗传性血栓形成倾向的，可长期维持；（4）围产期发生过静脉窦血栓形成者，建议再次妊娠时，妊娠期可不抗凝治疗，产褥期可考虑抗凝治疗。合并出血不是抗凝治疗的禁忌证，可以抗凝治疗。

主任医师总结 ·····

（1）脑静脉窦血栓形成因起病较慢，临床表现多样，容易误诊。但对青年人，出现进行性加重的头痛、癫痫发作，伴或不伴局灶神经系统症状者，出现不明原因的颅内高压、不典型的头痛、不明原因的脑叶出血或脑梗死分布超过动脉区域，均应注意排除静脉窦血栓形成。

（2）脑静脉窦血栓形成的影像学特点：静脉性梗死和出血并存、静脉窦内血栓、皮质广泛肿胀。如果见颅内多发散在皮质肿胀、出血或出血和梗死并存者，应注意静脉窦血栓形成。

（3）静脉窦血栓形成的治疗包括抗凝、溶栓、对症、病因治疗等。其中抗凝治疗是关键。

参 考 文 献

[1] 赵春水，付志新，马丽丽. 脑静脉窦血栓形成的临床分析. 中国实用神经疾病杂志，2010，13（3）：49-50.

[2] Saposnik G，Barinagarrementeria F，Brown RD Jr，*et al*. Diagnosis and management of cerebral venous thrombosis：a statement for healthcare professionals from the American Heart Association/American Stroke Association. *Stroke*，2011，42（4）：1158-1192.

[3] 侯晶晶，王宪玲. 脑静脉窦血栓形成的临床与影像学特点. 临床神经病学杂志，2010，23（2）：139-141.

[4] Einhaupl K，Stam J，Bousser MG，*et al*. EFNS guideline on the treatment of cerebral venous and sinus thrombosis in adult patients. *Eur J Neurol*，2010，17（10）：1229-1235.

（许国荣）

34 岁男性，发作性头痛 5 个月，行为异常、记忆力下降 6 天——伴皮质下动脉梗死和白质脑病的常染色体显性遗传性脑动脉病（CADASIL）

⊛ [实习医师汇报病历]

　　患者男性，34 岁，以"发作性头痛 5 个月，行为异常、记忆力下降 6 天"为主诉入院。5 个月前无明显诱因出现头痛，右额顶部为重，持续数分钟缓解，不伴恶心呕吐、四肢无力。近 5 个月头痛反复发作，持续数分钟至 1h 缓解，当地行头颅 MRI 检查示"脑室旁、半卵圆中心多发异常信号"，腰穿"CSF 未见寡克隆条带"。

6天前出现行为异常，记忆力下降，复查头颅MRI示"脑室旁、半卵圆中心多发异常信号，较前数目增多"，行活血化瘀治疗无效。否认外伤手术史，否认高血压、糖尿病。有吸烟史十余年，每天30支，饮酒10年，每天白酒半斤。家族史不明。

体格检查：神志清楚，行为异常，查体不能完全配合。双侧瞳孔等大等圆，对光反应灵敏，眼球活动好，无眼震，余脑神经大致正常；四肢肌张力正常，左侧肢体肌力5⁻级，余肢体肌力5级，共济运动无明显异常；感觉正常；双侧腱反射对称活跃，双侧Hoffman征阳性，巴宾斯基征阴性，余病理征未引出；短时记忆差，注意力不集中，时间定向力差，MMSE评分20分。

辅助检查：临床生化示TG 2.04mmol/L，高密度脂蛋白（HDL）0.68mmol/L。脑脊液：细胞学正常，总蛋白548mg/L，葡萄糖、氯化物正常，血清和脑脊液寡克隆检查结果提示血脑屏障破

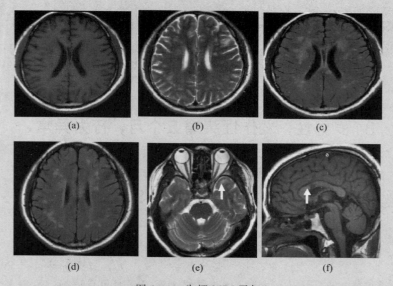

图3-40　头颅MRI平扫

（a）、（b）、（c）分别见皮质下多处T1WI低信号、T2WI高信号影和Flair序列高信号影，提示腔隙性梗死灶；（d）为Flair序列，示广泛白质变性；（e）为T2WI，示颞前叶高信号影；（f）为T1WI，显示胼胝体低信号影。

［其中（e）、（f）所示的影像改变为CADASIL特征性影像表现］

坏，但未见鞘内 IgG 合成增加的证据。脑干听觉诱发电位（BA-EP）、躯体感觉诱发电位（SEP）正常，视觉诱发电位（VEP）：左眼 P100 波正常，右眼 P100 波潜伏期略延长，并伴波幅较对侧低。心脏彩超见左心房增大，颈动脉超声未见异常。头颅MRI（图 3-40）：双侧额颞顶叶、侧脑室旁及左侧胼胝体异常信号影。

入院诊断：头痛、行为异常原因待查：多发性硬化？脑梗死？

主任医师常问实习医师的问题

● 多发性硬化的常见症状是什么？

答：多发性硬化的常见症状有肢体感觉异常、视力下降、肢体瘫痪、眩晕、共济失调等。多发性硬化的临床表现要符合时间和空间的多发性。每次症状持续时间要求大于 24h，发作间隔时间大于 1个月。

● 如何进行脑梗死病因分类（TOAST 分型）？

答：脑梗死的病因分类根据 TOAST 分型可分为大动脉粥样硬化、心源性、小/微血管病、其他原因、原因不明。

⊛ ［住院医师或主治医师补充病历］

入院后予激素、营养神经等治疗，症状无改善。血 Notch3 基因检测示 19 号染色体 4 号外显子 421 C→T 突变。修正诊断：伴皮质下动脉梗死和白质脑病的常染色体显性遗传性脑动脉病（Cerebral autosomal dominant arteriopathy with subcortical infarcts and leukoencephalopathy，CADASIL）。

主任医师常问住院医师和主治医师的问题

● 该患者的诊断是什么？ 如何进行鉴别诊断？

答：患者青年起病，慢性病程，有偏头痛发作、逐渐出现认知功能障碍、头颅 MR 提示皮质下多发腔隙性梗死、脑白质病变,结合 Notch3 基因检测,可确诊为 CADASIL。

鉴别诊断如下。①偏头痛:患者有头痛发作,应注意偏头痛,但偏头痛多数持续时间在 4~72h,伴恶心、呕吐、畏光、畏声等,一般无痴呆表现,Notch3 基因检测阴性,与本患者不符,可鉴别。②多发性硬化:患者头颅 MR 提示多发脑白质病变,容易误诊为多发性硬化,但国人多发性硬化常见症状为视力下降、肢体感觉异常、瘫痪等,痴呆少见,而且多发性硬化头颅 MR 上病灶一般位于侧脑室旁外上角、胼胝体膝部、室管膜下,病灶与脑室长轴垂直,活动期可出现强化,一般不出现颞极 T2WI 高信号影,可供鉴别。③Binswanger 病:多常见于老年人,有高血压病史,头颅 MR 上白质病变位于侧脑室前后角和体部,融合成片,伴脑萎缩,一般不出现颞极病变,不累及皮质下弓状纤维、胼胝体,可与 CADASIL 鉴别。④伴皮质下动脉梗死和白质脑病的常染色体隐性遗传性脑动脉病(Cerebral autosomal recessive arteriopathy with subcortical infarcts and leukoencephalopathy,CARASIL):本病的脑部症状及头颅 MRI 改变与 CADASIL 相类似,但发病年龄更早,通常 20~40 岁间发病,其特征性表现为早期秃头和急性反复的腰痛,可伴有脊椎病或椎间盘突出,而且因为隐性遗传,父母或祖父母常有近亲结婚史,HTRA1 基因检测可以确诊该病。

● CADASIL 的临床表现有哪些?

答:CADASIL 的发病年龄一般在 30~60 岁,男女比例相近,欧美患者以伴先兆偏头痛为常见首发症状,其后出现反复发作的缺血性卒中,缺血性卒中一般症状轻微,表现为纯运动、纯感觉、轻偏瘫共济失调综合征等,逐渐出现情感障碍、认知功能障碍等。少见症状有后循环 TIA、可逆性昏迷、肌张力障碍、周围神经病变、急性单眼视力损害、产后精神异常、癫痫、脑出血。部分患者可有冠心病、静脉功能不全。一般病程为:20~40 岁反复偏头痛发作,MRI 提示白质损害;40~60 岁反复缺血性卒中发作,伴或不伴有情感障碍,MRI 提示基底节及白质联合病变;60 岁以后出现皮质下型痴呆,锥体束可有损害,MRI 表现广泛白质损害和基底节多发腔隙性梗死。亚洲患者偏头痛发作比例不高,缺血性卒中为常见首发症状,早期出现认知功能障碍,情感障碍少见。

● **CADASIL 的头颅 MR 有何特征性表现？**

答：（1）颞极对称性 T2WI 高信号。

（2）胼胝体全层受累，与室管膜影平行。

（3）皮质下多发腔隙性梗死，脑白质对称性病变，以颞极和外囊多见。另外头颅 MR 可见脑萎缩，SWI 上可见多发微出血。

● **CADASIL 的诊断标准是什么？**

答：由于 CADASIL 在不同人种存在临床表现的异质性，目前国内多数采用袁云提出的诊断标准，具体如下。

（1）发病情况　中年起病，常染色体显性遗传，多无高血压病、糖尿病、高胆固醇血症等血管病传统危险因素。

（2）临床表现　脑缺血性小卒中发作、认知障碍或情感障碍等表现中的 1 项或多项。

（3）头颅 MRI　大脑白质对称性高信号病灶，颞极和外囊受累明显，伴有腔隙性脑梗死灶。

（4）病理学检查　血管平滑肌细胞表面嗜锇颗粒（GOM），或 Notch3 蛋白免疫组化染色呈现阳性。

（5）基因检查　Notch3 基因突变。

满足前 3 条加（4）或（5）为确定诊断；只有前 3 条为可疑诊断；只有前 2 条为可能诊断。

● **CADASIL 的诊断金标准是什么？**

答：皮肤活检和 Notch3 基因检测。皮肤活检：血管平滑肌细胞表面见 GOM，血管平滑肌细胞退变。Notch3 基因检测可见多种突变。郑巧娟等发现 3、4、6、11 外显子可能是中国人的突变热区，建议首先筛查上述区域。Perters N 等对 125 例活检确诊的患者进行基因检测，90%的患者在 2～6 号外显子区域发现突变，建议在上述区域先筛查。

主任医师总结

（1）CADASIL 是常染色体显性遗传性脑动脉病，多数学者认为目前发现率远低于其发病率，建议对中年起病，无明显血管病危险因素，影像学上表现为皮质下多发梗死和白质病变者，应注意 CADA-

SIL 的可能性。

（2）由于皮肤活检开展少，阳性率低；Notch3 基因有 23 个外显子，检查耗时且费用较高，故以上两种金标准用于临床普查的可行性小。建议对有家族史，有反复缺血性卒中发作，反复偏头痛发作，认知功能障碍者或者头颅 MR 有典型表现者，进行上述检查。

（3）CADASIL 的治疗目前无特异性的治疗。因其头颅 MR 常见多发微出血，不建议长期应用抗血小板药物。但黄立等应用西洛他唑（培达）治疗 2 例患者，卒中再发减少，未见新发出血，提示西洛他唑可能有效，可待大样本研究确证。Peters N 等观察到应用强化的 L-精氨酸可改善血管内皮的反应性，可能起到治疗作用。有文献报道乙酰唑胺可用来预防其卒中发作。

参 考 文 献

[1] 周茂义，王滨. CADASIL 的 MRI 特征及其病理解剖学基础. 国外医学（临床放射学分册），2006，29（1）：25-28，58.

[2] Andre C. CADASIL：pathogenesis，clinical and radiological findings and treatment. *Arq Neuropsiquiatr*，2010，68（2）：287-299.

[3] 郑巧娟. 伴皮质下梗死和白质脑病的常染色体显性遗传性脑动脉病 NOTCH3 基因突变及临床表现特点. 福建医科大学，2010.

[4] 袁云. CADASIL 的诊断与鉴别诊断. 中国神经精神疾病杂志，2007，33（11）：641-643.

[5] Peters N，Opherk C，Bergmann T，*et al*. Spectrum of mutations in biopsy-proven CADASIL：implications for diagnostic strategies. *Arch Neurol*，2005，62（7）：1091-1094.

[6] 黄立，杨期东，陈璇，等. 西洛他唑治疗 CADASIL 临床研究. 中风与神经疾病杂志，2010，27（3）：263-265.

[7] Peters N，Freilinger T，Opherk C，*et al*. Enhanced L-arginine-induced vasoreactivity suggests endothelial dysfunction in CADASIL. *J Neurol*，2008，255（8）：1203-1208.

[8] Hara K，Shiga A，Fukutake T，*et al*. Association of HTRA1 mutations and familial ischemic cerebral small-vessel disease. *N Engl J Med*. 2009，360（17）：1729-1739.

（许国荣　王柠）

26 岁产妇，头痛、发作性肢体抽搐
1 天——可逆性后部白质脑病综合征

❀ [实习医师汇报病历]

患者女性，26 岁，以"头痛、发作性肢体抽搐 1 天"为主诉入院。入院前 1 天（产后 2 天）开始出现头痛，表现为后枕部阵发性闷痛，无发热、呕吐，未诊治。后出现发作性四肢抽搐、人事不省，持续 4～5min 后自行缓解，类似症状反复发作 3 次。既往史：幼时曾患"脑瘫"，遗留四肢无力，行走困难。怀孕期间，血压波动于 140/90mmHg 左右，伴轻度下肢水肿。入院前 2 天顺产，分娩一女婴，婴儿正常。

体格检查：BP 170/110mmHg，神志嗜睡状态，心肺腹未见异常。神经系统查体：双侧瞳孔等圆等大，直径 3mm，对光反应灵敏，双侧鼻唇沟对称，伸舌居中。右上肢肌力 3 级，左上肢肌力 2

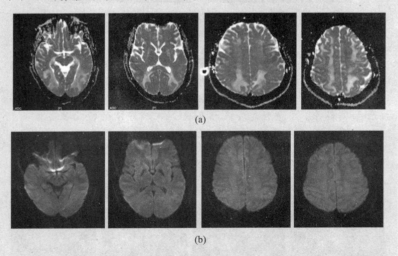

(a)

(b)

图 3-41　头颅 MRI 平扫

（a）为 ADC 成像，示双额颞顶枕叶白质区、双侧基底节区多发对称
性高信号病灶；（b）为 DWI，示双额颞顶枕叶白质区、双侧基底
节区多发对称性稍低信号病灶

级，双上肢肌张力正常，双下肢肌力 2 级，肌张力增高，共济运动、深浅感觉正常。腱反射对称，双侧巴宾斯基征阴性。颈软，凯尔尼格征阴性。余检查欠合作。

辅助检查：头颅 MRI 平扫（图 3-41）示双额颞顶枕叶白质区、双侧基底节区多发对称性病灶。头颅 MRV（图 3-42）未见明显异常。

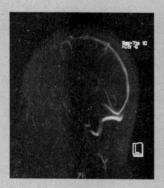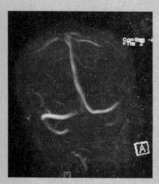

图 3-42　头颅 MRV 成像
未见明显异常

诊断：①可逆性后部白质脑病综合征（reversible posterior leukoencephalopathy syndrome，RPLS）；②产后子痫；③脑瘫后遗症。

治疗上：脱水、降压、控制癫痫、营养神经处理，患者无再头痛、抽搐发作。2 周后复查头颅 MRI，双额颞顶枕叶病灶较前明显吸收，符合可逆性后部白质脑病综合征（图 3-43）。

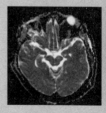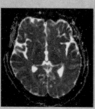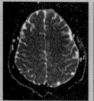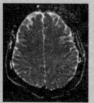

图 3-43　头颅 MRI 平扫
ADC 成像示双额颞顶枕叶病灶较前明显吸收

主任医师常问实习医师的问题

● **RPLS 的临床表现有哪些？**

答：RPLS 是由 Hinchey 等在 1996 年首先报道的，通常急性或亚急性起病，以头痛、意识障碍、癫痫发作、呕吐、精神异常和视觉障碍为主要症状。癫痫发作可以是首发症状，也可以发生在其他症状之后，亦有可能是唯一症状。首发可以是部分发作，但通常发展为全身发作。大多数患者有反复癫痫发作。多数患者有意识和行为的改变，出现嗜睡和昏睡，伴有暂时的躁动不安、记忆力减退、注意力下降、定向力障碍。精神障碍包括精神活动减慢、思维混乱、主动性降低、言语减少等。大部分患者有视觉障碍，经常以视物模糊为主诉，还可以出现偏盲、视觉忽视、幻视以及明显的皮质盲，部分病例尚可以出现瘫痪、感觉障碍、共济失调。

 主任医师常问住院医师和主治医师的问题

● **如何进行诊断和鉴别诊断？**

答：（1）患者怀孕期间血压偏高，下肢水肿，产后 24h 出现头痛、癫痫发作，入院血压 170/110mmHg，故产后子痫明确。于产后出现头痛、意识障碍、抽搐发作，定位于大脑；定性方面：头颅 MRI 见双额颞顶枕叶白质区、双侧基底节区多发对称性病灶，DWI 呈低信号，弥散加权成像表观弥散系数（ADC）呈高信号，对症治疗后病灶基本吸收，故诊断可逆性后部白质脑病综合征。根据既往病史，脑瘫后遗症可诊断。

（2）鉴别诊断 ①静脉窦血栓形成：患者产褥期，急性起病，突发头痛、癫痫发作，应考虑该病，头颅 MRV 检查未见异常，可鉴别。②脱髓鞘脑病：可出现类似症状，头颅 MRI 亦可见多发白质病变，但病灶形态为大小不一类圆形 T1WI 低信号、T2WI 高信号，多位于侧脑室体部、前角周围、后角周围、半卵圆中心、胼胝体，或为融合斑，可鉴别。③脑动脉炎：多有感染前驱症状、免疫性疾病病史，病灶应符合血管分布特点，DWI 应为高信号，ADC 为低信号，可鉴别。

● RPLS 的病因有哪些？

答：常见病因为高血压脑病、肾功能不全、子痫、应用免疫抑制药或细胞毒性药物（如环孢素、他克莫司等），其他可能的病因有胶原血管性疾病（如系统性红斑狼疮）、系统性硬化病、多发性结节性动脉炎、血栓性血小板减少性紫癜、急性间歇性卟啉病、颈内动脉内膜剥脱术后等。此外儿童麻疹疫苗接种后、麻黄碱过量也是 RPLS 的病因。

● RPLS 的发病机制是什么？

答：Hinchey 等认为 RPLS 的发病机制可能与高血压、体液潴留以及免疫抑制药物对血管内皮细胞产生的细胞毒性作用引起的脑部毛细血管渗漏综合征有关。高血压脑病时全身血压突然升高，超过脑血管的自我调节能力，从而出现血管舒张区和血管收缩区，特别是动脉交界区，以及血脑屏障的破坏，产生局灶性液体渗出和点状出血。子痫患者的血管反应性改变与正常血液循环中升压物质的敏感性增高、前列腺素等舒血管物质的减少以及内皮细胞功能障碍有关，后者可以引起显著的血管痉挛，从而导致器官灌注减少、血管内液体外渗。免疫抑制药物治疗引起 RPLS 的机制还不清楚，细胞毒性物质引起血管内皮细胞破坏，血脑屏障功能障碍可能在发病过程中起重要作用。

● RPLS 的影像学有哪些特点？

答：RPLS 的常见病灶主要累及大脑半球后部顶枕区，表现为皮质下白质为主的弥漫性对称性大片脑水肿，其他区域亦可受累，包括：额颞叶白质、双侧丘脑、小脑、内囊、脑干，一般后循环重于前循环。头颅 CT 可见大片脑水肿低密度区，可以对称或不对称分布，灰质一般不受累；MRI 表现为 T1WI 等或低信号，T2WI 高信号，Flair 序列更敏感，常呈高信号。RPLS 为血管源性脑水肿，DWI 呈等或低信号，ADC 呈高信号。而细胞毒性脑水肿，DWI 呈高信号，ADC 呈低信号。对 RPLS 患者进行 DWI 以及 ADC 测定，可排除缺血性脑损伤所致细胞毒性脑水肿，对疾病的鉴别诊断具有重要的意义。

● 如何治疗 RPLS？

答：早期诊断是关键，本病早期为可逆性的血管源性脑水肿，若延误治疗有可能造成神经细胞的不可逆损害。治疗措施主要如下。①治疗原发病：基础疾病应进行针对性治疗。②积极控制高血压：强调在数小时之内将血压降至正常水平以内，降压药物的选择目前没有太多的临床证据，文献报道多采用 CCB、ACEI 以及中枢降压药，较少报道采用 β 受体阻滞药或 α 受体阻滞药。③加强对症治疗：如适当使用脱水剂减轻血管源性脑水肿，尽快给予抗癫痫药物，控制癫痫的频繁发作，在头颅影像学恢复正常后可在短期内减量至停用。同时注意水电解质平衡及营养支持治疗。

主任医师总结

RPLS 是一种临床神经影像学综合征，诊断要素包括：①存在基础疾病的诱因；②主要症状，头痛、意识障碍、癫痫发作、视觉障碍；③特征性的影像学改变，主要累及大脑半球后部顶枕区，随病情进展，可累及大脑半球前部，MR 可见 DWI 呈等或低信号，ADC 呈高信号，表现血管源性脑水肿；④排除其他可能的白质病变。由于可逆性的良性病程，早期诊断是治疗的关键，延误治疗有可能造成神经细胞不可逆损害。治疗上，多采用 CCB 积极控制高血压，根据临床、影像学情况，给予短期脱水及抗癫痫治疗。

参 考 文 献

[1] Hinchey J, Chaves C, Appignani B, et al. A reversible posterior leukoencephalopathy syndrome. *N Engl J Med*, 1996, 334 (8)：494-500.

[2] Aydin K, Elmas S, Guzes EA. Reversible posterior encephalo-lopathy and Adie's pupil after measles vaccination. *J Child Neurol*, 2006, 21 (6)：525-552.

[3] Moawad FJ, Hartzell JD, Bieca TJ, et al. Transient blindness due to posterior reversible encephalopathy syndrome following ephedra overdose. *South Med J*, 2006, 99 (5)：511-514.

[4] Ahn KJ, YouWJ, Jeong SL, et al. A typical manifestation of reversible posterior leukoencephalopathy syndrome: findings on diffusion imaging and ADC mapping. *Neuroradiology*, 2004, 46 (12)：978.

[5] 吕佳宁，范薇. 可逆性脑后部白质病变综合征. 中国临床神经科学，2006，14 (5)：557-560.

[6] 石铸，潘速跃，刘方颖，等. 可逆性脑后部白质病变综合征的临床和 MRI 表现. 中国医学影像学杂志，2007，15 (4)：294-295.

（吴华）

第四章 癫痫

25岁女性，发作性四肢抽搐伴神志不清11年——癫痫

⊛ [实习医师汇报病历]

患者女性，25岁，以"发作性四肢抽搐伴神志不清11年"为主诉入院。入院前11年（14岁）时无明显诱因出现一过性眼花、害怕，继而出现发作性四肢抽搐伴神志不清，双眼上吊，口吐白沫，每次历时1min，1年内发作3次后，就诊我院儿科，行头颅MR检查未见明显异常，动态脑电图示：右半球痫样放电，右枕区最著。予服用丙戊酸钠0.2g tid治疗，未再出现上述发作，但时有突发害怕，眼花症状，历时1~2s，神志清楚。7年前予加用卡马西平（得理多）治疗，该症状亦消失。1个月前予丙戊酸钠减量过程中，睡眠中常出现左侧肢体抖动症状，每次历时1s。足月顺产，无围生期脑损伤病史，无高热惊厥史。无家族史。

体格检查：BP 120/70mmHg，心肺腹未见异常。神经系统检查：神志清楚，眼底检查正常，余脑神经检查未见明显异常；四肢肌力、肌张力、共济功能正常；腱反射对称活跃，双下肢病理征未引出；深浅感觉无障碍；脑膜刺激征阴性。

辅助检查：血、尿、粪常规及生化检查：大致正常。动态脑电图：右大脑半球痫样放电，右枕区最显著。

入院诊断：特发性癫痫，部分继发全面性发作。

诊疗经过：继续服用卡马西平（得理多）0.2g tid，渐加用拉莫三嗪至50mg qd，并渐减量至停用丙戊酸钠治疗，随访睡眠中左侧肢体抖动症状消失。

主任医师常问实习医师的问题

● 癫痫患者的病史采集应包括哪些方面？

答：获取一份详尽而又可靠的病史，对于癫痫的诊断、鉴别、分型、定位和治疗是极其重要的。主要内容包括以下几点。

（1）现病史　①首次发作年龄。②发作史：须详细询问患者本人及其亲属等目击发作者，掌握症状发作时详细过程。包括：发作时的状态或诱因，有无先兆，发作时的表现，意识状态，发作持续时间，发作后表现，是否服用抗癫痫药物，服用种类，剂量，疗程，疗效，发病后有无认知损害，发作频率。

（2）既往史　有无高热惊厥史，有无中枢神经系统其他病史。

（3）出生史　是否足月顺产，有无围生期脑损伤病史。

（4）生长发育史　了解运动、语言、智力情况。

（5）家族史　有无癫痫家族史。

● 癫痫的共同特征是什么？

答：（1）发作性　症状突然发生，持续一段时间后迅速恢复，间歇期正常。

（2）短暂性　发作持续时间短，通常为数秒或数分钟。

（3）重复性　即第一次发作后，经过不同间歇时间会有第二次或更多次的发作。

（4）刻板性　每一次发作的临床表现几乎一致。

● 癫痫的病因是什么？

答：（1）特发性癫痫　与遗传因素密切相关。

（2）症状性癫痫　由于各种原因导致的中枢神经系统病变影响脑结构或功能。

（3）隐源性癫痫　临床表现提示为症状性癫痫，但目前的手段难以找到明确的病因。

主任医师常问住院医师和主治医师的问题

● 该患者的诊断依据及鉴别诊断有哪些？

答：（1）该患者表现为一过性眼花、害怕的先兆症状，继而出现反复发作的短暂性意识障碍、肢体抽搐，结合患者脑电图提示痫样放电，故癫痫诊断可以成立。

（2）该患者需要与以下疾病进行鉴别。

① 晕厥：为脑血流灌注全面性降低，缺氧所致短暂性意识丧失。发作多有明显诱因，如久站、剧痛、情绪激动、过度伤心等，常有恶心、头晕、心慌、眼前发黑等先兆，发作时常有面色苍白、出冷汗、脉搏微弱等，持续时间可长可短，很少有肢体抽搐，发作时无瞳孔改变及脑电图痫性放电。与该患者发作表现不同，可排除。

② 低血糖发作：严重者可出现意识障碍及肢体抽搐痫样发作，常有胰岛 B 细胞瘤或使用降糖药物史，发作持续时间一般较癫痫发作时间长。患者无上述疾病及用药史，发作持续时间较短，故不支持。

③ 假性癫痫发作：也称为癔病发作，多有诱因在有人在场时发作，发作形式多样，发作时面色苍白或发红，眼球有躲避现象，瞳孔对光反应灵敏，无摔伤、舌咬伤、尿失禁等表现，持续时间可长达数小时，需要安慰及暗示治疗才可缓解。患者发作表现与上述情况不同，故可排除。

国际抗癫痫联盟新的癫痫定义是什么？

答：国际抗癫痫联盟新的癫痫定义具有三个要素。

（1）至少一次癫痫发作　至少一次无固定诱因的癫痫发作是诊断癫痫的基本条件。

（2）能够增加将来出现发作可能性的脑部持久性改变　即具有反复癫痫发作的倾向，这些倾向包括有明确的癫痫家族史，发作间期脑电图有明确的痫样放电，有确切而不能根治的癫痫病因存在等。

（3）相伴随的状态　慢性脑功能障碍是癫痫的发病基础，除了会造成反复的癫痫发作以外，还会对心理、认知及社会功能都有明显的影响。

2001 年国际抗癫痫联盟（ILAE）提出了癫痫诊断的新方案，包括哪 5 个层次？

答：（1）确认为癫痫发作及发作期症状描述　标准描述性术语对发作时症状进行描述，首先要确定是否为癫痫发作：病史是诊断癫痫的主要依据，脑电图是最重要的辅助检查，并与各种发作性疾病相鉴别。

（2）发作类型的诊断　根据发作期表现，发作期脑电图，并结合发作间期脑电图的改变作出发作类型的诊断，采用 1981 年 ILAE 制定癫痫发作的分类和 2001 年 ILAE 制定癫痫发作的分类。

（3）癫痫和癫痫综合征的诊断　根据临床表现、脑电图、起病年龄、家族史、神经系统检查、影像学检查以及对药物的反应及转归等综合因素进行分类，采用 2001 年 ILAE 制定癫痫和癫痫综合征的分类。应理解有时这种诊断是不可能的。

（4）病因的诊断　根据病史、神经系统检查、影像学检查及其他实验室检查，分为特发性、症状性、隐源性。

（5）癫痫所造成损伤的诊断　这是非强制性，损伤的分类根据世界卫生组织（WHO）ICIDH-2 功能和残障的国际分类标准制定。

● 癫痫的药物治疗原则是什么？

（1）开始用药指征　1 年内有 2 次或以上的无诱因发作［某些癫痫综合征如 Lennox-Gastaut 综合征和婴儿痉挛症（West 综合征）及部分性发作、有明确的病因、有神经系统异常体征、影像学有局灶性异常、脑电图有痫样放电等预示再次发作风险很大的情况下，可以首次发作后开始抗癫痫治疗］。

（2）药物选择　根据发作类型及癫痫和癫痫综合征类型选药。

（3）尽量单药治疗，合理的多药治疗　70%～80%的癫痫患者通过单药治疗可以控制发作，但是约有 20%的患者在 2 次单药治疗后仍然不能很好地控制发作，应该考虑合理的多药联合治疗。

（4）个体化治疗及严密观察不良反应　癫痫患者个体差异颇大，应监控疗效及药物毒性作用和副作用，及时调整剂量以达到最佳疗效和避免不良反应。必要时可以进行血药浓度监测的方法来指导用药。癫痫用药的两个"5"。①5 个半衰期：用药需经过 5 个半衰期才能达到稳态浓度。②5 倍发作时间：观察药物疗效需等待 5 倍发作时间，如患者每个月发作 1 次，用药需观察 5 个月，才能判断疗效。

（5）换药原则　除非有需要立即停换药物的情况（如卡马西平过敏性药疹），应在第 2 种药逐渐加量至稳态浓度后，才能逐渐减少第 1 种药物的剂量至停药，换药期间应有 5～7 天过渡期。

（6）停药原则　患者药物治疗后 2～5 年完全无发作，评估再次发作的可能性，若可以考虑停药者，需遵循缓慢和逐渐减量原则，一般需要半年至 1 年的时间才能完全停用。多药联合治疗的患者，每次只能减掉一种药物，并且撤掉一种药物之后至少间隔 1 个月，如仍无发作，再撤掉第二种药物。如果撤药过程中出现发作，应停止撤药，并将药物剂量恢复到发作前剂量。

● 癫痫患者如何选择抗癫痫药物？

答：癫痫患者主要根据癫痫发作类型及癫痫综合征选择抗癫痫药物。

一般来说，部分性发作或部分性继发全身性发作，首选卡马西平，次选苯妥英钠、苯巴比妥、丙戊酸盐；全面性发作中的全身强直-阵挛发作、肌阵挛发作、阵挛性发作、失神和失张力发作首选丙戊酸盐，青少年肌阵挛性癫痫（JME）、LG 综合征常首选丙戊酸盐，West 综合征常首选促肾上腺皮质激素（ACTH）等。

中华医学会神经病学分会脑电图与癫痫学组制定的抗癫痫药物应用专家共识指出：对于新诊断症状性部分性癫痫，初始药物首选均为卡马西平与奥卡西平。一线药物为卡马西平、奥卡西平、拉莫三嗪、托吡酯和左乙拉西坦，在部分继发全面性发作中，除上述药物外，丙戊酸也进入一线药物。

该患者发作类型属于部分继发全面性发作，如不考虑生育因素，选择卡马西平和丙戊酸钠治疗是合适的。患者的治疗效果也证实这一点。

● 该患者是育龄期女性，如准备妊娠，应如何选择抗癫痫药物？

答：任何抗癫痫药物，包括传统和新型抗癫痫药物均有致畸或潜在致畸的风险，影响胎儿发育，增加围产期合并症，尤其是丙戊酸盐可高达 6%～8%。妊娠对发作有影响，24% 患者怀孕期间发作增多，强直阵挛发作可以造成孕妇和胎儿的缺氧或流产，所以最好待发作完全控制，停用抗癫痫药物后，再考虑怀孕。

如果无法停药情况下妊娠，应注意以下几点。①应根据发作类型或综合征尽量选用小剂量单药治疗，尽量避免多药治疗。目标是控制强直阵挛发作，其他类型发作不必强求完全控制发作。②尽量避免使用丙戊酸钠，新型抗癫痫药物左乙拉西坦、拉莫三嗪、奥卡西平致畸的风险可能相对较小。2011 年中国抗癫痫药物应用专家共识及 2005

年美国抗癫痫学会专家共识均将拉莫三嗪作为育龄期妇女特发性全面性癫痫与症状性部分性癫痫的首选用药。③如有条件，定期监测血药浓度。④如必需服用丙戊酸盐，应该使用缓释片，避免峰浓度过高。⑤孕前 3 个月起每天服用叶酸 5mg，以降低胎儿畸形的发生率。⑥癫痫孕妇妊娠 16～20 周时应该对胎儿进行详细的超声波检查，及时发现可能存在的畸形。⑦在妊娠的最后 1 个月，孕妇应口服维生素 K 10mg／d，新生儿出生后立即皮下注射维生素 K_1（1mg／kg 体重），以防新生儿颅内出血。

主任医师总结

（1）对于该患者应以反复发作的意识障碍伴肢体抽搐为主要症状进行鉴别。反复发作的意识障碍以癫痫和晕厥最为常见，其次还有低血糖反应、椎基底动脉系统 TIA 发作、假性癫痫发作（癔病）、发作性睡病、基底动脉型偏头痛等疾病。患者有典型的全身强直-阵挛发作表现，结合脑电图有痫性放电，即可诊断癫痫。

（2）脑电图有重要的辅助诊断价值。但是不能仅仅根据脑电图发现癫痫样放电就诊断癫痫，相反，脑电图正常并不意味着就可以排除癫痫。

（3）癫痫的治疗以药物治疗为主，选择药物主要根据癫痫发作类型及癫痫和癫痫综合征，还应结合患者的具体情况和对药物的治疗反应等，遵循个体化原则选择最适合患者的药物。

参 考 文 献

[1] 中华医学会神经病学分会脑电图与癫痫学组. 抗癫痫药物应用专家共识. 中华神经科杂志，2011，44（1）：56-65.

[2] Karceski S，Morrell MJ，Carpenter D. Treatment of epilepsy in adults：expert opinion，2005. Epilepsy Behav，2005，7 Suppl 1；S1-64；quiz S65-7.

[3] 中华医学会. 临床诊疗指南癫痫病分册. 北京：人民卫生出版社，2007.

[4] 吴逊. 癫痫病学新进展. 北京：中华医学电子音像出版社，2006.

[5] 王维治，罗组明. 神经病学. 北京：人民卫生出版社，2005：227-243.

[6] 王新德，崔丽英. 神经内科临床新进展. 北京：中华医学电子音像出版社，2005：54-59.

[7] Yu PM，Zhu GX，Ding D，et al. Treatment of epilepsy in adults：expert opinion in China. *Epilepsy Behav*，2012，23（1）：36-40.

（王华燕）

29 岁女性，发作性四肢抽搐伴神志不清 12 年，加重 2 天——癫痫持续状态

✿ [实习医师汇报病历]

患者女性，29 岁，以"发作性四肢抽搐伴神志不清 12 年，加重 2 天"为主诉入院。入院前 12 年时无明显诱因出现头眼向左侧转，随后全身强直及四肢抽搐伴神志不清，双眼上视，口吐白沫，历时 1min，未就诊。入院前 7 年分娩时再次发作，予卡马西平（得理多）、托比酯（妥泰）规则治疗，症状控制尚好，仅月经前后偶有发作。1 个月前自行减药至停药，2 天前症状再发，在半小时内反复发作 10 多次，发作间期意识状态未恢复到清醒。

体格检查：BP 108/70mmHg，神志嗜睡（氯硝西泮静脉泵入中），心肺腹未见异常。神经系统查体：未发现阳性体征。

辅助检查：动态脑电图：各导联见弥漫性低至高波幅 δ 波活动。头颅 MR 检查示未见明显异常。

入院诊断：特发性癫痫；部分继发全面性发作、癫痫持续状态。

诊疗经过：立即予 NS 10ml＋氯硝西泮 1mg iv（大于 10min），后继于 NS 43ml＋氯硝西泮 5mg，以 2ml/h 速度静脉泵维持静脉推注，3 天后逐渐减量至停用；同时予卡马西平（得理多）0.2g tid 治疗。癫痫发作控制。

❓ 主任医师常问实习医师的问题

● 癫痫持续状态新定义是什么？ 该患者符合癫痫持续状态诊断吗？

答：2001 年国际抗癫痫联盟提出癫痫持续状态新的定义：一次发作没有停止，持续时间大大超过了具有该型癫痫的大多数患者的发作时间；或反复的发作，在发作间期患者的意识状态不能恢复到基期水平。该患者出现癫痫持续频繁发作，发作间期意识未能恢复清醒，故符合癫痫持续状态的诊断标准。

● **癫痫持续状态的病因是什么？有哪些促发因素？**

答：癫痫持续状态的病因可分为特发性和继发性。特发性与遗传因素有关。继发性，包括脑外伤、颅内感染、颅内肿瘤、脑血管病、代谢性脑病、药物中毒等。

癫痫持续状态的促发因素：①最常见为突然停药、减药、漏服药及换药不当；②其次为发热、感染、劳累、饮酒、妊娠及分娩等。

● **全面性强直-阵挛癫痫持续状态的危险性是什么？有哪些并发症？**

答：全面性强直-阵挛癫痫持续状态的危险性在于它是临床的一种急症，若不及时处理，可造成严重的不可逆的脑损伤，或致残或死亡。惊厥 10h 以上者，常有脑损伤。

全面性强直-阵挛癫痫持续状态的并发症有：①血中儿茶酚胺水平急剧升高，可继发心律失常，是死亡的重要原因；②肺血管压明显增高，可发生严重的肺水肿，而致患者猝死；③肌肉强烈运动可引起乳酸中毒等代谢紊乱，患者呼吸停止导致严重缺氧，全身强烈运动时又大量耗氧，可造成脑、心脏及全身重要脏器缺氧性损害，脑缺氧可引起脑水肿甚至脑疝；④肌肉强烈运动致血清肌酶明显增高可引起下肾单位肾病，体内乳酸堆积可引起肌红蛋白尿；⑤脱水、酸碱电解质平衡紊乱、感染、骨折。

❓ 主任医师常问住院医师和主治医师的问题

● **如何诊断和鉴别诊断癫痫持续状态？**

答：癫痫持续状态的诊断根据有癫痫发作病史、其他病史、发作时的临床特征、脑电图（EEG）检查。该患者根据既往癫痫发作史、发作的临床特征、此次发病前有快速减药至停药诱因，发作在半小时内反复 10 多次，发作间期意识状态未恢复到基线水平，故特发性癫痫、部分继发全面性发作、癫痫持续状态诊断明确。癫痫持续状态的鉴别诊断方面：全面性强直-阵挛癫痫持续状态需与去大脑强直及去皮质强直相鉴别，后者有典型的肢体姿势，同期的 EEG 无痫样放电；边缘性癫痫持续状态需与低血糖、各种病因所致的精神障碍相鉴别，病史及 EEG 是重要的鉴别依据；部分性持续性癫痫需与 TIA 相鉴别，后者多为中老年，常伴高血压、动脉粥样硬化等脑卒中危险因素，症状表现为发作性肢体无力和麻木，而非抽搐，同期的 EEG 无痫样放电。

2001 年国际抗癫痫联盟提出癫痫持续状态新的定义与旧的定义有何不同？

答：对于癫痫持续状态定义既往曾把一次癫痫发作持续 30min 以上作为定义的部分内容，但研究证实，非癫痫持续状态的单个惊厥性抽搐发作时间一般不会超过 2～3min，因而 30min 作为诊断时限并非很恰当。1999 年 Lowenstein 和 Bleck 认为癫痫持续状态是指：任何发作持续超过 5min 或 2 次及 2 次以上的发作，发作间期意识状态恢复不完全。故从临床实际出发，发作超过 5min 就有很高的机会进展到癫痫持续状态。亦有研究认为持续 10min 的行为和电抽搐活动是一个更符合实际的标准，也是要求开始静脉给药的时间点。基于癫痫持续状态的临床控制和对大脑的保护，目前新定义认为对于一次发作没有停止，持续时间大大超过了具有该型癫痫的大多数患者的发作时间，就为癫痫持续状态。

2001 年国际抗癫痫联盟推荐的癫痫持续状态分类是什么？

答：2001 年国际抗癫痫联盟推荐新的癫痫持续状态分类，具体如下。

（1）全面性癫痫持续状态　①全面性强直-阵挛癫痫持续状态：反复强直-阵挛发作伴意识障碍。②阵挛性癫痫持续状态：阵挛性发作伴意识模糊或昏迷。③强直性癫痫持续状态：不同程度意识障碍，间有强直发作。④失神性癫痫持续状态：意识水平降低，甚至只表现反应性及学习成绩下降，EEG 呈持续性棘-慢波放电，频率＜3Hz。⑤肌阵挛性癫痫持续状态：节律性反复肌阵挛发作，连续数小时或数日，多无意识障碍。

（2）局灶性癫痫持续状态　①Kojevnikov 部分性持续性癫痫：身体某部位的节律性肌阵挛每秒 1～2 次，睡眠中不消失，持续数小时、数天、甚至数年，60％人还有其他类型的癫痫发作。脑电图可在中央区出现局灶性的棘-慢波。②持续性先兆：指没有明显运动成分的感觉性癫痫持续状态，其诊断依据为：a. 有表现为躯体感觉、特殊感觉、自主神经症状及精神症状的临床表现；b. 脑电图上有痫样放电。

③边缘性癫痫持续状态：主要为各种自动症的癫痫持续状态。④伴偏侧轻瘫的偏侧抽搐状态：多发生于幼儿，表现一侧抽搐，伴发作后一过性或永久性同侧肢体瘫痪。

如何治疗癫痫持续状态？

答：（1）全面性惊厥性癫痫持续状态　①一般措施：保持呼吸道通畅，吸氧，监护生命体征，建立大静脉输液通路，对症治疗，进行实验室检查。②在 30min 内终止发作的治疗药物选择：地西泮（安定）、劳拉西泮、氯硝西泮、苯巴比妥、苯妥英钠、水合氯醛、利多卡因。③超过 30min 终止发作的治疗，需选用咪达唑仑、普鲁泊福、硫喷妥、戊巴比妥等药物，必要时请麻醉科协助治疗，有条件者进入 ICU 治疗，进行 EEG 监测。④维持治疗：控制发作后，应立即应用长效苯巴比妥 0.1～0.2g 肌注治疗，每 8h 1 次，以巩固和维持疗效。同时根据发作类型选用抗癫痫药鼻饲给药。⑤病因治疗。

（2）非惊厥性癫痫持续状态的治疗　①静脉注射地西泮、劳拉西泮或氯硝西泮。②Kojevnikov 部分性持续性癫痫：治疗尽可能寻找病因，最好的抗肌阵挛药是丙戊酸、氯硝西泮。部分患者对激素治疗有效。药物治疗无效时，手术切除部分明确的病灶也是可取的。

全面性强直-阵挛癫痫持续状态的临床处理流程是什么？

答：全面性强直-阵挛癫痫持续状态是临床上常见及最危险的癫痫持续状态，预后除与病因有关外还与成功的治疗时间有关。目前，国际上推荐的全面性强直-阵挛癫痫持续状态的临床处理流程和规范如下。

（1）10min 内明确诊断，建立气道，吸氧。稳定生命体征及监测。建立静脉通道，快速了解病史及查体，行血液及心电图检查，必要时静脉给予葡萄糖、地西泮、苯妥英钠。

（2）10～30min 内条件许可可行 EEG 监测，病情平稳可行头颅 CT 检查，吸出分泌物，处理高热，必要时予气管插管，必要时静脉给予碳酸氢钠，若仍发作可静滴苯妥英钠、苯巴比妥、咪唑唑仑（在使用国产苯巴比妥时要注意有相当部分生产厂家的产品不能静脉应用。而肌内注射苯巴比妥吸收缓慢不宜用于治疗癫痫持续状态初始治疗，仅用于控制发作后维持治疗。）

（3）超过 30min 终止发作的治疗　戊硫代巴比妥、戊巴比妥或异丙酚全麻，转入 ICU，气管插管，呼吸、血压支持，做胸部 X 线片，必要时行腰穿检查。

主任医师总结

新的癫痫持续状态诊断标准：一次发作没有停止，持续时间大大超过了具有该型癫痫的大多数患者的发作时间；或反复的发作，在发作间期患者的意识状态不能恢复到基线水平。全面性惊厥性癫痫持续状态应尽快在 30min 控制发作，首选静脉注射地西泮、劳拉西泮或氯硝西泮。注意癫痫持续状态诱因的预防，尤其是抗癫痫药物突然停药、减药、漏服药及换药不当。

参 考 文 献

[1] 中华医学会. 临床诊疗指南癫痫病分册. 北京：人民卫生出版社，2007.
[2] 吴逊. 癫痫病学新进展. 北京：中华医学电子音像出版社，2006.
[3] 王维治，罗祖明. 神经病学. 北京：人民卫生出版社，2005：227-243.
[4] 王新德，崔丽英. 神经内科临床新进展. 北京：中华医学电子音像出版社，2005：54-59.
[5] 吴逊. 癫痫病学新进展. 北京：中华医学电子音像出版社，2006.
[6] 贾建平. 2003 神病学新进展. 北京：人民卫生出版社，2003，488-534.

（王华燕）

第五章 头 痛

30 岁女性，反复头痛 2 年余，再发 1 天——偏头痛

[实习医师汇报病历]

患者女性，30 岁，以"反复头痛 2 年余，再发 1 天"为主诉入院。入院前 2 年余，患者疲劳后出现头痛发作，位于双侧颞部，呈搏动样疼痛，程度剧烈，难以忍受，伴有恶心、呕吐胃内容物，症状以活动后明显，平卧位休息可稍改善，无发热、视物模糊。此后症状反复发作，多数于月经期前、疲劳或者睡眠不好时诱发，休息后症状可稍好转，症状严重时需口服"止痛药"后方可缓解，每次头痛发作持续 1~2 天。曾多次就诊于当地医院，多次头颅 CT 及 MR 未见异常。入院前 1 天，症状再发，就诊我院。

体格检查：T 36.5℃，P 80 次/分，R 20 次/分，BP 110/70mmHg，神志清楚，精神疲乏，双肺呼吸音清，未闻及干湿啰音，心律齐，各瓣膜听诊区未闻及杂音，腹软，肝脾肋下未触及。神经系统检查：神志清楚，眼底检查正常，余脑神经检查未见明显异常，四肢肌力、肌张力、共济功能正常，腱反射对称活跃，双下肢病理征未引出，深浅感觉无障碍，脑膜刺激征阴性，颞动脉区未触及迂曲血管团。

辅助检查：外院多次头颅 CT 及 MR 未见异常。

入院诊断：偏头痛。

诊疗经过：入院后多次监测血压未见明显异常，查血常规、血沉、CRP、头颅 MR 平扫未见明显异常，予使用盐酸氟桂利嗪 5mg qn，洛索洛芬钠 30mg bid 治疗，并让患者适当休息，患者症状缓解。

主任医师常问实习医师的问题

● **该患者的诊断及其依据是什么？**

答：该患者是年轻女性，出现反复头痛发作，位于双侧颞部，呈搏动样疼痛，活动后症状可加重，休息或者服用镇痛药后可缓解，查体未见明显神经系统定位体征，外院头颅 CT 及 MR 检查未见明显异常，此次发作予应用非甾体类抗炎药及钙通道阻滞药有效，故考虑诊断为偏头痛。患者头痛前无明显先兆，故考虑为无先兆偏头痛。

● **偏头痛的头痛特点有哪些？**

答：偏头痛是一种反复发作的、常为搏动性头痛，常伴恶心、呕吐，约 60% 的头痛发作以单侧为主，可左右交替发生，约 40% 为双侧头痛。头痛部位多位于颞部，也可位于前额、枕部或枕下部。头痛程度多为中至重度，活动后加剧，安静休息后症状可改善，常影响患者的生活和工作，部分患者发作前有短暂的先兆，如闪光、暗点、黑矇等，头痛消退后患者常表现疲劳、倦怠、无力和食欲差等。

 主任医师常问住院医师和主治医师的问题

● **对该患者如何进行鉴别诊断？**

答：该患者目前考虑偏头痛的诊断，需与以下疾病鉴别。

（1）紧张型头痛 疼痛部位多为双侧，枕颈部、颞部常见，其疼痛的感觉多数为紧箍感、紧束感、头顶压迫感、沉重感、钝痛，无持续搏动感，少数伴有轻度恶心，多无呕吐，头痛程度多为轻至中度，日常活动不导致程度加重，一般不影响患者的工作和生活，应激和精神紧张常可加重病情，无前驱症状，其急性期治疗可应用非甾体类抗炎药，预防性用药以抗抑郁药为主。

（2）丛集性头痛 通常也多为一侧性，眼眶及眼后疼痛常见，表现为短暂或持续的非搏动性剧烈头痛，无先兆，常伴有同侧结膜充血、流泪和流涕，部分患者可出现同侧 Horner 征及上睑下垂，发作常呈周期性，于每年的某特定季节发作，也可固定在每天的某个时刻发作，群集期通常持续 3～6 周，在头痛群集期饮酒和服用血管扩张药常可诱发，其发作期常使用纯氧治疗。

（3）颅内感染　细菌、真菌、结核及病毒所致的颅内感染也可出现头痛伴恶心、呕吐，但颅内感染起病相对较快，呈急性或亚急性发病，数天或数周内达到高峰，常伴有发热等全身感染表现，多数可伴有视盘水肿及脑膜刺激征阳性，血常规、血沉、CRP等炎症指标常出现异常。

● 偏头痛常见的诱发因素有哪些？

答：（1）内分泌与代谢因素　女性多见，月经来潮、排卵等可诱发。

（2）饮食与药物因素　含咖啡因的饮食，如咖啡、茶等，含亚硝酸盐和硝酸盐的食物如腌制品、泡菜等，其他食物（如味精、饮酒等）可诱发，口服避孕药、硝酸甘油等药物可诱发。

（3）精神心理因素　情绪紧张、焦虑、烦躁、抑郁等可诱发。

（4）自然/环境因素　天气变化，强光、闪烁等视觉刺激，浓重气味、噪音等可诱发。

（5）睡眠相关因素　睡眠不足、睡眠过多等可诱发。

● 无先兆偏头痛的诊断标准有哪些？

答：（1）至少5次发作，符合标准（2）～（4）。

（2）头痛发作持续4～72h（未治疗或治疗不成功）。

（3）头痛至少具备以下特点中的2条：①单侧；②搏动性；③疼痛程度为中度或重度；④日常体力活动可以加剧或造成避免日常体力活动（如散步或爬楼梯）。

（4）在头痛期间至少具备以下中的1条：①恶心和（或）呕吐；②畏光和畏声。

（5）不归因于其他疾患。

● 哪些患者需考虑继发性头痛？

答：如果发现下列情况，应警惕继发性头痛的可能，可考虑进行进一步的检查以明确诊断。

（1）突然发生的剧烈头痛　需考虑蛛网膜下腔出血、脑出血等病变，可行神经影像学、腰穿等检查。

（2）逐渐加重的头痛　需排除颅内肿瘤、硬膜下血肿等可能，神经影像学检查可以鉴别。

（3）伴有系统性病变征象（如发热、颈强直、皮疹）的头痛　应注意颅内感染、系统性感染、结缔组织疾病等可能，除了神经影像学检查外，还应进行相应的血液检查和脑脊液检查。

（4）伴有视盘水肿、神经系统局灶性症状和体征（除典型的视觉、感觉先兆之外）、认知障碍的头痛　多继发于颅内占位病变、颅内静脉窦血栓形成、颅内感染、脑卒中、结缔组织疾病等情况，酌情选择神经影像学、脑电图、腰穿或血液检查等以明确诊断。

（5）妊娠期或产后头痛　需注意静脉窦血栓形成、垂体卒中、可逆性后部白质脑病综合征的可能，可行 MRI、MRV 等神经影像学检查。

（6）癌症患者或艾滋病（AIDS）患者出现的新发头痛　应进行神经影像学、腰穿等检查，排除转移瘤、机会性感染等可能。

● 如何治疗偏头痛？

答：偏头痛的临床处理包括在发作期减轻或终止发作，预防偏头痛复发和缓解伴发的症状，首先要针对诱发因素进行预防，避免各种理化因素刺激，药物治疗分为预防性用药和治疗性用药。

（1）偏头痛发作期的治疗

① 非甾体类抗炎药（NSAIDs，解热镇痛药）：包括对乙酰氨基酚、阿司匹林、布洛芬、吲哚美辛、萘普生等。

② 镇静药：包括巴比妥类镇静药和苯二氮䓬类等。

③ 麦角碱类药物：如酒石酸麦角胺、双氢麦角胺等。

④ 曲坦类药物：如舒马普坦、舒马曲坦等。

⑤ 其他：可待因、吗啡等阿片类镇痛药及曲马朵。

（2）预防性治疗　预防性治疗首先应该消除诱发因素。预防性药物治疗一般时间为 4～6 个月，目前应用于偏头痛预防性治疗的药物主要包括以下 5 种。

① β受体阻滞药：如普萘洛尔、美托洛尔等。

②钙通道阻滞药：如氟桂利嗪等。

③ 抗癫痫、抗惊厥药：如托吡酯、丙戊酸钠、加巴喷丁等。

④ 抗抑郁药：如阿米替林、舍曲林等。

⑤ NSAIDs 及其他种类的药物。

● 哪些患者需要预防性治疗？

答：（1）头痛频繁发作，每月≥2 次。

（2）头痛剧烈，急性期恰当的药物治疗仍然效果差。

（3）头痛严重影响生活质量，影响工作或学习的时间（儿童）。

主任医师总结

（1）头痛患者的病史采集尤为重要。应着重了解头痛的起始发作时间、发作频率、持续时间、发作部位、头痛性质、疼痛程度及伴随症状、诱发及缓解因素；注意发现患者存在器质性病变的预警症状，除了生命体征、心肺部检查外，应注意患者有无脑膜刺激征，听诊眼部、颈动脉区了解有无血管杂音，头面部触诊以发现颅周、颈部、鼻旁窦压痛以及颞颌关节异常、颞动脉区血管迂曲等情况；神经系统检查应重视眼底检查，注意意识、脑神经（尤其是眼球活动和瞳孔情况）、肌力、反射、病理征、共济运动和感觉等情况。

（2）在病史询问和体格检查时应注意找寻值得警惕的症状和体征。对于病情稳定的慢性头痛患者，如无特殊体检发现，一般不推荐常规进行腰穿、脑电图、神经影像学等检查。

（3）在诊断原发性头痛前，必须警惕继发性头痛的可能，避免延误诊断，耽误治疗。

参 考 文 献

[1] 中华医学会疼痛学分会头面痛学组. 中国偏头痛诊断治疗指南. 中国疼痛医学杂志, 2011, 17 (2): 65-86.
[2] 头痛分类和诊断专家共识组. 头痛分类和诊断专家共识. 中华神经科杂志, 2007, 40 (7): 493-495.
[3] 吴江. 神经病学. 第二版. 北京: 人民卫生出版社, 2010: 314-320.
[4] 王维治. 神经病学. 第一版. 北京: 人民卫生出版社, 2006: 1070-1076.
[5] 胡维铭, 王维治. 神经内科主治医师 1000 问. 第四版. 北京: 中国协和医科大学出版社, 2011: 107-123.

（郭祈福）

15岁女性，反复头痛2周
——原发性低颅压综合征

[实习医师汇报病历]

患者女性，15岁，以"反复头痛2周"为主诉入院。入院前2周开始出现头痛，位于后枕及前额，呈持续性闷痛，站立时明显，平卧可减轻，伴头晕、恶心、呕吐，无发热、胡言乱语，无肢体抽搐。既往史：2周前有"上呼吸道感染"病史，治疗后好转。

体格检查：BP 120/70mmHg，神志清楚，心肺腹未见异常。神经系统查体：脑神经大致正常；四肢肌力、肌张力正常，共济运动正常；深浅感觉正常；腱反射对称，双侧病理征未引出；颈稍抵抗，颏胸距2横指，双侧凯尔尼格征阴性。

辅助检查：血常规、凝血全套、临床化学检验正常。血 F、ACTH、PRL、T、P、E_2、LH、FSH、FT_3、FT_4、sTSH 均正常。侧卧位腰穿测颅内压力为55mmH$_2$O，脑脊液白细胞$12×10^6$/L，红细胞$270×10^6$/L，蛋白1.2g/L，葡萄糖、氯化物正常。头颅 MRI 平扫加增强未见明显异常。

入院诊断：低颅压综合征。

治疗上：予卧床休息、补液（每日2000～2500ml液体）等治疗。1周后患者头痛好转，予办理出院。

 主任医师常问实习医师的问题

颅内压正常值是多少？ 低颅压的标准是多少？

答：正常成人侧卧位腰穿颅内压为70～180mmH$_2$O，低颅压标准为侧卧位腰穿颅内压低于70mmH$_2$O，坐位腰穿颅内压低于60mmH$_2$O。

低颅压头痛的特点是什么？

答：低颅压头痛的特点是体位性头痛，站立15min内出现头痛，平卧30min内头痛缓解。

主任医师常问住院医师和主治医师的问题

什么是低颅压综合征？

答：低颅压综合征指的是体位性头痛，侧卧位腰穿测颅内压低于70mmH$_2$O（坐位腰穿颅内压低于60mmH$_2$O）的一类疾病。可分为原发性低颅压综合征和继发性低颅压综合征。

（1）原发性低颅压综合征原因未明，有3种假说：脑脊液产生减少和脑脊液吸收过度、腰骶段神经根袖撕裂和脑脊液漏出，目前多数认为与潜在的自发性脑脊液漏有关。

（2）继发性低颅压综合征多见于以下几方面。

① 脑脊液漏：见于腰穿后、外伤、梗阻性脑积水分流术后、释放大量脑脊液。

② 脑脊液产生过程障碍：见于脑损伤、颅脑术后、脑膜脑炎、出血、头颅放射照射、代谢性疾病（机制：脉络丛血管痉挛、结构改变、丘脑下部中枢紊乱、脑血流量减少）。

③ 脑血流量减少：失血、休克。

④ 脑组织体积减少：血液渗透压增高、恶病质状态致脑实质水分减少而发生脑体积缩减。

● 原发性低颅压综合征的临床表现有哪些？

答：原发性低颅压综合征好发于中年女性，男女比例为 $1:3$，主要表现为体位性头痛，头痛位于后枕部或者前额，呈持续性钝痛，可放射至颈肩部，站立 15min 内出现，平卧 30min 内可缓解，可伴有恶心、呕吐、耳鸣、听力下降、颈项强直，少见有面瘫、三叉神经障碍、泌乳、体位性共济失调、帕金森综合征等。

● 原发性低颅压综合征的诊断标准是什么？

答：目前采用国际头痛第二版分类诊断标准，符合以下条件者可诊断原发性低颅压综合征。

（1）弥漫性头痛或钝痛于坐或站立位 15min 内出现，满足条件（4），并伴随以下一项症状：①颈项僵硬；②耳鸣；③听力迟钝；④畏光；⑤恶心。

（2）至少满足以下一项：①MRI 上有脑脊液压力降低的表现，如弥漫性硬脑膜强化；②常规脊髓造影，CT 脊髓造影或脑池造影有脑脊液漏的证据；③坐位腰穿脑脊液压力低于 $60mmH_2O$。

（3）没有腰穿或其他可能导致脑脊液漏的原因。

（4）经硬膜外自体血充填法治疗后 72h 头痛缓解。

● 低颅压综合征的脑脊液表现有什么特点？

答：低颅压综合征主要特点脑脊液压力降低，严重者测压可为0，需要应用针筒抽吸方能取到脑脊液。脑脊液中白细胞一般正常，可见红细胞，蛋白可正常或轻度升高，糖、氯化物一般正常。红细胞增多原因主要是低颅压时，脑内静脉系统扩张，血液成分通过静脉系统渗入脑脊液所致。

● **原发性低颅压综合征的影像学表现有何改变？**

答：原发性低颅压综合征头颅 MRI 表现如下。①硬脑膜强化增厚：最常见，低颅压时，脑静脉系统扩张充血，引起硬脑膜静脉充血，强化明显，而软脑膜及蛛网膜血管因有血脑屏障存在，故不出现上述表现；②硬膜下积液，甚至硬膜下血肿；③垂体充血；④下垂脑表现：可出现桥前池、交叉池缩小、桥脑前移、视交叉下移，严重可出现小脑扁桃体下疝（图 5-1）。脊髓 MRI 的表现类似脑部表现可出现硬脊膜强化、硬膜下积液、硬膜外静脉丛扩张、神经根袖异常等。

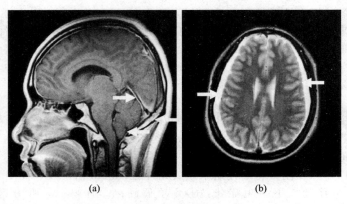

(a)　　　　　　　　　　(b)

图 5-1　头颅 MRI
(a) 为增强扫描，见硬脑膜弥漫性强化、小脑扁桃体下疝；
(b) 为 T2WI，见双侧硬膜下血肿。

检查脑脊液漏的方法有：脊髓 CT 造影（CTM）、同位素脑池造影、MR 脊髓造影（MRM）。脊髓 CT 造影可发现自发性脑脊液漏，多数位于颈胸交界处或者胸段脊髓。同位素脑池造影可见直接征象：脑脊液漏，间接征象：膀胱核素相应显影早，脑凸面核素显影少或不显影（图 5-2）。Y.-F. Wang 等应用 MR 特殊序列（单激发快速自旋回波序列）进行脊髓造影（图 5-3），发现脑脊液漏检出率较脊髓 CT 造影高，副作用小，可作为检查脑脊液漏的首选方法。

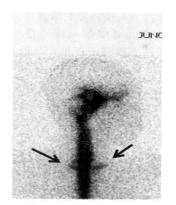

图 5-2 同位素脑池造影
上胸髓脑脊液漏（箭头所示）

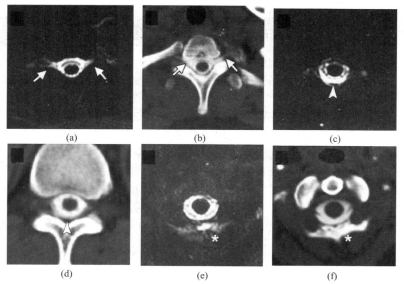

图 5-3 脊髓 MR 造影和脊髓 CT 造影的比较
（a）、（c）、（e）为 MRM，（b）、（d）、（f）为 CTM，（a）、（b）见双侧脑脊液漏，
（c）、（d）见硬膜外积液，（e）、（f）见脑脊液局部聚集

● **如何鉴别原发性低颅压综合征？**

答：原发性低颅压综合征需与以下疾病进行鉴别。

（1）蛛网膜下腔出血　头痛、血性脑脊液，应主要与蛛网膜下腔出血鉴别，但蛛网膜下腔出血多数头痛剧烈，与体位变动关系不明显，头颅 CT 可见蛛网膜下腔高密度影，与低颅压综合征表现不符，可鉴别。

（2）Bruns 综合征　第四脑室囊虫病或囊肿、占位可出现体位性头痛，但该头痛体位诱发时发作迅速，多于伸仰卧时出现，伴剧烈眩晕、呕吐，体位改变时恢复迅速，主要原因是脑室系统突然阻塞引起颅内高压所致，通过头颅影像学检查可帮助鉴别。

● 如何治疗低颅压综合征？

答：（1）寻找潜在的脑脊液漏并进行外科手术修补。

（2）去除继发性因素如脱水、感染等。

（3）严格卧床休息，去枕平卧，甚至头低脚高位，束腰带、穿紧身裤。

（4）大量饮水：NS 3～4L/d；大量补液，每日液体量在 2000～3000ml。

（5）严重者可通过腰穿补充生理盐水 10～20ml/d。

（6）可应用糖皮质激素治疗，有助于水钠潴留，减少血管渗漏，缓解症状。

（7）咖啡因可阻断腺苷受体，引起颅内血管收缩，提高颅内压，缓解头痛，可短期应用，可应用苯甲酸钠咖啡因 500mg，皮下或肌内注射，或加入 500～1000ml 乳化林格液缓慢静脉滴注。

（8）硬膜外血贴膜疗法是用自体血 15～20ml 或自体血混合水溶性造影剂、纤维黏合胶缓慢注入腰或胸段硬膜外间隙，血液从注射点上下扩展数个椎间隙，可压迫硬膜囊和阻塞脑脊液漏出口，迅速缓解头痛，硬膜外血贴膜治疗 1 次无效，可多次注射治疗。

主任医师总结 ·········

（1）低颅压综合征的头痛多数程度轻，容易被忽视导致误诊，但低颅压头痛主要表现为体位性头痛，临床上针对头痛患者应做好病史采集工作，特别是对头痛与体位变动的关系，以便更好地鉴别低颅压综合征。

（2）低颅压综合征严重时可引起桥静脉撕裂出血，导致硬膜下血肿，如果老年人出现不明原因的双侧对称性硬膜下血肿，应注意低颅压综合征。

（3）经补液、激素等治疗 1 个月左右仍无效者可考虑硬膜外血贴膜疗法。

参 考 文 献

[1] 张玉生，徐仁伵，吴裕臣等. 原发性低颅压综合征 15 例临床分析及文献复习. 卒中与神经疾病，2006，13（5）：287-289.

[2] Headache Classification Subcommittee of the International Headache Society. The International Classification of Headache Disorders：2nd edition. Cephalalgia，2004，24 Suppl 1：9-160.

[3] Yoon SH，Chung YS，Yoon BW，*et al*. Clinical experiences with spontaneous intracranial hypotension：a proposal of a diagnostic approach and treatment. *Clin Neurol Neurosurg*，2011，113（5）：373-379.

[4] 郑克华，余晖，袁丽芳，等. 原发性低颅压综合征的 MRI 表现. 临床放射学杂志，2010，29（9）：1168-1170.

[5] Wang YF，Lirng JF，Fuh JL，*et al*. Heavily T2-weighted MR myelography vs CT myelography in spontaneous intracranial hypotension. *Neurology*，2009，73（22）：1892-1898.

[6] Bowden K，Wuollet A，Patwardhan A，*et al*. Transforaminal blood patch for the treatment of chronic headache from intracranial hypotension：a case report and review. *Anesthesiol Res Pract*，2012，2012：923904.

（许国荣）

第六章　中枢神经系统感染

26 岁男性，头痛、发热 4 个月
——结核性脑膜脑炎

✸ [实习医师汇报病历]

　　患者男性，26 岁，以"头痛、发热 4 个月，视物模糊 3 周"为主诉入院。入院前 4 个月因感冒后出现头痛，呈双颞侧部间歇性、搏动性头痛，畏光怕吵，伴呕吐胃内容物多次，非喷射性，全身疲乏，发热（体温最高达 39.3℃），有午后发热，体温波动在38.5℃左右。就诊当地医院，腰穿测颅内压力 210mmH$_2$O，外观清亮，细胞数 335×10^6/L，多核细胞 30%，单核细胞 70%，潘氏试验（一），蛋白 0.64g/L，糖 3.8mmol/L，氯化物 114mmol/L；肺部 CT 提示双肺结核；痰涂片找结核菌（十）。考虑"肺结核、结核性脑膜炎"。予"异烟肼、吡嗪酰胺"抗结核治疗 3 个月，症状稍好转，体温下降至 37.5℃出院。出院后口服"异烟肼、吡嗪酰胺"，但患者记忆渐进减退，反应迟钝。入院前 3 周出现视物模糊，伴左侧眼睑下垂，又出现发热，体温 38.5℃。否认肺结核接触史。

　　体格检查：T38.2℃，P90 次/分，R20 次/分，BP100/60mmHg，心肺腹正常。神经系统检查：意识清楚，言语清晰，对答切题；神志清楚，左侧瞳孔散大，直径约 5mm，对光反应消失，右侧瞳孔直径 3mm，对光反应灵敏，左侧眼睑下垂，上下视受限，右侧眼睑正常，右侧眼球活动自如，余脑神经检查未见异常；四肢肌力、肌张力正常，小脑征阴性；肌腱反射对称，未引出病理征；深浅感觉正常；颈抵抗，颏胸距 2 横指，凯尔尼格征阳性。

　　辅助检查：血常规示 WBC 5.58×10^9/L，N 65%，Hb 116g/L，RBC 3.95×10^{12}/L，PLT 182×10^9/L。尿常规、粪常规正常，

粪潜血（－）。血生化、凝血功能、血 CEA、AFP、CA19-9、CA125
均正常。血乙肝两对半、RPR、TPPA、HIV 均为阴性。PPD 试验
（＋＋）（1∶2000）。血抗结核抗体阳性。腰穿脑脊液检查：压力
250mmH$_2$O，外观清亮，脑脊液常规示：白细胞数 231×10^6/L，
脑脊液细胞分类示：小淋巴细胞88％。单核粒细胞11％。脑脊液
生化示：氯 106mmol/L，乳酸 1.56mmol/L，糖 2.50mmol/L，微
量蛋白 1.35g/L，脑脊液腺苷酸脱氨酶（ADA）30mmol/L（正常
值小于 8mmol/L）。脑脊液涂片革兰染色未检出细菌；脑脊液涂片
抗酸染色未检出抗酸菌；脑脊液墨汁染色未检出新型隐球菌。脑脊
液病理涂片见少量炎症细胞，未找到瘤细胞。脑脊液细菌、真菌培
养阴性。痰涂片找结核菌（＋）。胸部 CT 平扫（图 6-1）：考虑双
肺肺结核，右下肺叶空洞。头颅 MRI 平扫（图 6-2）：脑干、双侧
丘脑、鞍上区、双侧外侧裂池及双侧基底节区弥漫性异常信号，增
强后呈明显环状强化，考虑炎性肉芽肿性病变，结核可能性大。

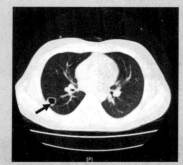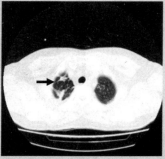

图 6-1　胸部 CT 平扫
考虑双肺肺结核，右下肺叶空洞

　　诊断：①结核性脑膜脑炎；②双肺肺结核。
　　治疗：予以四联抗结核：异烟肼 600mg/d（静脉滴注）、利福平
500mg/d、乙胺丁醇 750mg/d 和吡嗪酰胺 0.75g/d 口服抗结核治疗。同
时予甘露醇脱水和激素抗炎。经过规则治疗 2 个月后复查胸部 CT 平
扫（图 6-3）：右下肺叶空洞基本吸收。头颅 MRI 平扫（图 6-4）：结核
性脑膜炎治疗后，脑干、双侧丘脑、鞍上区、双侧外侧裂池及双侧基
底节区弥漫性异常信号基本吸收，范围较前明显缩小。

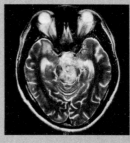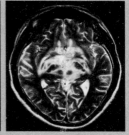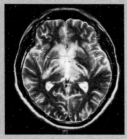

图 6-2　头颅 MRI 平扫

T2WI 示脑干、双侧丘脑、鞍上区、双侧外侧裂池及双侧基底节区弥漫性异常信号

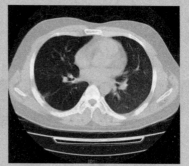

图 6-3　胸部 CT 平扫（抗结核治疗后）

右下肺叶空洞基本吸收

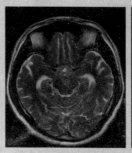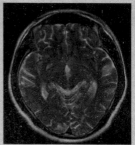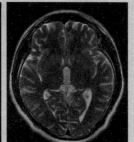

图 6-4　头颅 MRI 平扫（抗结核治疗后）

T2WI 示脑干、双侧丘脑、鞍上区、双侧外侧裂池及双侧基底节区

弥漫性异常信号基本吸收，范围较前明显缩小

主任医师常问实习医师的问题

● **该患者的定位诊断是什么？**

答：定位诊断于脑膜和双侧脑干，其依据为患者头痛、脑膜刺激征阳性，有多脑神经病变。

● **该患者的定性诊断是什么？　依据是什么？**

答：患者的定性诊断为结核性脑膜脑炎。依据为患者有肺结核病史和肺部结核病灶，表现为午后低热、头痛、呕吐、脑膜刺激征，有多脑神经病变及全身疲乏等症状，腰穿颅内压力中度升高，脑脊液细胞数中度增高，生化改变明显，蛋白明显增高，氯化物明显降低。此外，脑脊液腺苷脱氨酶活性也高于正常，血抗结核抗体阳性。

 主任医师常问住院医师和主治医师的问题

● **请问结核性脑膜炎/脑炎的 Capton 诊断标准(2010)是什么？依此标准该患者的诊断级别是什么？**

答：目前最新的结核性脑膜炎/脑炎诊断标准是 Capton 标准（2010）。如果患者具有以下包括头痛、呕吐、发热、易激、抽搐、颈强直、局灶神经损害、意识改变或嗜睡中 1 种以上的脑膜炎症状、体征，则符合纳入标准，应该考虑结核性脑膜炎/脑炎的可能。可以根据其临床表现、实验室检查及影像学表现进行诊断分级，包括确诊、很可能、可能的结核性脑膜炎/脑炎等 3 种级别。

（1）首先，除确诊外，其他级别的诊断建议使用以下评分系统。其评分内容分成以下 4 部分。

① 临床标准（最高 6 分）：a. 症状持续 5 天以上（4 分）；b. 体重减轻、盗汗、持续咳嗽（2 周以上）满足其 1 者（2 分）；c. 结核患者接触史（2 分）；d. 局灶神经损害（脑神经除外）（1 分）；e. 脑神经麻痹（1 分）；f. 意识改变（1 分）。

② 脑脊液标准（最高 4 分）：a. 脑脊液清亮（1 分）；b. 细胞计数：$10\sim500/\mu l$（1 分）；c. 淋巴细胞比例>50%（1 分）；d. 蛋白浓

度＞1g/L（1分）；e. 脑脊液糖/血糖＜50％或脑脊液糖浓度＜2.2mmol/L（1分）。

③ 头颅影像学标准（最高6分）：a. 脑积水（1分）；b. 颅底脑膜强化（2分）；c. 结核瘤（2分）；d. 脑梗死（1分）；e. 颅底部高信号影（2分）。

④ 其他证据（最高4分）：a. 胸片或CT提示有活动性结核灶：一般结核征象（2分）；b. 粟粒性肺结核（4分）；c.CT/MRI/B超显示神经系统外的结核病灶（2分）；d. 除脑脊液外（唾液、淋巴结、胃冲洗液、尿液、血）发现抗酸杆菌或结核分枝杆菌培养（＋）（4分）；e. 神经系统以外的标本核酸扩增实验（＋）（4分）。

（2）按以下标准进行诊断分级

① 确诊：符合临床纳入标准，同时具备下列中的一项：a. 脑脊液的抗酸染色（＋）；b. 脑脊液的结核分枝杆菌培养（＋）；c. 脑脊液的结核分枝杆菌核酸扩增实验（＋）。

② 很可能的诊断：符合临床纳入标准同时具备如下条件：a. 评分≥10分（缺乏头颅影像学资料）或≥12分（有头颅影像学资料）；b. 至少有2分来自脑脊液或影像学改变；c. 排除其他诊断。

③ 可能的诊断：符合临床纳入标准同时具备如下条件：a. 评分≥6～9分（缺乏头颅影像学资料）；或≥6～11分（有头颅影像学资料）；b. 排除其他诊断；c. 在缺乏脑脊液或头颅影像学资料时，结脑的诊断不可轻率，也不能简单排除。

对于该患者而言。首先按评分系统进行评分，依据临床标准可以得6分：①症状持续5天以上（4分）；②局灶神经损害（脑神经除外）（1分）；③脑神经麻痹（1分）。依据脑脊液标准可以得4分：①脑脊液清亮（1分）；②细胞计数：10～500/μl（1分）；③淋巴细胞比例＞50％（1分）；④蛋白浓度＞1g/L（1分）。依据头颅影像学标准可以得6分：①颅底脑膜强化（2分）；②结核瘤（2分）；③颅底部高信号影（2分）。依据其他证据可以得2分：①胸部X线片或CT提示有活动性结核灶（2分）；②胸片或CT提示有粟粒性肺结核（4分）。最终得出患者临床标准、脑脊液标准、头颅影像学标准、其他证据分别可以得6分、4分、6分、2分。然后，按以下标准进行诊断分级，患者符合临床纳入标准同时具备如下条件：①评分≥12分（有头颅影像学资料）；②至少有2分来自脑脊液或影像学改变；③排除其他诊断。但是没有病原学证据。因此诊断为很可能的结核性脑膜脑炎。

对该患者应如何进行鉴别诊断？

答：该患者需要与以下疾病进行鉴别。

（1）化脓性脑膜炎 可以表现为急性起病的发热、头痛、呕吐、脑膜刺激征及全身疲乏等感染中毒症状，但化脓性脑膜炎腰穿压力多明显升高，脑脊液细胞数多明显增高，可达 $1000 \times 10^6/L$ 以上，并以中性粒细胞为主，生化改变明显，蛋白多明显增高，糖明显降低。当脑脊液糖浓度＜1.89mmol/L，与血糖之比＜0.23，脑脊液蛋白浓度＞2.20g/L，白细胞计数＞$2000 \times 10^6/L$ 或中性粒细胞＞$1180 \times 10^6/L$ 时，细菌性脑膜炎可能性大。

（2）隐球菌性脑膜炎 腰穿压力多数明显升高，脑脊液检查可白细胞轻度升高，以淋巴细胞为主，而脑脊液生化蛋白和氯化物正常或轻度升高，糖降低，确诊靠脑脊液涂片，用墨汁染色可见圆形、具有厚荚膜折光之隐球菌孢子，沙保培养基上可有新型隐球菌生长。

（3）病毒性脑膜炎及脑炎 病毒性脑膜炎脑脊液糖及氯化物正常或稍高，蛋白增高不明显，多低于 1g/L。各种病毒性脑炎或脑膜炎有其特异的实验室诊断方法，如血清学检查及病毒分离等。

如何治疗结核性脑膜炎？

答：抗结核主要常用一线药物主要为异烟肼（INH，H），4～6mg/(kg·d)，最大量 900mg/d；利福平（RFP，R），8～12mg/(kg·d)，最大量 450mg/d（体重＜50kg），600mg/d（体重≥50kg）；吡嗪酰胺（PZA，Z），20～30mg/(kg·d)，最大量 1.5g/d（体重＜50kg），2.0g/d（体重≥50kg）；乙胺丁醇（EMB，E），15～20mg/(kg·d)；链霉素（SM）12～18mg/(kg·d)，最大量 1g/d（年龄＜60 岁），0.5～0.75g/d（年龄≥60 岁）。治疗原则为早期和彻底治疗（不间断治疗和长期治疗）。3 个月的强化治疗和 9 个月的巩固治疗：3HRZS/9HRE 或 2HRZS/10HRE。结核性脑膜炎疗程要延长至 18 个月，根据具体情况适当增加使用肾上腺皮质激素和病灶的局部治疗。经验性治疗：如果有怀疑结核性脑膜炎即可开始经验性治疗，当确诊为其他非结核性脑膜炎的疾病时，可停用抗结核药，否则需坚持应用至诊断明确。

● 结核性脑膜炎治疗中激素如何使用？

答：治疗原则为必须在积极抗结核的情况下应用，剂量和疗程要适中。肾上腺糖皮质激素能抑制炎性反应，有抗纤维组织形成的作用；能减轻动脉内膜炎，从而迅速减轻中毒症状及脑膜刺激征；能减轻脑水肿、降低颅内压，防止椎管阻塞。一般早期应用效果较好。可选用泼尼松每日 $1\sim2mg/kg$ 口服，$4\sim6$ 周后开始逐渐减量停药，疗程 $6\sim12$ 周。或用地塞米松每日 $0.25\sim1mg/kg$ 分次静注。急性期可用氢化可的松每日 $5\sim10mg/kg$ 静脉注射 $3\sim5$ 天后改为泼尼松口服。

● 结核性脑膜炎治疗中鞘内注射指征是什么？

答：颅内压高、脑积水严重、脑脊髓炎伴椎管有阻塞，较重的病例伴昏迷，肝功能异常致部分抗结核药停药以及慢性、耐药复发者可以考虑鞘内注射。注药前，宜放出与药液等量脑脊液。常用药物为每次注射异烟肼 100mg 和地塞米松 $3\sim5mg$，每周 $2\sim3$ 次，$7\sim14$ 次为1个疗程。病情好转后停用。

● 何为结核耐药？

答：判断结核病是否耐药需要通过实验室药物敏感试验证实。耐药结核病指结核病患者感染的结核分枝杆菌被体外试验证实对一种或多种抗结核药耐药的现象。一般分为四种：单耐药、多耐药、耐多药（multidrug resistance，MDR）和广泛耐药（extensively drug-resistant，XDR）。

主任医师总结

（1）有时结核性脑膜炎的表现不典型，临床上要重视对结核感染的认识以免漏诊。当有怀疑结核脑膜炎时脑脊液多次病原学查结核分枝杆菌是有必要的。结核感染的治疗要强调规范、足疗程的强化期和巩固期，以及多种药物的联合治疗。重症结核性脑膜炎，早期必须短程应用一定量的激素，结核性脑膜炎常见的并发症是脑积水，颅内压高者可早期行侧脑室引流术，慢性脑积水者可行侧脑室分流术。

（2）注意结核感染的耐药问题。近年来有发现很多单耐药，多耐药和耐多药（MDR）的结核感染，甚至有 XDR。这种情况要加强药物的敏感性试验，根据药物敏感结果可考虑至少 4 种以上的有效药物联合治疗，治疗 MDR-TB 的要 5 种或以上，应以二线注射剂和喹诺酮类药各一种为核心，配以 2～3 种口服二线药和尚敏感的一线药组成治疗方案。单耐药和多耐药结核治疗 9～18 个月，MDR-TB 和 XDR-TBD 疗程要延长至 24 个月或以上。

参 考 文 献

[1] Marais S，Thwaites G，Schoeman JF，*et al*. Tuberculous meningitis：a uniform case definition for use in clinical research. *Lancet Infect Dis*，2010，10（11）：803-812.

[2] 中华医学会编著. 临床诊疗指南-结核病分册. 北京：人民卫生出版社，2004. 99-100.

[3] 中国防痨协会. 耐药结核病化学治疗指南（2009）. 中华结核和呼吸杂志，2010，33（7）：485-497.

（唐庆希 李智文）

32 岁男性，反复头痛 2 个月余，意识模糊 2 天——隐球菌性脑膜炎

[实习医师汇报病历]

患者男性，32 岁，以"反复头痛 2 个月余，意识模糊 2 天"为主诉入院。入院前 2 个月余，患者无明显诱因出现头痛，初为间歇性双颞侧部搏动性头痛，无发热、肢体无力、抽搐等，自服止痛药头痛可改善，头痛反复发作，持续时间及程度逐渐加重，呈全头持续性胀痛，并出现发热，体温在 37.5～38.5℃，严重时伴有恶心、呕吐，初为干呕，后为喷射性呕吐胃内容物。入院前 2 周，患者就诊当地县医院，查头颅 CT 平扫：未见明显异常。腰穿脑脊液检查：细胞数 70×10^6/L，分类：多核细胞 15%，单核细胞 85%，蛋白 0.8g/L，氯化物 118mmol/L，糖 2.0mmol/L。胸片示右上肺陈旧性病灶。拟诊"结核性脑膜炎"，给予"异烟肼、利福平、吡嗪酰胺、甘露醇、呋塞米"等治疗，患者头痛症状仍逐渐加重。入院前 2 天出现意识模糊，痰多。

体格检查：T 38.4℃，P 98 次/分，R 20 次/分，BP 118/65mmHg，双肺呼吸音粗，可闻及痰鸣音及湿啰音，心律齐，无杂

音，腹平软，无压痛，肝脾肋下未触及。持续导尿。神经系统检查：意识昏睡，双瞳孔等大等圆，对光反应灵敏，眼底：双侧视乳头边界不清；四肢肌张力正常，疼痛刺激四肢可见抬离床面活动，肌力检查欠合作。腱反射对称正常，双侧病理征（－）；颈抵抗明显，颏胸距 4 横指，双侧 Kernig 征（＋）；余检查欠合作。

辅助检查：血常规示 WBC 12.58×10^9/L，N 80%，Hb 136g/L，RBC 4.75×10^{12}/L，PLT 205×10^9/L。腰穿脑脊液检查：压力大于 400mmH$_2$O，外观清亮，细胞数 250×10^6/L，多核细胞 10%，单核细胞 90%，潘氏试验（＋），蛋白 1.2g/L，糖 1.0mmol/L，墨汁染色找到新型隐球菌（图 6-5），革兰染色涂片未找到细菌，抗酸染色未找到结核菌。新型隐球菌计数 50×10^6/L。脑脊液病理涂片少量炎症细胞，未找到瘤细胞。胸部 CT 平扫：右上肺陈旧性病变，双下肺炎症。PPD（1∶2000）试验（＋）。头颅 MRI 平扫＋增强扫描：头颅平扫未见明显异常；增强扫描双侧额颞顶部脑膜局限性稍增厚、强化。

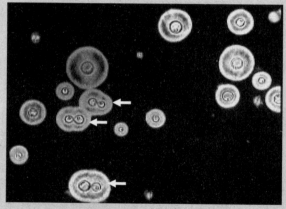

图 6-5 脑脊液墨汁染色

可见新型隐球菌，而且部分处于分裂状态（箭头所指）

诊断：①新型隐球菌性脑膜炎；②肺部感染。

治疗：给予置胃管，20%甘露醇、甘油果糖、呋塞米注射液脱水降颅内压，注射用两性霉素 B 小剂量 5mg/d 开始，逐渐加量至 40mg/d，氟康唑注射液首次 800mg/d，而后 400mg/d，氟胞嘧啶片

6g/d 联合抗真菌治疗，以及地塞米松注射液，盐酸氨溴索化痰，营养支持，补液维持水电解质平衡等治疗。

主任医师常问实习医师的问题

● 该患者的定位诊断是什么？

答：患者头痛，呕吐，脑膜刺激征阳性，考虑定位于脑膜。患者出现意识障碍，应考虑是否脑干网状结构受累或者颅高压导致皮质受抑制。

● 该患者的定性诊断及依据是什么？

答：隐球菌性脑膜炎。依据是患者慢性进展性病程，表现发热、头痛、呕吐、脑膜刺激征阳性，意识障碍，腰穿脑脊液压力明显增高，脑脊液细胞数中度升高，以淋巴细胞为主，糖明显降低，脑脊液中检出新型隐球菌。

⊛ ［住院医师或主治医师补充病历］

该患者脑脊液真菌培养检出新型隐球菌。患者入院后第 3 天意识障碍进一步加重，并出现左侧颞叶沟回疝，再加强甘露醇、地塞米松脱水降颅内压同时，急请神经外科行侧脑室穿刺外引流＋贮液囊（Ommaya）安置术，术后予以持续贮液囊穿刺引流，并定期将两性霉素 B 稀释后行脑室内注射。

主任医师常问住院医师和主治医师的问题

● 该患者如何进行鉴别诊断？

答：该患者应与以下疾病进行鉴别诊断。

（1）结核性脑膜炎 也可表现为慢性起病的发热、头痛、呕吐、脑膜刺激征及意识障碍，头颅 MRI 平扫＋增强；亦可出现脑膜强化及脑实质结节性病灶，有时临床表现及脑脊液常规、细胞学和生化检查与隐球菌性脑膜炎极为类似，但该患者在外院抗结核治疗无效，我院在脑脊液中已检出新型隐球菌，故暂不考虑结核性脑膜炎诊断，今后复查脑脊液时还应行抗酸染色寻找结核杆菌进一步排除。

(2) 化脓性脑膜炎　可表现为头痛、发热、脑膜刺激征和意识障碍，但化脓性脑膜炎多为急性起病，脑脊液白细胞多明显增高，可达 $1000 \times 10^6 /L$ 以上，白细胞分类以多核细胞为主，脑脊液涂片有时可找到致病细菌，出现脑内结节性病灶者少见，该患者临床表现及脑脊液情况与化脓性脑膜炎不同，故可排除。

(3) 病毒性脑膜炎　多为急性起病，良性自限性病程，一般病情较轻，不会出现意识障碍及脑疝等情况，腰穿压力升高不明显或轻度升高，脑脊液除白细胞数轻度升高，以淋巴细胞为主外，其他生化异常者少见，与该患者表现不同，故可排除。

(4) 脑膜癌病　可以为慢性进展性病程，表现为头痛、呕吐、视盘水肿、脑膜刺激征和意识障碍，但脑膜癌病病程中一般发热可不明显，可以找原发癌症病灶，脑脊液糖下降不明显，病理涂片有时可以找到异形细胞，患者脑脊液中已检出新型隐球菌，故不考虑脑膜癌病。

● 隐球菌性脑膜炎与结核性脑膜炎如何进行鉴别诊断？

答：结核性脑膜炎的临床表现和脑脊液常规生化检查与隐球菌性脑膜炎颇为类似，有时需要仔细进行鉴别，如表 6-1 所示。

表 6-1　隐球菌性脑膜炎和结核性脑膜炎的鉴别

项　　目	隐球菌性脑膜炎	结核性脑膜炎
发病人群	免疫力低下,鸽子接触者	免疫力低下者,结核病接触者
起病形式	慢性或亚急性	亚急性
发热	早期不明显,以后多不规则	较早出现发热
脑神经受累	视神经受累多见	展神经受累多见
肺部摄片或 CT	部分可有结节样病灶	多数可找到结核病灶
腰穿压力	明显增高	增高
脑脊液生化	糖明显降低,氯化物降低	氯化物明显降低,糖降低
涂片找菌	墨汁染色找到新型隐球菌	抗酸染色找到结核杆菌

续表

项　　目	隐球菌性脑膜炎	结核性脑膜炎
培养	新型隐球菌	结核杆菌,但概率小
隐球菌抗原检测	乳胶凝聚实验阳性(>80%)	阴性
试验性抗结核治疗	无效	有效

　　临床上不易将隐球菌性脑膜炎和结核性脑膜炎区分开来,尤其是在均未找到相关致病菌时。由于结核性脑膜炎发病率较隐球菌性脑膜炎发病率高许多,并且病情常进展较快,而脑脊液中结核菌检出率非常低,抗结核治疗常在较短期内使临床症状得到明显改善,所以脑脊液改变不能区分是隐球菌性脑膜炎和结核性脑膜炎,在未找到新型隐球菌和结核杆菌前可行试验性抗结核治疗,同时严密观察病情和定期腰穿复查脑脊液,尤其是反复多次进行墨汁染色检查新型隐球菌,定期评判和修正诊断。

● 新型隐球菌有何特点？

　　答:新型隐球菌是一种呈圆形或椭圆形的具有多糖荚膜的酵母样菌,而多糖荚膜上含有其最主要的毒力因子——葡糖醛木苷聚糖。新型隐球菌常存在于含鸽粪的土壤中,根据其多糖荚膜上所表达的不同抗原表位,可分为四种血清型（A、B、C、D）。血清型 A 和 D（*C. neoformans. var. neoformans*）为免疫功能缺陷的人群,尤其是 HIV 感染或艾滋病患者并发隐球菌性脑膜炎的主要致病菌种。而血清型 B 和 C 所引起的感染则主要发生在免疫功能正常的人群中。

● 新型隐球菌性脑膜炎的治疗中,如何进行抗真菌治疗？

　　答:由于许多抗真菌药物常难于通过血脑屏障和穿透新型隐球菌荚膜,隐球菌性脑膜炎中抗真菌治疗多强调合并用药和多途径给药。由于整个隐球菌性脑膜炎治疗时间长,抗真菌药物长期使用毒性作用常较大,故应定期进行相关毒性作用（如血常规、肝肾功能、电解质等）检查和药物调整。常用的抗真菌药物有两性霉素 B、氟康唑、氟胞嘧啶、伏立康唑、伊曲康唑、两性霉素 B 脂质体等；卡泊芬净无法透过血脑屏障,一般不用于隐球菌性脑膜炎的治疗。

(1) 两性霉素 B 是一种多烯类杀真菌药，具有广谱抗真菌作用，对隐球菌、念珠菌、曲霉菌、毛霉菌等敏感，是目前治疗隐球菌性脑膜炎的首选药物。两性霉素 B 常用的给药途径有两种：静脉注射和鞘内注射给药。采用静脉注射方法，成年人首次从 1mg/d 开始，根据患者的耐受情况，以后每日增加 2～5mg，逐渐达到 0.7～1mg/(kg·d) 的治疗量，疗程视病情而定，可长达 3～6 个月，总量可达 3～4g。药物加入 5% 的葡萄糖液 500ml 中，避光缓慢静滴（滴注速度不短于 6h）。在静脉滴注前或同时可给予地塞米松 2～5mg 以减轻寒战、发热等副作用，但不宜长期使用，以免影响抗真菌效果，也可选用异丙嗪注射。

两性霉素 B 的副作用较多，较常见的有寒战、高热、静脉炎、肝肾功能损害、骨髓抑制、顽固性低钾血症等，并且血脑屏障透过率较低，需要从小剂量逐渐加量至有效剂量，起效较慢。研究表明，两性霉素 B 脂质体治疗隐球菌性脑膜炎疗效与两性霉素 B 相同，而且起效较快，副作用较低，但因价格昂贵限制了其临床使用。

(2) 氟康唑 属三唑类抗真菌药物，为广谱抗真菌药，对隐球菌中枢神经系统感染有效。本药容易透过血脑屏障，耐受性良好，副作用较两性霉素 B 小，开始即可达治疗量，但对隐球菌主要是抑菌作用，杀菌作用不及两性霉素 B。常与两性霉素 B 联合使用。氟康唑常用的剂量为 200～400mg/d。

(3) 氟胞嘧啶 可干扰真菌细胞中嘧啶的生物合成，且易透过血脑屏障。本药单独使用易产生耐药，一般与两性霉素 B 联合使用可提高疗效。成人常用的剂量为 6g/d，分 4 次口服。

(4) 两性霉素 B 脂质体制剂 由于两性霉素 B 的不良反应大，随着两性霉素 B 脂质制剂的研制成功，两性霉素 B 脂质制剂有望成为两性霉素 B 的替代药物。两性霉素 B 脂质制剂主要有三种剂型，分别为：两性霉素 B 脂质体、两性霉素 B 胶质分散体及两性霉素 B 脂质体复合物，其最突出的特点是毒性作用明显低于两性霉素 B，且其感染灶内药物浓度也高于两性霉素 B，故其抗菌效果也较好。实验证明，两性霉素 B 与脂质体结合后，增加了对真菌细胞膜膜内角固醇的亲和力，降低了对哺乳动物细胞膜胆固醇的亲和力，从而提高了抗真菌活力，对宿主器官的损伤则大为降低，并通过抑制中性粒细胞、巨噬细胞炎症介质的释放，减少其所致高热、寒战、血栓形成等不良反应。

● 除静脉注射外，两性霉素 B 还可以通过哪些途径给药？

答：鞘内注射可以提高中枢神经系统中两性霉素 B 浓度，增强杀菌效果，常与静脉注射合并使用，特别是早期两性霉素 B 未加大至单日最大量时，成年人首次剂量从 0.1mg 开始，加地塞米松 1～2mg，先用注射用水稀释成 4～5ml 混合溶液，在腰穿先放出脑脊液后，再用脑脊液多次稀释后缓慢鞘内注射。根据患者的耐受情况，以后每次可增加 0.1mg，每次最大剂量为 1mg，总剂量不超过 20mg。但是该种方法注射后两性霉素 B 难以逆行向上扩散至脑部蛛网膜下腔，常聚集在腰骶池，损伤腰骶神经及马尾神经，引起截瘫、大小便障碍。所以现在已较少被采用。如果确实需要，可以注射完后采取去枕平卧，将床尾垫高，以达到头低足高位，使两性霉素 B 逆行向上扩散至脑部蛛网膜下腔。

对于已进行侧脑室穿刺贮液囊安置术的患者，也可以进行两性霉素 B 经贮液囊注射进入脑室内。注射方法及注意事项与腰穿鞘内注射相似。可能并发症包括高热、寒战，甚至癫痫大发作。

● 临床隐球菌性脑膜炎的治疗常见方案是什么？

答：2010 年美国感染病学学会（IDSA）在隐球菌诊治指南中建议，对于有无合并 AIDS 的隐球菌性脑膜炎患者治疗方案各不相同。

合并 AIDS 的隐球菌性脑膜炎患者治疗方案可分三阶段。①诱导治疗阶段：联合应用静滴两性霉素 B 0.7～1.0mg/(kg·d) 及口服氟胞嘧啶 100mg/(kg·d) 治疗两周，肾功能损害者可使用两性霉素 B 脂质体 3～4mg/(kg·d)。②巩固治疗阶段：口服氟康唑 400mg/d 治疗 10 周。③维持治疗阶段：氟康唑 200mg/d 维持 12 个月以上。

对于非器官移植受者、非艾滋病的患者治疗方案可分三阶段。①急性期诱导治疗阶段：采用两性霉素 B 0.7～1.0mg/(kg·d) ＋氟胞嘧啶 100mg/(kg·d)，疗程为 4 周。②巩固治疗阶段：口服氟康唑 400mg～800mg/d 治疗 8 周。③维持治疗阶段：氟康唑 200mg/d 持续 6～12 个月。

● 如何处理隐球菌性脑膜炎患者颅内高压？

答：隐球菌性脑膜炎患者颅内压增高尤为明显，急性期易形成脑疝，危及生命。常用的甘露醇、甘油果糖、呋塞米、地塞米松等药物有助于控制颅高压。但是对于各种顽固性高颅压，需考虑使用脑脊液引流（如连续的腰穿间断引流脑脊液、腰椎置管引流、侧脑室穿刺引流、脑室腹腔分流）。IDSA2010 版隐球菌感染治疗指南提示，腰穿间断引流脑脊液是目前最为有效、快速的降颅压方法，但是长期的外引流可能继发细菌感染。在患者前额皮下安装与侧脑室相连通的 Ommaya 贮液囊，通过外接引流装置可持续或间断脑脊液外引流，有效降低颅内压，较既往单纯的侧脑室穿刺外流术使用时间更长，无菌消毒方便，只要严格注意无菌消毒，一般不易继发颅内细菌感染。此外也可考虑行腰穿置管持续引流脑脊液以降低颅内压。患者充分抗真菌治疗后，且其他控制颅内压的方法无效时，可考虑脑室腹腔分流术。

● 患者肺部病变还需考虑哪些疾病？

答：患者有痰多，双肺闻及痰鸣音及湿啰音，胸部 CT 平扫：右上肺陈旧性病变，双下肺炎症，除了考虑肺部细菌感染，还应考虑是否合并肺隐球菌病，肺隐球菌感染患者胸部 X 线及 CT 表现多样，通常分为单发或多发结节块状影、片状浸润影和弥漫混合病变等三种类型。临床常需与肺癌和肺转移癌相鉴别。

● 提示隐球菌性脑膜炎患者预后不良的指标有哪些？

答：共 8 条，包括：精神异常（脑炎型）；乳酸凝聚滴度＞1：1024；脑脊液中的细胞数＜20 个/mm^3；＜35 岁；血培养阳性；低钠血症；隐球菌计数＞280 个/mm^3；治疗 4 周后颅内压＞300mmH$_2$O。

● 真菌学检测在隐球菌脑膜炎的诊断和疗效评定中有哪些意义？

答：常用的真菌学检测方法包括脑脊液墨汁涂片、菌体计数、脑脊液真菌培养、脑脊液和血清的隐球菌荚膜多糖抗原乳胶凝集试验等，它们对于隐球菌脑膜炎的诊断和疗效评定具有重要的意义。

（1）脑脊液墨汁涂片可以早期、快速诊断隐球菌脑膜炎，但特异性和敏感性依赖于检验者的技术水平。墨汁涂片阳性并不表示隐球菌感染没有得到有效控制，部分患者在完成治疗后墨汁涂片仍然阳性，少数患者此类情况可持续 1～2 年。

（2）脑脊液隐球菌菌体计数的逐渐降低是治疗有效的一个重要的指标，但在治疗的过程中菌体计数小幅升高，不一定表示隐球菌感染的加重和复发，需要结合患者的临床症状等进行具体分析。

（3）脑脊液真菌培养是确诊隐球菌脑膜炎的"金标准"，而治疗过程中培养结果转阴较为迅速，并不能依此判断隐球菌已经完全丧失活力。

（4）脑脊液隐球菌荚膜多糖抗原乳胶凝集试验对隐球菌中枢神经系统感染的诊断具有非常好的敏感性和特异性，在感染治疗的过程中，一般乳胶凝集试验滴度会逐渐降低。但在感染治愈后，许多患者乳胶凝集试验阳性仍可持续相当长时间。在 CNS 感染时，血清抗原滴度常常大于脑脊液的滴度，但这并不提示存在感染的播散。

主任医师总结

（1）该患者的诊断思路 该患者以慢性或亚急性起病的头痛和脑膜刺激征为主要临床表现进行鉴别诊断。慢性或亚急性起病，头痛伴有脑膜刺激征，伴有或不伴有局灶性神经系统体征者，常为颅内感染、颅内肿瘤、脑膜癌病等；但有发热症状者，常为颅内感染。颅内感染性质的诊断，除了病程特点外，脑脊液检查及相关病原学检查至关重要。亚急性或慢性起病，以发热、头痛和脑膜刺激征为主要临床表现，腰穿压力明显增高，脑脊液白细胞轻中度升高，糖明显下降者，要考虑本病，脑脊液中检出新型隐球菌即可确定诊断。临床上要注意隐球菌性脑膜炎与结核性脑膜炎的鉴别。除了规范的药物治疗外，还应加强并发症的治疗，如颅高压的处理。

（2）治疗 主要以联合抗真菌治疗为主，强调规范的诱导治疗、巩固治疗、维持治疗的三阶段的足量、足疗程治疗，注意控制颅高压。

（3）观察与预后 国外研究认为脑脊液中隐球菌菌落清除率可作为临床抗真菌药物疗效的观察指标；隐球菌菌落计数与颅高压之间存在明显的相关性。

参 考 文 献

[1] Perfect JR，Dismukes WE，Dromer F，et al. Clinical practice guidelines for the management of cryptococcal disease：2010 update by the infectious diseases society of america. *Clin Infect Dis*，2010，50（3）：291-322.

[2] Bicanic T，Muzoora C，Brouwer AE，et al. Independent association between rate of clearance of infection and clinical outcome of HIV-associated cryptococcal meningitis：analysis of a combined cohort of 262 patients. *Clin Infect Dis*，2009，49

　（5）：702-709.

[3] Bicanic T，Brouwer AE，Meintjes G，*et al*. Relationship of cerebrospinal fluid pressure，fungal burden and outcome in patients with cryptococcal meningitis undergoing serial lumbar punctures. *AIDS*，2009，23（6）：701-706.

（唐庆希　李智文）

37岁男性，发热、头痛3天，意识不清、肢体抽搐1天——病毒性脑炎

❀ ［实习医师汇报病历］

　　患者男性，37岁，以"发热、头痛3天，意识不清、肢体抽搐1天"为主诉入院。入院前3天，患者无明显诱因出现发热，体温最高达39℃，伴有全头持续性胀痛，无畏冷、咽痛、咳嗽、咳痰。在外院按"感冒"给予治疗。入院前1天，患者出现意识不清，呼之不能正确回答问题，并出现右侧上肢屈曲、右下肢僵直，后出现双上肢屈曲、双下肢僵直抽搐发作，发作时头歪向右侧，双眼上翻，面色发青，发作持续5～10min，反复发作共2次，发作停止时意识未转清，右侧上下肢活动较左侧差，小便失禁。

　　体格检查：T 38.5℃，P 105次/分，R 18次/分，BP 120/70mmHg。左侧口唇见有数个绿豆大小疱疹结痂。双肺呼吸音粗，可闻及湿啰音及痰鸣音。心律齐，无杂音。下腹膨隆，叩诊浊音。神经系统检查：浅昏迷，双瞳孔等大等圆，直接、间接光反应灵敏，右鼻唇沟稍浅，四肢肌张力增高。双侧腹壁反射对称引出，四肢腱反射活跃。疼痛刺激四肢均可见活动，但右侧上下肢活动较左侧上下肢为差。双侧Hoffmann征（＋），双侧Babinski征（＋），双侧Chaddock征（＋）。颈抵抗，颏胸距2横指，双侧Kernig征（－）。余检查欠合作。

　　辅助检查：血常规示WBC 13.20×10⁹/L，N 85%，Hb 135g/L，RBC 4.52×10¹²/L，PLT 250×10⁹/L。尿常规：RBC＋。血沉45mm/h。血RPR、TPPA、HIV均阴性。粪常规、血生化、凝血功能正常。腰穿脑脊液检查：压力180mmH₂O，细胞数160×10⁶/L，多核细胞70%，单核细胞30%，蛋白0.68g/L，糖3.5mmol/L，氯化物123mmol/L，涂片未找到细菌、结核菌、新型隐球菌。

PPD 试验阳性（1∶2000）。心电图：窦性心动过速。胸部 CT 平扫：双肺炎症性病变。头颅 MRI 平扫＋增强扫描（图 6-6）：左侧额叶、颞叶、枕叶、海马及基底节区大片状异常信号影，符合脑炎改变。脑电图：弥漫性慢波，伴有少许尖波和尖慢综合波，以左侧颞叶、额叶为甚。

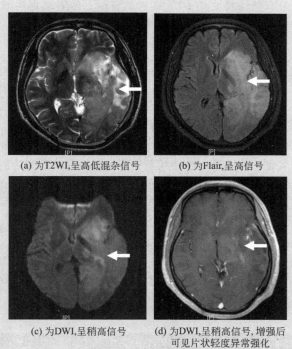

(a) 为T2WI,呈高低混杂信号　　(b) 为Flair,呈高信号

(c) 为DWI,呈稍高信号　　(d) 为DWI,呈稍高信号,增强后
可见片状轻度异常强化

图 6-6 头颅 MRI
发现左侧额叶、颞叶、枕叶、基底节区大片异常信号影

诊断：①病毒性脑炎；②症状性癫痫；③肺部感染。

治疗：吸氧、置胃管及导尿管。更昔洛韦（0.25g q12h）抗病毒，甲泼尼龙（500mg/d×5d，后改为 80mg/d）抗炎，苯巴比妥注射液、奥卡西平片抗癫痫，20%甘露醇、甘油果糖脱水降颅内压，头孢曲松钠抗感染，以及化痰、补钙、补钾、抑酸保护胃黏膜、对症退热、补液及营养支持治疗。

主任医师常问实习医师的问题

该患者的定位诊断是什么？

答：（1）双侧大脑半球、脑膜。

（2）依据　①双侧皮质脊髓束：患者四肢肌张力增高，右侧上下肢活动差，双侧病理征（＋）。②大脑皮层：患者意识障碍并有痫性发作。③脑膜：患者有轻度脑膜刺激征。

该患者的定性诊断是什么？

答：病毒性脑炎，症状性癫痫。

该患者诊断病毒性脑炎的依据是什么？

答：患者中年人，急性起病，主要表现为发热、头痛、意识障碍、癫痫发作，伴有局灶性神经系统体征及轻度脑膜刺激征，结合患者脑脊液细胞数轻中度升高，头颅 MRI 显示脑实质异常信号，脑电图提示左侧颞叶、额叶为主的弥漫性慢波伴有痫样放电，故诊断病毒性脑炎。

✳ ［住院医师或主治医师补充病历］

患者无明显结核接触史。患者血液和脑脊液单纯疱疹病毒-1型（HSV-1）抗体 IgG、IgM 均为阳性。

 主任医师常问住院医师和主治医师的问题

对该患者的诊断有无不同意见？ 如何进行鉴别诊断？

答：（1）该患者为中青年人，急性起病，病情重，主要表现为发热、头痛、意识障碍、癫痫发作、体检发现口唇疱疹和右侧肢体瘫痪、双侧病理征阳性等局灶性神经系统体征及轻度的脑膜刺激征，脑脊液检查白细胞轻中度升高，糖和氯化物基本正常，脑电图提示以颞叶、额叶为主的慢波和痫样放电，头颅 MRI 显示以左侧额、颞叶为主的累及灰白质的病灶，其血和脑脊液 HSV-1IgG 和 IgM 均阳性，故诊断为单纯疱疹病毒性脑炎。

（2）该患者需要与以下疾病进行鉴别。

① 结核性脑膜（脑）炎：可以出现头痛、发热、意识障碍、癫痫发作及局灶性神经系统体征和脑膜刺激征，但结核性脑膜（脑）炎多数呈亚急性起病，多先有低热、盗汗等结核中毒症状，部分患者胸部摄片或 CT 检查可发现肺部结核病灶，脑脊液细胞中度升高，以淋巴细胞为主，糖和氯化物明显降低，尤其是氯化物降低比其他颅内炎症更加明显，蛋白多中度以上升高，少数患者脑脊液抗酸涂片及培养可检出结核杆菌，头颅 MRI 增强可见脑膜强化。结合患者急性发病，进展快，脑脊液糖和氯化物无明显降低及头颅 MRI 表现特点，故考虑结核性脑膜（脑）炎可能性小。

② 急性播散性脑脊髓炎：也可以出现发热、头痛、意识障碍及局灶性神经系统体征。但急性播散性脑脊髓炎多在水痘、风疹等感染或疫苗接种后 1～2 周起病，可有脊髓损害表现，头颅 MRI 表现为以皮质下白质多灶性 T1WI 低信号、T2WI 高信号为主，很少累及脑叶皮质，故不支持。

③ 化脓性脑膜脑炎：可表现为急性起病的发热、头痛、脑膜刺激征，严重时可出现意识障碍及神经系统局灶性体征，但化脓性脑膜炎多有原发感染病灶，意识障碍等脑实质损害症状较晚出现，脑脊液细胞总数可明显增多，多可在 $1000 \times 10^6/L$ 以上，蛋白含量升高明显，糖含量明显降低，脑脊液涂片或培养可检出致病菌，患者病程及脑脊液情况不支持化脓性脑膜脑炎诊断。

患者脑脊液白细胞分类以多形核粒细胞为主，是否支持单纯疱疹病毒性脑炎？

答：单纯疱疹病毒性脑炎患者脑脊液白细胞数可轻中度增高，多在 $(50～100) \times 10^6/L$，少数重症患者可更高，分类以淋巴细胞或单核细胞为主，但在感染早期可以多形核粒细胞占优势，但随后转变为淋巴细胞占优势。这一现象在诸多研究报道中均有证据，认为多形核粒细胞短暂的一过性升高是病毒性脑炎一个重要的鉴别依据。脑脊液中性粒细胞会在颅内症状出现 1～3 天后急剧下降，而使连续的检测结果出现戏剧性变化，就诊较晚者不易发现；而脑膜炎症状明显者即有明显的脑膜刺激征的患者，粒细胞期将持续较长时间，在发病一周内脑脊液细胞学检查仍能发现数量不等的多形核粒细胞。

单纯疱疹病毒性脑炎的病原学检查有什么特点？

答：（1）HSV-IgM、HSV-IgG 特异性抗体检测 采用 ELISA 和 Western 免疫印迹法，检测血清和脑脊液中 HSV 的 IgM 和 IgG 抗体。以下三种情况之一提示中枢神经系统近期有 HSV 感染：脑脊液 HSV-IgM 阳性，或病程中 2 次或 2 次以上脑脊液 HSV-IgG 抗体滴度呈 4 倍以上增加，或血与脑脊液 HSV-IgG 抗体滴度比值＜40。

（2）脑脊液中 HSV DNA 检测 部分病例用 PCR 能检测出 HSV DNA，可早期快速诊断。

单纯疱疹病毒性脑炎头颅 MRI 表现有何特点？

答：在各种病毒性脑炎中，单纯疱疹病毒性脑炎的 MRI 表现最具有特征性，可归纳为以下几点。

（1）病变多先累及单侧或双侧颞叶，部分病例可向额叶或枕叶发展，单独发生于额叶、枕叶及顶叶者少见。

（2）病变均与豆状核之间界线清楚，凸面向外。

（3）MRI 多发性 T1WI 呈等、低信号，T2WI 高信号，信号不均质，边缘欠规则，邻近脑回肿胀，脑沟变平，病变与豆状核之间常可见清晰边界，似"刀削"征，当岛叶受累时表现尤为明显。

（4）不增强或线样脑回状增强，主要位于病变的边缘部分，明显强化常见于病变第 2～4 周，多呈脑回状或斑片状强化，增强与否可能与病变的严重程度有关。

如何治疗单纯疱疹病毒性脑炎？

答：早期诊断和治疗是降低本病病死率和致残率的关键，主要包括早期抗病毒治疗、肾上腺皮质激素治疗及对症支持治疗。

（1）由于该病的进展迅速，早期的、有效的抗病毒治疗可以显著改善预后，临床上疑诊该病的应及时应用抗病毒药物，同时对其他疾病进行排除。常用的抗病毒治疗药物有阿昔洛韦和更昔洛韦。阿昔洛韦的疗效已得到广泛认可，但强调早期应用。阿昔洛韦半衰期短，临床一般以 10mg/kg，3 次/天，疗程 2～3 周；该药不良反应较少，安全性较高，但有致急性肾衰竭及没有肾功能障碍的患者出现阿昔洛韦脑病（幻觉、构音困难、癫痫发作等）的报道。更昔洛韦是阿昔洛韦的衍生物，二者化学结构相似，都是开环类核苷，作用机制相似，形成三磷酸化合物后与三磷酸鸟苷竞争而抑制病毒 DNA 聚合酶，从而终止病毒 DNA 的合成。但其在侧链上多了个羟基，能掺入宿主和病毒的 DNA 中，抑制 DNA 的合成。有文献报道，更昔洛韦与阿昔洛韦比较有更高的抗病毒活性，其抗单纯疱疹病毒的疗效是阿昔洛韦的 25～100 倍，可能与其对单纯疱疹病毒胸苷激酶的亲和性比阿昔洛韦高、磷酸化速度更快、可形成更高浓度的三磷酸化合物有关，认为其在该病的治疗中热退时间、头痛时间、意识恢复、瘫痪恢复时间都要短于阿昔洛韦，应该是目前治疗该病的首选。

（2）肾上腺皮质激素可降低毛细血管通透性，稳定细胞膜和溶酶体膜，减少细胞内水钠潴留，减轻脑水肿，抑制和下调过度的炎性反应，抑制细胞因子的合成及释放并降低其活性，其在该病的应用有不同认识。有报道认为，对改善该病的急性期症状有明显疗效，尤其是意识障碍患者，可以减少该病引起的神经系统后遗症，与阿昔洛韦联用可以改善单纯疱疹病毒性脑炎的预后，但其免疫抑制作用也不容忽视，对于病情危重者多主张早期、大量和短程使用。常用的肾上腺皮质激素有地塞米松和甲泼尼龙。

（3）免疫球蛋白在该病疗效得到了肯定。其作用机制可能是其含有各种病毒抗原特异性抗体，能与病毒抗原结合，使病毒灭活，有利于被细胞吞噬而清除。含有的抗细胞因子（白细胞介素 6、白细胞介素 2、肿瘤坏死因子）抗体可以中和这些炎性介质，减轻炎性血管损害，阻断其对脑组织的免疫损伤作用，减轻炎性反应，使急性期症状改善，发热、抽搐、意识障碍明显好转。目前大多文献报道，选用 200～400mg/（kg·d）。免疫球蛋白的价格较贵，国内推广使用有一定难度。

（4）中药对病毒性脑炎的治疗也有一定疗效，尤其是在安宫牛黄丸基础上改制而成的醒脑静，能有效地减轻脑水肿，使神经细胞的损害减轻，并具有抗凝、增强组织细胞耐缺氧能力及对中枢神经系统调节平衡作用，并有中枢性兴奋作用，反射性兴奋呼吸和血管运动中枢。

（5）对症治疗方面，针对患者的高热、抽搐、精神症状和颅内压高者，可分别给予降温、抗癫痫、镇静和脱水降颅内压等治疗；注意保持患者呼吸道通畅，维持患者水电解质平衡，并给予营养支持治疗；对于下呼吸道及泌尿系感染应给予抗感染治疗；应加强口腔和皮肤的护理，防止压疮。国外还有学者研究发现，在单纯疱疹病毒性脑炎患者颅内压进行性增高、脑疝形成的情况下，实施手术减压治疗可明显改善预后，因为手术不仅可降低颅压，还可去除掉已感染病毒的脑组织，防止感染和炎症反应的扩散。

主任医师总结

以急性起病的意识障碍为主要症状的疾病应进行如下鉴别诊断。无局灶性脑定位体征，脑膜刺激征阳性时，突然起病，以剧烈头痛为前驱症状者常为蛛网膜下腔出血；以发热为前驱症状者，常见脑膜炎、脑炎。无局灶性脑定位体征，脑膜刺激征阴性者多见于中毒或代谢性脑病。有局灶灶脑定位体征，脑膜刺激征阴性或阳性时，与外伤有关者，多为颅脑外伤、硬膜下血肿；突然起病者多为脑血管病；以发热为前驱症状者，多为脑炎、脑脓肿、脑脊髓炎、脑血栓性静脉炎。当患者有发热、头痛等前驱症状，随后出现意识障碍、肢体瘫痪、抽搐或精神症状者，结合腰穿脑脊液白细胞轻中度升高，常以淋巴细胞为主，生化改变不明显，头颅 MRI 排除其他疾病后可诊断病毒性脑炎。病毒性脑炎的治疗主要以早期抗病毒、肾上腺皮质激素治疗为主，结合支持对症治疗。

参 考 文 献

[1] 刘青鹤，邱邦东，余光开. 病毒性脑炎急性期治疗的进展. 医学综述，2008，14（11）：1683-1684.

[2] 张敏，魏桂荣，梅元武. 单纯疱疹病毒性脑炎研究进展. 国外医学·生理、病理科学与临床分册，2004，24（6）：533-536.

[3] Yan HJ. Herpes simplex encephalitis：the role of surgical decompression. *Surg Neurol*，2002，57（1）：20-24.

[4] Kiroglu，Yilmaz，Calli，*et al*. Diffusion-weighted MR imaging of viral encephalitis. *Neuroradiology*，2006，48：875-880.

[5] 李彩英，李宁宁，汪国石，等. 功能 MRI 诊断单纯疱疹病毒性脑炎一例. 脑与神经疾病杂志，2010，18（2）：108-110.

[6] 孙伟，何俊瑛，邹月丽，等. 三种疱疹病毒性脑炎及一般脑炎的脑脊液细胞学表现. 脑与神经疾病杂志，2008，16（6）：707-710.

[7] 王海燕，王禹，邓范艳. 静脉注射人血丙种球蛋白与阿昔洛韦联合治疗单纯疱疹病毒性脑炎疗效观察. 实用儿科临床杂志，2004，19（10）：877-878.

（陈龙飞　李智文）

47岁女性，行走不稳5个月，反应迟钝2个月——克-雅病（CJD）

⚙ [实习医师汇报病历]

　　患者女性，47岁，以"行走不稳5个月，反应迟钝2个月"为主诉入院。入院前5个月出现行走不稳，伴头晕，失眠，精神焦虑，症状缓慢加重，入院前2个月出现反应迟钝，不言不语，大小便不能自理，伴肢体不自主抖动，每天数次，每次数秒钟。病程中无发热、头痛。

　　体格检查：神志清楚，双肺闻及痰鸣音，心律齐，未闻及杂音。神经系统查体：痴呆，双侧瞳孔直径3mm，对光反应灵敏，鼻唇沟对称；四肢肌张力稍增高，肌力检查欠合作，双侧指鼻试验欠准；双侧腱反射对称迟钝，可见肌阵挛发作，双侧病理征阴性；脑膜刺激征阴性，余神经系统检查欠合作。

　　辅助检查：血FT$_3$、FT$_4$、sTSH、抗甲状腺过氧化物酶抗体（TPOAb）、甲状腺球蛋白抗体（TGAb）、RPR、HIV正常。腰穿脑脊液：细胞学、生化正常，14-3-3蛋白阳性。头颅MRI平扫（图6-7）：尾状核头及豆状核、双顶叶信号异常。24h动态脑电

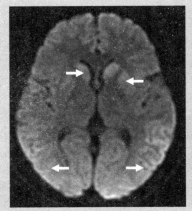
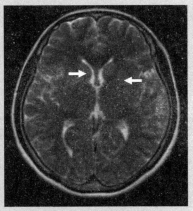

(a) DWI, 见尾状核、豆状核、　　　(b) T2WI, 见尾状核、豆状核高信号影
　　双顶叶高信号影

图 6-7　头颅 MRI

图（AEEG）：各导见周期性三相波发放。

入院诊断：①散发型克-雅病（sporadic Creutzfeldt-Jakob disease，sCJD）；②肺炎。

治疗：予脑复康、磷酸肌酸营养神经、氯硝西泮控制肌阵挛、抗感染等处理。

主任医师常问实习医师的问题

● 该患者的定位诊断是什么？

答：定位诊断是小脑、大脑皮质。依据是行走不稳，双侧指鼻试验欠准，定位于小脑。反应迟钝、肢体抖动，定位于大脑皮质。

● 该患者的定性诊断是什么？

答：定性诊断是克-雅病。

● 诊断克-雅病的依据是什么？

答：患者有行走不稳，痴呆，肌阵挛，脑电图提示有周期性三相波发放，脑脊液 14-3-3 蛋白阳性。

✤ [住院医师或主治医师补充病历]

患者女性，快速出现的行走不稳，痴呆，伴有肌阵挛，近期无接触朊蛋白病患者，无拔牙等手术病史，无生吃牛肉史。家族中无类似病史。脑活检提示脑海绵状变性。

主任医师常问住院医师和主治医师的问题

● 该患者的诊断是否有不同意见，如何鉴别诊断？

答：（1）该患者半年内快速出现痴呆，有肌阵挛、共济失调，脑电图见周期性三相波，脑脊液 14-3-3 蛋白阳性，脑活检提示海绵状病变，故克-雅病诊断明确。

（2）鉴别诊断

① 桥本脑病：也可出现快速进行性痴呆，但多数有抗甲状腺微

粒体抗体明显升高，对激素治疗敏感，与本患者不似，可排除。

② 亚急性或慢性病毒性脑炎：如麻疹或风疹病毒引起的脑炎，也可出现上述症状，但多见于儿童或青少年，儿时有麻疹或风疹的病史，脑活检可见病毒包涵体，与本患者不似，可排除。

③ Pick 病：中老年人多见，主要表现为人格改变、情感变化，行为异常，言语障碍出现早，晚期出现智能减退，影像学上见额/颞叶不对称萎缩，病理见 Pick 小体或 Pick 细胞，而本患者年龄较轻，痴呆出现早，影像学无不对称额/颞叶萎缩，故不考虑 Pick 病。

● 目前散发型克-雅病(sCJD)的诊断标准是什么？

答：sCJD 的诊断标准有确诊、很可能、可能三种标准。

（1）确诊 sCJD 患者脑活检发现海绵状变和不溶性的朊蛋白（PrPsc）者。

（2）很可能 sCJD ①以下 5 项中至少具有其中 2 项：a. 痴呆；b. 小脑或视觉症状；c. 锥体系或锥体外系症状；d. 无动性缄默；e. 肌阵挛。②以下 3 项中至少具有其中 1 项：a. 脑电图见周期性尖锐复波；b. 脑脊液 14-3-3 蛋白阳性（病程＜2 年）；c. 头颅 MR 的 DWI 或 Flair 相上见尾状核、壳核高信号或者至少 2 个皮质区域高信号（颞叶、顶叶、枕叶）。

（3）可能 sCJD ①以下 5 项中至少具有其中 2 项：a. 痴呆；b. 小脑或视觉症状；c. 锥体系或锥体外系症状；d. 无动性缄默；e. 肌阵挛。②病程＜2 年。

2003 年 WHO 的标准缺乏影像学的标准，而 2009 年 Zerr I 等提出的新标准加入影像学的标准，删除了肌阵挛这项临床症状标准。

● 脑脊液 14-3-3 蛋白阳性的意义是什么？ 还有什么其他检测指标对诊断 sCJD 有帮助？

答：14-3-3 蛋白是高度糖化磷酸丝氨酸黏合蛋白，是一种在神经或非神经组织中表达的正常细胞蛋白，其 γ 异构体被认为对神经组织有特异性，脑组织中大量神经元破坏导致 14-3-3 蛋白释放至脑脊液，可作为临床诊断可疑 CJD 患者的特异性客观指标。如 14-3-3 蛋白＞8μg/L，可作为诊断 CJD 的依据。但脑卒中、病毒性脑炎、副肿瘤综合征、多发性硬化等也可出现阳性现象。

另外，可检测脑脊液 130 和 133 蛋白、S100 蛋白及 Tau 蛋白，其中 t-Tau 蛋白的特异性及敏感性较高，诊断意义较大，但也有假阳性现象。

脑电图见周期性尖锐复合波即可诊断为 sCJD？

答：脑电图见背景活动为慢波，其中见周期性发放的尖锐复合波是 sCJD 的诊断标准之一。但脑电图见周期性尖锐复合波也可见于肝性脑病、病毒性脑炎等，故脑电图见周期性尖锐复合波并非是 sCJD 的特异性指标。

CJD 是否为病毒感染？ 它如何发病？ 如何传播？

答：CJD 并非病毒感染引起的，它是由一种具有传染性的非病毒的朊蛋白 PrPsc 或 PrPCJD 引起的。CJD 的传播途径有以下 3 种。①消化道传播：食用患疯牛病的牛肉、牛制品，尤以脑、脊髓、眼球和内脏为甚。②医源性感染：神经外科手术、外伤、拔牙手术等；器官移植，如角膜移植、硬脑膜移植等；使用牛胎盘、牛骨胶和牛血清等制成的药品和医疗用品，如各种胶囊、缝线等。③其他途径：血液、淋巴等。

CJD 的影像学有哪些特征性改变？

答：头颅 MRI 示广泛皮质萎缩，T2 加权出现枕区皮质高信号而无枕叶萎缩，双侧基底节区对称性高信号伴轻度皮质萎缩为 sCJD 的特征，但也可表现为显著不对称性，很少波及苍白球，无增强。新发变异型 CJD 的头颅 MRI 上可见双侧丘脑枕对称性高信号。

主任医师总结

（1）该患者主要表现为迅速进行性痴呆，应与迅速进展性痴呆（RPD）进行鉴别。迅速进展性痴呆是指几周至几个月内发生的痴呆。国外研究报道迅速进展性痴呆中朊蛋白病占 62%，CJD 占 48.6%。其他的疾病按发生频率依次为神经变性疾病（额颞叶痴呆、路易体痴呆、皮质基底节变性等）、自身免疫性疾病（桥本性脑病、副肿瘤综合征等）、炎症性痴呆（梅毒、脑炎等）。国内学者认为朊蛋白病的发病率较低，所以患者如果出现迅速进展性痴呆首先应注意血管性痴呆、炎症性痴呆、自身免疫性疾病等，其次再考虑 CJD。如果有肌阵挛、共济失调、视力障碍、无动性缄默，脑电图周期性尖锐复合波，头颅 MRI 典型表现，即可诊断 CJD。

（2）该病有四个主要检查：脑脊液 14-3-3、tau 蛋白、脑电图、头颅 MRI、脑活检。脑电图的周期性波多在 3 个月后出现，晚期可消失，故怀疑 CJD 者在早中期，应 2 周复查 1 次脑电图，直至出现周期性波。头颅 MRI 病变以 DWI 和 Flair 相敏感性高，但病情危重时异常信号反而容易消失，故应定期复查头颅 MRI，建议每个月复查 1 次。

（3）目前该病无明确有效的治疗方法，有研究报道抗疟药奎纳克林、抗生素强力霉素等可阻止 PrPc 向 PrPsc 转化，可延长患者的生存期，但证据不充分，有待进一步研究证实其有效性。大多数人在 1～2 年内死亡。关键在于预防发病，预防的主要措施包括：① 避免食用患有疯牛病的牛制品；② 避免医源性感染，对朊蛋白病患者的用具及敷料等应采取一次性材料，材料应焚烧消毒。

参 考 文 献

[1] World Health Organization. WHO manual for surveilance of human transmissible spongiform encephalopathies including variant Creutzfeldt-Jakob disease. 2003.

[2] Zerr I，Kallenberg K，Summers DM，*et al*. Updated clinical diagnostic criteria for sporadic Creutzfeldt-Jakob disease. *Brain*，2009，132（Pt 10）：2659-2668.

[3] 林世和，赵节绪，于雪凡，等. Creutzfeldt-Jakob 病脑组织 14-3-3 蛋白表达及其意义. 中华神经科杂志，2007，40（5）：295-297.

[4] Chohan G，Pennington C，Mackenzie JM，*et al*. The role of cerebrospinal fluid 14-3-3 and other proteins in the diagnosis of sporadic Creutzfeldt-Jakob disease in the UK：a 10-year review. *J Neurol Neurosurg Psychiatry*，2010，81（11）：1243-1248.

[5] Geschwind MD，Shu H，Haman A，*et al*. Rapidly progressive dementia. *Ann Neurol*，2008，64（1）：97-108.

[6] Appleby BS，Lyketsos CG. Rapidly progressive dementias and the treatment of human prion diseases. *Expert Opin Pharmacother*，2011，12（1）：1-12.

（许国荣　李智文）

52 岁女性，剧烈头痛 4 天
——广州管圆线虫病

◈ ［实习医师汇报病历］

　　患者女性，52 岁，因"剧烈头痛 4 天"急诊入院。患者缘于入院前 4 天在餐馆进食螺肉后出现剧烈头痛，为双颞部及顶部胀痛，伴恶心，呕吐胃内容物 2 次，呈非喷射性。头痛影响睡眠，并出现双下肢烧灼感。无发热、咳嗽、咳痰、胸痛、视物不清、肢体抽搐等症状。

体格检查：生命体征平稳，神志清楚，言语流利，双肺呼吸音清，未闻及明显干湿啰音，心腹查体无异常，脑神经检查正常，四肢肌张力正常，肌力 5 级，双侧腱反射对称活跃，右侧 Chaddock 征（＋），双侧小脑征阴性，深浅感觉基本正常，颈抵抗，颌胸距 2 横指，双侧 Kernig 征（＋），Lasegue 征（－）。

辅助检查：血常规示 WBC 6.3×10^9/L，嗜酸性粒细胞 12%，余正常。临床化学检验正常，凝血功能正常，头颅 CT 正常。腰穿检查：压力 330mmH$_2$O，白细胞数 200×10^6/L，细胞学分类：嗜酸性粒细胞 60%，中性粒细胞 34%，淋巴细胞 4%，单核细胞 2%，蛋白 0.72g/L，脑脊液糖及氯化物均正常，未检出病原菌。血清广州管圆线虫抗体阳性。肺部 CT（图 6-8）提示双肺野外带多发结节样高密度影。

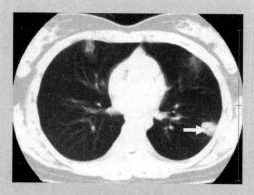

图 6-8　肺部 CT
双肺野外带多发结节样高密度影

诊断：广州管圆线虫病（Angiostrongyliasis cantonensis）。

治疗：①病原学治疗：阿苯达唑 0.2g qd×5 天，后改为 0.4g qd×5 天。②对症治疗：包括 20% 甘露醇 125ml ivgtt q6h、地塞米松 10mg ivgtt qd 和镇痛处理。

主任医师常问实习医师的问题

该患者的定位诊断是什么？

答：该患者有头痛、呕吐等颅高压症状，神经系统检查颈部抵抗，Kernig 征阳性，余无其他明显实质性局灶定位体征，故定位于脑膜。

该患者的定性诊断是什么？

答：该患者有进食螺肉病史，急性起病，以头痛为主要表现，体检发现脑膜刺激征阳性，外周血及脑脊液嗜酸粒细胞增高，血清广州管圆线虫抗体阳性，故诊断广州管圆线虫病。

◈ ［住院医师或主治医师补充病历］

> 与该患者发病前一同进餐的人员当中，有部分也出现头痛、呕吐等类似症状。

主任医师常问住院医师和主治医师的问题

该病的诊断依据是什么？

答：广州管圆线虫病的诊断依据包括以下几点。

（1）近期在疫区生吃或半生吃螺肉史。

（2）临床表现为起病较急，多伴有发热、头痛等症状。检查时多有颈部强直；或有各种部位的皮肤感觉异常。

（3）实验室检查血常规嗜酸性粒细胞百分比和绝对值增高。脑脊液压力多增高，脑脊液内嗜酸性粒细胞增多。用 ELISA 法检测患者血清广州管圆线虫抗体阳性可做辅助诊断。

（4）头颅 MRI 表观多样性，脑脊髓内多发长条形或结节状强化和软脑膜强化（图 6-9）是本病主要的 MRI 表现。

（5）脑脊液中找到本虫（图 6-10）可确定诊断。

本病应与哪些疾病鉴别？

答：本病应与病毒性脑膜炎、结核性脑膜炎及其他脑寄生虫病所

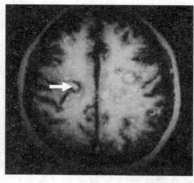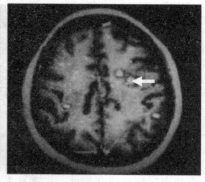

图 6-9　头颅 MRI 增强

脑内多发强化的条索状结节

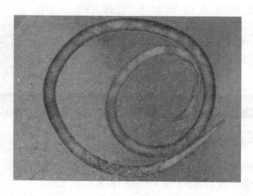

图 6-10　广州管圆线虫成虫

致的中枢神经损害相鉴别，尤其是散发病例。

（1）病毒性脑膜炎　多有上呼吸道感染的前驱症状或伴有发热，临床上急性或亚急性起病，出现精神障碍、意识障碍、脑神经受损、脑膜刺激征阳性等。脑脊液细胞数及蛋白含量大多正常或轻度升高，血清学检查病毒抗体阳性。病情严重者，脑部 CT 或 MRI 扫描可见额叶、颞叶水肿、坏死。

（2）结核性脑膜炎　急性、亚急性起病，多有结核病史或病灶，临床上表现为颅内高压症状，神经系统主要体征是脑膜刺激征，PPD 试验大多阳性。脑脊液白细胞分类以淋巴细胞为主，糖与氯化物含量降低，蛋白含量增加，抗结核治疗有效。

（3）脑囊虫病　有喜生食习惯，临床上主要表现为癫痫、颅内高压、脑膜脑炎、精神障碍等。脑脊液中以淋巴细胞为主，头颅 CT 或 MRI 有典型囊尾蚴影像学改变，囊尾蚴抗体检测阳性。

（4）脑型并殖吸虫病　有过生食或半生食溪蟹、蝲蛄、淡水虾、饮用生溪水史。临床上表现为咳嗽、咯血、咳铁锈色痰、不同程度胸痛、胸腔积液、皮下游走性包块等。皮下包块等活体组织或脑脊液中检出虫体或虫卵，并殖吸虫特异性抗体或抗原检测阳性。

（5）脑型包虫病　经常与犬等动物密切接触或从事流行区家畜运输、宰杀、畜产品和皮毛产品的加工工作等。临床上以癫痫为主要表现，严重者伴肢体瘫痪或失明。影像学可见到圆形或椭圆形低密度影，边缘光滑，密度均匀的病灶。包虫抗体或循环抗原检测阳性。

● 广州管圆线虫病有哪些流行病学特点？

答：该病的传染源为感染本虫的鼠类。人吃了生的或半生的含有广州管圆线虫第三期幼虫的螺肉即可感染。此期幼虫可钻入胃肠壁的血管或淋巴管内随血流散布至全身，但主要聚集于脑内，再蜕皮两次，变为第五期幼虫即童虫。十余日后移至蛛网膜下腔内。鱼、虾、蟹、蛙如摄食带有第三期幼虫的螺类，幼虫则被转入其肌肉内长期存在（转续宿主），人食入了未煮熟的转续宿主亦可感染。人群普遍易感，患病年龄从 11 个月至 70 岁不等。本病广泛存在于亚洲太平洋中部及东南亚地区，在我国，以往主要在台湾流行，近年来在南方沿海，例如广东、福建、浙江等地也有病例发生。天津、黑龙江、辽宁等地也有病例报道，出现"南病北移"的发展趋势。

● 广州管圆线虫病感染的途径是什么？

答：人类多由于生吃含有第三期幼虫的淡水螺肉而感染，也可通过生吃转宿主（如鱼、虾、蛙等）而感染，也有可能皮肤接触此类宿主而感染。另外，凡是食用被感染期幼虫污染的水及食物等也可发病。肺部 CT 见炎症性改变，经治疗后肺部病灶吸收、消失，表明嗜酸性粒细胞性肺炎的存在是内脏蠕虫蚴移行症的直接证明，也提示广州管圆线虫在人体内可能移行途径为：胃肠道→肺→脑→肺。有些患者（主要是儿童）的肺部病理切片中能够发现广州管圆线虫的发育期成虫，提示在患儿体内有发育为成虫的倾向。

● **如何治疗广州管圆线虫病？**

答：（1）病原学特效治疗　阿苯达唑（丙硫咪唑）0.2g qd×5天，后改为 0.4g qd×5 天，总疗程 10 天。

（2）对症治疗　颅压高者给予甘露醇脱水，可加用地塞米松减轻炎症反应，头痛严重者可酌情给予镇痛药，可酌情给予神经营养药物。

● **广州管圆线虫病的分型及预后如何？**

答：（1）有两种分型　①根据病情严重程度分型：轻型症状少而轻微，病程短，外周血嗜酸性粒细胞增高。中型有发热、严重头痛及其他神经系统或其他部位症状，病程较长，外周血嗜酸性粒细胞增高、颅内压增高、脑脊液嗜酸性粒细胞明显增高。重型除中型病例临床表现外，病情严重，有脑部定位性损害造成的中枢神经系统损害表观，颅内压持续增高，出观昏迷等，预后不良，极少数可致死或留有后遗症。②根据病变部位分型：脑膜炎型、脑膜脑炎型、脑脊髓膜炎型。

（2）绝大多数患者预后良好。极个别感染虫体数量多者严重可致死亡，或留有后遗症。

主任医师总结

（1）广州管圆线虫病是由于广州管圆线虫幼虫侵入人体引起的嗜酸性粒细胞增多性脑膜炎或脑膜脑炎，我国已报道病例 3000 多例，主要集中在大陆南方地区及台湾省。此病种有明显的区域性和饮食习惯的相关性，所以相对罕见，临床医师对其认识不足，极易造成误诊和漏诊。

（2）人类多由于生吃含有第三期幼虫的淡水螺肉而感染，也可通过生吃转续宿主（如鱼、虾、蛙等）而感染。在临床上常以持续性头痛、全身酸痛或某一肢体疼痛、精神异常为主要表现。血中嗜酸性粒细胞明显增多是此病的主要特点之一。脑脊液中嗜酸性粒细胞增多更要考虑此病的可能。头颅 MRI 发现长条形强化病灶是本病的特征。用酶联免疫吸附试验（ELISA）法检测到患者脑脊液中的循环抗原浓度值明显高于血清，对该病的诊断具有很高的特异性，并且脑脊液检测的敏感性明显高于血清。由于该病较罕见，临床表现与其他脑膜炎相似，确诊需找到病原体，但检出率极低，因此诊断应注意加强病史询问及鉴别，避免误诊误治。

（3）嗜酸性粒细胞增多常见于过敏反应、寄生虫病、皮肤病、血液系统疾病、高嗜酸性粒细胞综合征等。该患者血常规的嗜酸性粒细胞增多提醒我们进行上述病因的寻找。另外，我们需要关注脑脊液细胞学的检查，部分基层医院未开展脑脊液细胞学检查，有些医院开展细胞学检查，但未列入常规项目。嗜酸性粒细胞在脑脊液常规里被分类至多核细胞，在细胞学中有详细分出嗜中性粒细胞、嗜碱性粒细胞和嗜酸性粒细胞。如果未进行细胞学检查，这时容易影响判断，导致部分医师将嗜酸性粒细胞增多的脑膜炎当做细菌性脑膜炎治疗，造成误诊误治。

（4）治疗上临床常用阿苯达唑，也可试用甲苯达唑、左旋咪唑。该病一般都能自行缓解，预后较好，很少复发。该病唯一持续较久的后遗症状和体征可能是皮肤轻度局限性感觉异常或感觉减退。

参　考　文　献

[1]　靳二虎，马大庆，梁宇婷，等．广州管圆线虫病中枢神经系统受侵的磁共振影像研究．中华放射学杂志．2001，35（2）：121-124.
[2]　詹希美．人体寄生虫学．北京：人民卫生出版社，2005.227.
[3]　王小同，黄汉津，董其谦，等．广州管圆线虫病所致嗜酸粒细胞性脑膜脑炎18例临床分析．中华内科杂志，1999，38（5）：326.
[4]　王小同，李方去，黄汉津，等．酶联免疫吸附试验测定广州管圆线虫病患者血清抗体的临床意义．中国神经免疫学和神经病学杂志，1999，6（2）：128.
[5]　陈秀芸，郑荣远，金得辛，等．广州管圆线虫病的临床预后．脑与神经疾病杂志，2001，9（4）：214-216.

（王志强[1]　李智文）

53 岁女性，记忆力下降半年，胡言乱语 1 个月——神经梅毒

❀ ［实习医师汇报病历］

　　患者女性，53岁，以"记忆力下降半年，伴胡言乱语1个月"为主诉入院。入院前半年出现记忆力下降，表现为近事遗忘，入院前1个月出现胡言乱语，觉得有人要害她孙子，答非所问，不能自

行回家，无发热、头痛、呕吐，外院查头颅 MRI 示脑萎缩，予"银杏注射液、盐酸多奈哌齐（安理申）"等治疗，症状无改善。

体格检查：心肺腹未见异常。神经系统查体：神志清楚，偶有谵妄，双侧瞳孔直径 2.5mm，对光反应灵敏，调节反射存在，鼻唇沟均等，伸舌居中；四肢肌张力稍增高，肌力检查欠合作，双侧指鼻试验欠准；双侧腱反射对称迟钝，双侧病理征阴性；脑膜刺激征阴性；记忆力、计算力、定向力、理解力均下降，MMSE 11 分，余神经系统检查欠合作。

辅助检查：血常规、临床化学检验、肿瘤标志物、维生素测定、FT_3、FT_4、TSH、TG、TM 均正常。血 RPR（＋），滴度 1：16；血 TPPA 阳性。血 HIV 阴性。腰穿脑脊液：白细胞 $5×10^6/L$，小淋巴细胞 80％，红细胞 $510×10^6/L$，蛋白 1.46g/L，糖 3.0mmol/L，氯化物 120mmol/L，涂片未检出细菌、隐球菌、结核菌；脑脊液 RPR 滴度 1：2，TPPA（＋）。头颅 MR 平扫：脑萎缩。AEEG：见阵发性弥漫性 θ 波活动，以前额部明显。

入院诊断：痴呆原因待查？阿尔茨海默病？麻痹性痴呆？

修正诊断：神经梅毒（麻痹性痴呆）。

治疗经过：予青霉素 80 万单位 im qd，加泼尼松 5mg tid，3 天后改为青霉素 480 万单位 ivgtt q6h，持续 2 周，并予 B 族维生素、银杏制剂、奥氮平等治疗。患者精神异常有改善，复查 MMSE 20 分，血 RPR 滴度 1：4，予出院。出院后改为苄星青霉素 240 万单位分两侧臀部注射每周 1 次，连续 3 周。

❓ 主任医师常问实习医师的问题

● 什么是神经梅毒？

答：神经梅毒指的是梅毒苍白螺旋体感染神经系统所引起的疾病。梅毒螺旋体一般在感染后 3～18 个月入侵中枢神经系统，如果梅毒感染后 5 年脑脊液检查正常，则神经梅毒发生率为 1％。

● 什么是阿-罗瞳孔？

答：阿-罗瞳孔指的是中脑顶盖前区的艾-魏核受累，导致瞳孔对光反应消失，但调节反射存在的现象，常见于神经梅毒、多发性硬化等。

● **为什么梅毒治疗早期先从小剂量青霉素开始，要加用泼尼松？**

答：因为梅毒螺旋体大量被破坏后会释放异种蛋白引起赫氏反应，导致发热、休克、癫痫发作等，早期应用小剂量青霉素配合激素可减少赫氏反应的发生。

❀ ［住院医师或主治医师补充病历］

> 患者爱人长期在外地经商，其无头痛、精神异常、痴呆、癫痫、视力障碍等症状，血 RPR 阴性，但 TPPA 阳性，拒绝行脑脊液检查。

❓ 主任医师常问住院医师和主治医师的问题

● **神经梅毒的分型及临床表现有哪些？**

答：神经梅毒可分为无症状型、脑膜型、脑膜血管型、实质型。

（1）无症状型神经梅毒　是神经梅毒的主要类型，除个别患者有阿-罗瞳孔外一般无症状，难以发现，确诊需脑脊液检查。

（2）脑膜型神经梅毒　多数发生于梅毒感染 2 年内，表现为头痛、脑神经麻痹、精神异常，有时可出现颅内高压、脑积水，一般不发热。

（3）脑膜血管型神经梅毒　常发生于感染后 6～7 年，表现为偏瘫、失语、感觉异常等动脉炎的症状。

（4）实质型神经梅毒　包括麻痹性痴呆、脊髓结核、视神经萎缩。麻痹性痴呆表现为进行性加重的痴呆、妄想、幻觉、抽搐、舌肌束颤、构音障碍、肌阵挛性抽动等。脊髓结核表现为闪电样疼痛、感觉性共济失调、尿失禁。视神经萎缩表现为一侧视力下降，后波及对侧。

● **神经梅毒的诊断标准是什么？**

答：（1）2000 年我国卫生部颁布的神经梅毒诊断标准：①有感染史，可有一期或二期梅毒史，病程 2 年以上；②临床表现有梅毒脑膜炎、脊髓结核和麻痹性痴呆；③梅毒血清学试验阳性，脑脊液检查示淋巴细胞≥10×10^6/L，蛋白量>0.5g/L，性病研究实验室检查（VDRL）阳性。

（2）2008 年欧洲指南脑脊液神经梅毒的诊断标准　CSF 的梅毒螺旋体血细胞凝集试验（TPHA）/TPPA/微量血细胞凝集法（MHA-P）和/或荧光梅毒螺旋体抗体吸附试验（FTA-abs）阳性和 CSF 单核细胞计数>5～10 个/mm³ 或 VDRL/RPR 阳性。

没有单一试验或临床特征能诊断神经梅毒，神经梅毒的诊断通常是结合临床表现和实验室检查。笔者认为 2008 年欧洲指南脑脊液神经梅毒的诊断标准更为严谨，可作为参考。

梅毒血清学检查及意义是什么？

答：有非特异性和特异性试验。

（1）非特异性试验　检测抗类脂抗体，包括快速血浆反应素试验（RPR）、甲苯胺红不加热血清学试验（TRUST）、VDRL。

（2）特异性试验　检测抗密螺旋体抗体，包括梅毒螺旋体颗粒凝集试验（TPPA）、TPHA、FTA-ABS。

（3）非特异试验　常用 RPR，该方法快速、敏感性高，可作为初筛试验，半定量检测（滴度）可用于判断疗效、复发，但容易出现假阳性，常见：其他螺旋体感染（如莱姆病）、妊娠妇女、自身免疫性疾病患者（如 SLE、RA、SS）、肝硬化、高龄老人。VDRL 特异性较 RPR 高，但敏感性稍低。

（4）特异性试验　常用 TPPA、TPHA，两者区别在于 TPPA 抗原包被在明胶颗粒上，而 TPHA 抗原包被在脱敏的红细胞上，上述两种方法特异性高，可作用确诊试验，但梅毒感染后可长期甚至终身存在，不能作为现症感染的依据。

神经梅毒的脑脊液表现有哪些？

答：脑脊液压力可正常或升高，白细胞数可正常或超过 100×10^6/L，淋巴细胞为主，总蛋白升高，γ球蛋白升高，糖、氯化物正常，血清学试验阳性。

麻痹性痴呆的影像学改变有哪些？

答：麻痹性痴呆的 MRI 上主要表现为脑萎缩，颞叶内侧、海马、岛叶、额叶基底部 T1WI 低信号、T2WI 高信号影，MRS 可见 NAA 峰明显减低，Cho 峰增高，提示神经元的减少。

● 神经梅毒的主要治疗方案是什么？

答：主要应用大剂量青霉素治疗。

（1）首选方案　青霉素 1800 万～2400 万单位/天静脉滴注，可 q4h 应用或持续静滴连用 14 天，后改为苄星青霉素 240 万单位/周肌注，连用 3 周。

（2）备选方案　普鲁卡因青霉素 240 万单位/天肌注，连用 14 天联合应用丙磺舒 500mg q6h 或者头孢曲松 2g/d 静脉滴注或肌内注射 14 天，后改为苄星青霉素 240 万单位/周肌注，连用 3 周。

（3）青霉素过敏者　可脱敏后应用，或者可考虑强力霉素 0.1g bid 或四环素 0.5g q6h 应用 20～30 天。

每 6 个月复查脑脊液，直至 2 年。如脑脊液细胞学、蛋白正常，血清学弱阳性，可观察；如脑脊液细胞学 6 个月后无下降或 2 年后脑脊液细胞学或生化仍异常，可重复 1 个疗程治疗。

主任医师总结 ⸱⸱⸱

（1）随着性病的发病增加，神经梅毒发病率明显增加，青霉素的广泛应用，导致典型的一、二期梅毒少见，降低对早期梅毒的发现，缺乏早期有效治疗，使得神经梅毒大大增加。

（2）麻痹性痴呆主要表现为进展迅速的痴呆，精神症状以妄想、幻觉多见，妄想主要为被害妄想和夸大妄想，幻觉为非系统性，以听幻觉多见，易激惹，伴癫痫发作、肌阵挛抖动等，如有梅毒感染者或高危人群，出现上述症状，应进行血清学检验排除神经梅毒。高危人群见于以下几种人：①配偶患有梅毒；②常年在外地务工者，男性居多；③寡居老年男性及年青女性；④从事色情行业者；⑤同性恋者；⑥患有其他性病者。

（3）神经梅毒治疗较棘手，应注意早期预防。如发现早期梅毒应早期、足量、足疗程的青霉素治疗，以预防发展为神经梅毒。梅毒血清学阳性的患者有以下情况者应进行腰穿证实或者排除神经梅毒：①可能由神经梅毒引起的神经系统症状；②可能由梅毒引起的眼部症状；③可能由梅毒引起的耳部症状；④HIV 感染者，尤其是 CD4＋ ＜350 个/μl 和/或血 RPR 滴度＞1∶32；⑤梅毒感染者经规范青霉素治疗，RPR 滴度不下降或下降不明显，长期维持在低滴度水平（1∶1～1∶8）。

参 考 文 献

[1] 郭斌，满国彤，宋路线，主译. 亚当斯-维克托神经病学第 7 版. 北京：人民卫生出版社，2002：763-770.

[2] French P，Gomberg M，Janier M，*et al*. IUSTI：2008 European Guidelines on the Management of Syphilis. *Int J STD AIDS*，2009，20（5）：300-309.

[3] 全国性病麻风病控制中心. 性病诊疗规范和性病治疗推荐方案. 北京：北京医科大学出版社，2000. 15-19.

[4] 徐蔚海，赵重波. 神经内科病例分析-入门与提高. 北京：人民卫生出版社，2009：205-210.

[5] Workowski KA，Berman S. Sexually transmitted diseases treatment guidelines，2010. *MMWR Recomm Rep*，2010，59（RR-12）：1-110.

[6] Zetola NM，Klausner JD. Syphilis and HIV infection：an update. *Clin Infect Dis*，2007，44（9）：1222-1228.

（许国荣　李智文）

第七章 运动障碍疾病

63 岁男性，渐进性四肢僵硬 8 年，肢体不自主舞动 2 天——帕金森病(PD)

⊛ ［实习医师汇报病历］

　　患者男性，63 岁，主诉"渐进性四肢僵硬 8 年，肢体不自主舞动 2 天"。缘于入院前 8 年，患者无明显诱因出现右手活动不灵活，伴右手手指不自主搓丸样动作，未予诊治，病情渐渐进展，出现右下肢、左上下肢僵硬，行走缓慢，做家务困难，生活仍能自理，伴右侧上下肢不自主抖动，活动时头晕感，大小便费力。入院前 6 年，就诊外院门诊，查头颅 MRI 示"脑萎缩"，门诊诊断"帕金森病"，予"苄丝肼-左旋多巴（美多巴）1/2 片 tid，维生素 B_6 10mg tid"口服治疗，服药后肢体僵硬有缓解。6 年来长期服用"美多巴 1/2 片 tid，维生素 B_6 10mg tid"治疗，肢体僵硬缓慢加重，服药后能够在家人搀扶下行走，生活不能自理。1 个月前自行加用"美多巴 1 片 tid"，2 天前服药后 0.5h 后出现肢体不自主舞动，表现右上肢不自主向后向上甩动，面部不自主抽动，伴大汗淋漓，发作 3～4h 后不自主舞动停止，今就诊我院。

　　体格检查：T 36℃，P 78 次/分，R 15 次/分，BP 120/75mmHg。心肺腹查体无异常。神经系统检查：神志清楚，对答切题，面部表情少，眼球运动正常，双瞳孔等大等圆，直径约 3mm，对光反应存在，双侧鼻唇沟对称，伸舌居中，言语缓慢，余脑神经查体阴性；四肢可见震颤，四肢肌力 5 级，四肢肌张力齿轮样增高，动作缓慢，行走站立困难，指鼻试验、跟膝胫试验欠合作；感觉正常；四肢腱反射（十），双侧病理征阴性；脑膜刺激征阴性。

辅助检查：我院门诊头颅 MRI 检查示脑萎缩，脑白质变性，余辅助检查基本正常。

入院诊断：帕金森病（Parkinson disease，PD）。

治疗：予多巴丝肼-左旋多巴（美多巴）0.125g tid，维生素 B₆ 10mg tid，吡贝地尔（泰舒达）50mg tid。

❓ 主任医师常问实习医师的问题

● 该患者的病史特点及诊断如何？

答：患者老年男性，慢性起病，从右上肢起病缓慢进展至对侧肢体，主要表现动作缓慢，震颤，早期美多巴治疗有效，查体：面具脸，四肢肌张力高，可见震颤，肢体活动缓慢。定位于锥体外系，定性诊断考虑神经变性疾病，以帕金森病可能性最大。

● 基底节区直接间接通路及功能紊乱的常见临床表现如何？帕金森病状态基底节区神经通路改变如何？

答：基底节区皮质与皮质环路可通过直接通路与间接通路进行。直接通路：皮质-纹状体-苍白球、黑质网状部-丘脑腹侧-皮质，间接通路：皮质-纹状体-苍白球外侧-丘脑底核-苍白球、黑质-丘脑腹侧-皮质。黑质-纹状体通路对皮质环路调节：当黑质-纹状体变性时对皮质运动的易化作用减弱时，产生运动减少，肌张力增高的临床表现；当纹状体变性引起皮质运动的易化作用增强时产生运动增多，肌张力减少的临床表现。帕金森病状态下一般认为是由于黑质多巴神经能退变引起直接通路减弱，间接通路增强，出现运动减少，肌张力增高的临床表现。

● 帕金森病的常见临床表现是什么？

答：（1）帕金森病运动症状表现为静止性震颤、肌强直、运动迟缓和姿势反射障碍。

① 静止性震颤：常是 PD 的首发症状，多从一侧上肢开始，典型的震颤是拇指与屈曲的示指间呈"搓丸样动作"，静止时出现或明显，随意运动时减轻或者停止，紧张时加剧，入睡后消失。

② 肌强直：其特点是主动肌与拮抗肌的张力都有增高。在关节

进行被动运动时，增高的肌张力始终保持一致，而感到有均匀的阻力，类似在弯曲软铅管时的感觉，称为"铅管样强直"，如患者同时存在震颤，则屈伸肢体时可感到在均匀的阻力上出现断续的停顿，如同齿轮在转动一样，称为"齿轮样强直"。

③ 运动迟缓：患者的随意动作减少，包括始动困难和动作缓慢，加上肌张力增高，姿势反射障碍，而表现下述一系列的运动障碍：起床、翻身、步行、方向变换等运动迟缓。患者的面肌活动减少，颜面缺乏表情，双眼凝视，瞬目减少，呈现"面具脸"。手指做精细动作如扣纽扣、系鞋带等困难；书写时字越写越小，谓之"写字过小征"。此外患者讲话缓慢，语音低沉、单调，口、咽、腭的肌肉运动障碍，使唾液难以咽下，而致大量流涎，严重时吞咽困难。步态障碍甚为突出，在疾病早期，表现为走路时下肢拖曳，随病情的进展，步伐逐渐变小变慢，启动困难，以极小的步伐向前冲去，越走越快，不能及时停步或转弯，称慌张步态。当患者试图转弯时，平衡障碍特别明显，此时因躯干僵硬，故采取连续小步使躯干和头部一起转弯。患者因正常的协调运动障碍而失去联合运动，行走时上肢的前后摆动减少，这往往是本病早期的特征性体征，晚期时摆动完全消失。

（2）帕金森病非运动症状包括自主神经症状、感觉疼痛、认知障碍和精神症状。自主神经症状比较普遍，可见皮脂腺分泌亢进所致的"脂颜"、汗腺分泌亢进之多汗、流涎、直立性低血压、膀胱功能障碍和胃肠动力障碍引起的顽固性便秘、胃排空延迟。精神症状中抑郁最多见，相当数量的患者病前性格呈固执倾向。部分患者出现焦虑、抑郁、激动，部分患者逐渐发生痴呆。

✿ ［住院医师或主治医师补充病历］

　　根据患者存在单侧起病，早期美多巴有效，主要临床表现为静止性震颤、肌强直、运动迟缓，结合外院头颅 MRI 检查，诊断帕金森病明确。但是患者在 2 天前出现肢体不自主舞动，结合之前有美多巴加量病史，考虑美多巴药物引起异动症。

　　入院后予调整美多巴用量为"美多巴 0.125g tid，加用金刚烷胺 0.1g bid、盐酸普拉克索（森福罗）0.125mg tid"，上述药物治疗 7 天后患者肢体舞动好转，目前在家人搀扶下可行走，可在床上翻身，病情好转出院。

主任医师常问住院医师和主治医师的问题

● **帕金森病的临床诊断标准是什么？ 如何进行鉴别诊断？**

答：（1）帕金森病的英国脑库临床诊断标准：

① 帕金森症的诊断

a. 运动缓慢：随意运动启动缓慢。疾病进展后，重复性动作的速度及幅度进行性降低。

b. 下述症状中至少一个：肌强直、静止性震颤（4～6Hz）、姿势平衡障碍（并非由于原发性视觉、前庭、小脑及本体感觉功能障碍造成）。

② 诊断 PD 需排除下述情况

a. 反复的脑卒中发作史，伴帕金森病特征的阶梯状进展；b. 反复的脑损伤史；c. 明确的脑炎史，有动眼危象；d. 在应用抗精神病药物过程中出现症状；e. 1 个以上的亲属患病；f. 病情持续好转；g. 起病 3 年后仍仅表现单侧症状；h. 进行性核上性凝视麻痹；i. 小脑病变体征；j. 疾病早期即出现严重的自主神经功能紊乱；k. Babinski 等病理征（＋）；l. CT 显示脑肿瘤或交通性脑积水；m. 大剂量左旋多巴治疗无效；n. MPTP 接触史。

③ 支持诊断帕金森病　确诊 PD 需具备下列 3 项或 3 项以上的条件：

a. 单侧起病；b. 静止性震颤；c. 逐渐进展；d. 症状不对称性；e. 左旋多巴治疗有明显疗效（70%～100%）；f. 左旋多巴导致严重的异动症；g. 左旋多巴的疗效持续 5 年或更长时间；h. 临床病程 10 年或更长时间。

（2）帕金森病需要与以下疾病进行鉴别诊断

① 与继发性帕金森综合征鉴别，后者常可询及长期用药、毒物接触、脑部感染、脑卒中、头部外伤等病史；或除发现锥体外系体征外，尚有锥体系、小脑、脑干或脊髓受损体征，可资鉴别。

② 与伴发帕金森表现的其他神经变性疾病鉴别，包括多系统萎缩、进行性核上性麻痹等。此外，本病早期还应与原发性震颤鉴别，后者的震颤以姿势性或动作性为特征，饮酒或用普萘洛尔（心得安）后震颤可显著减轻，无肌强直和运动迟缓，约 1/3 患者有家族史。

● 帕金森病如何进行临床疾病分级？

答：（1）帕金森病临床常采用 Hoehn-Yahr 疾病分级来评价病情的严重程度，具体如下。①1 级：单侧受影响。②2 级：双侧受影响但无姿势平衡障碍。③3 级：出现姿势平衡障碍。④4 级：患者日常生活明显受限，但在他人帮助下仍可进行一定活动。⑤5 级：患者生活完全不能自理，必须卧床。

（2）近来国外学者提出新的改良的 Hoehn-Yahr 疾病分级，具体如下。①1 级：单侧肢体疾病。②1.5 级：单侧肢体合并躯干（轴）症状。③2 级：双侧肢体症状但无平衡障碍。④2.5 级：轻度双侧肢体症状，能从后拉测试中恢复。⑤3 级：轻至中度双侧症状，不能从后拉测试中恢复，姿势不稳，转弯变慢，许多功能受到限制，但能自理。⑥4 级：重度病残，不需要帮助仍能站立和行走。⑦5 级：坐轮椅或卧床，完全依赖别人帮助。

● 我国帕金森病治疗药物作用机制、用法、注意事项及帕金森病用药选择方案有哪些？

答：（1）我国目前帕金森病治疗药物主要包括左旋多巴替代疗法、抗胆碱能制剂、促多巴释放药、多巴胺受体激动药、单胺氧化酶抑制药、儿茶酚氧位甲基转移酶抑制药。

① 左旋多巴替代疗法：被认为是治疗 PD 的"金标准"，左旋多巴在周围多巴脱羧酶（DDC）作用下转化为多巴胺，由于多巴胺不能通过血脑屏障，左旋多巴在肠道吸收后大部分在外周脱羧，导致其疗效甚低，而且副作用大，临床上常使用带有多巴脱羧酶抑制药的复方左旋多巴（苄丝肼-左旋多巴、卡比多巴-左旋多巴）：初始用量 62.5～125mg，2～3 次/天，根据病情而渐增剂量至疗效满意而不出现不良反应为止，餐前 1h 或餐后 1.5h 服药。活动性消化道溃疡者慎用，闭角型青光眼、精神病患者禁用。

② 抗胆碱能制剂：帕金森病发病时黑质多巴神经能变性，纹状体多巴胺递质减少，抑制性多巴胺功能减退，兴奋性乙酰胆碱功能过强，两者平衡破坏后，出现 PD 症状。抗胆碱能药物作用机制是通过抑制乙酰胆碱功能对 PD 治疗。主要药物有苯海索（安坦），用法 1～2mg，3 次/天。主要适用于有震颤的患者，而对无震颤的患者一般不用，尤其老年患者慎用，闭角型青光眼及前列腺肥大患者禁用。

③ 促多巴释放药：金刚烷胺在帕金森病中的确切机制还不清楚，基础药理研究发现金刚烷胺具有直接刺激多巴胺受体，影响儿茶酚胺摄取释放功能，改善左旋多巴长期治疗带来运动波动。可能是 N-甲基-D-天门冬氨酸非竞争受体拮抗药，能阻止谷氨酰胺毒性合成，发挥神经保护作用。每日总剂量不要超过 200mg，2～3 次/天，末次应在下午 4 时前服用。对少动、强直、震颤均有改善作用，对伴异动症患者可能有帮助。肾功能不全、癫痫、严重胃溃疡、肝病患者慎用，哺乳期妇女禁用。

④ 多巴胺受体激动药：目前大多推崇多巴胺受体激动药为首选药物，尤其对于早期的年轻患者。因为这类长半衰期制剂能避免对纹状体突触后膜 DR 产生"脉冲"样刺激，从而预防或减少运动并发症的发生。激动剂均应从小剂量开始，逐渐加量，剂量至获得满意疗效而不出现不良反应为止。不良反应与复方左旋多巴相似，不同之处是症状波动和异动症发生率低，而体位性低血压和精神症状发生率较高。常用的多巴胺受体激动药有以下 2 种。a. 吡贝地尔缓释片：初始剂量 50mg，每日 1 次，易产生副作用患者可改为 25mg，每日 2 次，第 2 周增至 50mg，每日 2 次，有效剂量 150mg/d，分 3 次口服，最大不超过 250mg/d。b. 普拉克索：初始剂量 0.125mg，每日 3 次（个别易产生不良反应患者则为 1～2 次），每周增加 0.125mg，每日 3 次，一般有效剂量 0.50～0.75mg，每日 3 次，最大不超过 4.5mg/d。

⑤ 单胺氧化酶抑制药：主要作用机制通过减少多巴胺降解，抑制多巴胺负反馈使多巴胺合成增加，维持突触末梢内多巴胺浓度。促进抗氧化酶活化，减缓氧化，降低羟自由基产生，保护多巴神经元。阻止突触前神经元对 6-羟基多巴胺毒性代谢，抗神经凋亡作用。因此单胺氧化酶 B 抑制药具有改善 PD 症状及一定神经保护作用。国内有司来吉兰，即将有雷沙吉兰。司来吉兰的用法为 2.5～5.0mg，每日 2 次，应早、中午服用，勿在傍晚或晚上使用以免引起失眠，或与维生素 E 2000IU 合用（DATATOP 方案）。

⑥ 儿茶酚氧位甲基转移酶（COMT）抑制药：主要包括外周及中枢两方面的作用。在外周血中，服用复方左旋多巴同时加用 COMT 抑制药，COMT 抑制药可以抑制左旋多巴代谢转化为 3-氧甲基多巴，维持左旋多巴在外周血浆的浓度，促进更多左旋多巴透入血脑屏障；在中枢，COMT 抑制药可以抑制中枢 COMT，延缓多巴胺的代谢（图 7-1）。常用 COMT 抑制药包括恩托卡朋或托卡朋。恩托

卡朋每次 100～200mg，服用次数与复方左旋多巴相同，若每日服用复方左旋多巴次数较多，也可少于复方左旋多巴的服用次数，恩托卡朋需与复方左旋多巴同服，单用无效。托卡朋每次 100mg，每日 3次，第一剂与复方左旋多巴同服，此后间隔 6h 服用，可以单用，每日最大剂量为 600mg。副作用有腹泻、头痛、多汗、口干、氨基转移酶升高、腹痛、尿色变黄等。托卡朋有可能导致肝功能损害，须严密监测肝功能，尤其在用药头 3 个月。

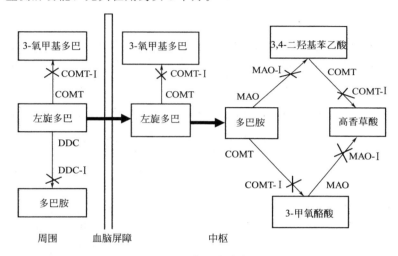

图 7-1　多巴胺代谢图

COMT—儿茶酚氧位甲基转移酶；COMT-Ⅰ—儿茶酚氧位甲基转移酶抑制药；
MAO—单胺氧化酶；MAO-Ⅰ—单胺氧化酶 B 抑制药；DDC—多巴脱羧酶；
DDC-Ⅰ—多巴脱羧酶抑制药

（2）根据帕金森病治疗指南，帕金森病药物选择如下。

① 老年前（＜65 岁）患者，且不伴智能减退，可有如下选择：a. 非麦角类 DR 激动药；b. MAO-B 抑制药司来吉兰，或加用维生素 E；c. 金刚烷胺；震颤明显而其他抗 PD 药物效果不佳时，可选用抗胆碱能药；d. 复方左旋多巴＋COMT 抑制药，即Stalevo；e. 复方左旋多巴：一般在 a.、b.、c. 方案治疗效果不佳时加用。

② 老年的前期患者（≥65 岁）或有认知功能障碍的：a. 复方左旋多巴＋COMT 抑制药；b. 复方左旋多巴。

晚期帕金森病异动症产生的可能机制及治疗办法？

答：帕金森病患者在左旋多巴治疗 5 年后，约 80％的 PD 患者会出现左旋多巴诱发的异动症（levodopa-induced dyskinosias，LID）。其发病机制仍不十分明确，目前研究发现异动症与以下因素有关：多巴胺受体（dopamine receptor，DAR）的波动性刺激、蛋白和基因等下游物质的改变、传递基底节和运动皮质之间信号的神经元点燃方式的改变等。①DAR 的波动性刺激与 LID 的发生相关，DA 制剂半衰期和疾病严重程度是波动性刺激形成的主要因素。正常生理情况下，突触前多巴胺能神经元放电是有节律性的，以持续的方式释放多巴胺，这样对突触后多巴胺受体形成稳定的刺激。随着帕金森病的进展，黑质多巴胺能神经元进行性丢失，导致多巴胺能神经元突起减少，多巴胺递质储备降低。服用半衰期较短的外源性左旋多巴引起突触前多巴胺间断性释放，易形成对多巴胺受体的波动性刺激。这种波动性刺激可能引起突触后受体改变。②波动性多巴胺受体刺激可能引起棘状神经元信号转导通路的变化，进而影响谷氨酸受体的状态及突触传递效率。长期非生理性的多巴胺受体刺激激活了多种激酶，并导致谷氨酸受体磷酸化，这些激酶包括丝氨酸激酶及酪氨酸激酶。受体磷酸化使通道开放概率增加、活性增强、对皮质纹状体的谷氨酸递质输入超敏感。由于这些分子和细胞的作用，纹状体的直接和间接通路输出发生了改变，直接通路活性增强，从而导致 LID 出现。

根据异动症发病机制，治疗重点是解决左旋多巴对多巴胺受体波动性刺激，首先分析患者异动症究竟是剂峰异动症还是双向异动症，其中最为常见的是剂峰异动症，两种不同类型的异动症的治疗对策也不尽相同。

（1）对剂峰异动症的处理方法 ①减少每次复方左旋多巴的剂量；②若患者是单用复方左旋多巴，可适当减少剂量，同时加用多巴受体激动药或加用 COMT 抑制药；③加用金刚烷胺；④若在使用复方左旋多巴控释片，则应换用标准片，避免控释片的累积效应。

（2）对双相异动症（包括剂初和剂末异动症）的处理方法 ①若在使用复方左旋多巴控释片应换用标准片，最好换用水溶剂，可以有效缓解剂初异动症；②加用长半衰期的 DR 激动药或加用延长左旋多巴血浆清除半衰期、增加曲线下面积的 COMT 抑制药，可以缓解剂末异动症，也可能有助于改善剂初异动症。微泵持续输注 DR 激动药或左旋多巴甲酯或乙酯可以同时改善异动症和症状波动，手术治疗主要是脑深部电刺激（Deep Brain Stimulation，DBS）可获裨益。

该患者在服用美多巴后半小时出现异动症，考虑为剂峰异动症，在减少美多巴用量及加用 DR 激动药、金刚烷胺后治疗好转，这样能够避免左旋多巴波动性刺激及减少多巴制剂不足引起开关现象。

● 哪些帕金森病患者适合脑深部电刺激治疗？

答：脑深部电刺激（DBS）对控制帕金森病患者震颤、强直、运动迟缓和异动症疗效较好，一般认为下述情况选择 DBS 治疗帕金森病较为合适：①对左旋多巴反应性好，伴症状波动的帕金森病患者治疗效果好；②药物治疗曾经一度控制病情，但是药物疗效下降出现运动异动症，或无法耐受药物副作用患者适合 DBS 治疗；③病程相对较短（仍需 5 年以上），估计手术难度较小患者，但是手术难度不是决定是否进行 DBS 的主要因素；④年龄不超过 70 岁。相反伴严重精神症状，重度痴呆、或晚期 PD 患者，一般状态差，不能耐受手术或手术禁忌证患者不适合 DBS 治疗。大规模 RCT 研究表明 DBS 术后半年与药物治疗组相比，运动症状及患者生活质量得到改善，但是神经认知较药物组有下降，且各种改善会随时间而减弱。因此是否手术治疗需进一步研究。

主任医师总结

（1）帕金森病诊断思路　首先是症状诊断，需根据四主征对帕金森症进行诊断，根据帕金森病的支持标准及排除标准，对帕金森病与继发性帕金森病及帕金森叠加综合征进行鉴别。要真正诊断帕金森病需要脑组织的病理诊断，在脑组织的切片中能找到帕金森病的特异性病理改变—如路易小体，遗憾的是这在患者术前无法做到。目前还没有一种仪器或化验检查可以直接确诊帕金森病，在临床上医师让患者进行的一些检查，如头颅 CT 扫描或者 MRI，主要是为了排除其他一些能导致帕金森症状的疾病。随访观察是帕金森病诊断的金标准。

（2）帕金森病的治疗　根据 2009 年《中国帕金森病治疗指南（第二版）》，以达到有效改善症状，提高生活质量为目标，坚持"剂量滴定"、"细水长流、不求全效"、"以最小剂量达到满意效果"、"遵循一般原则，强调个体化特点"。不同患者的用药选择不仅要考虑病情特点，还要考虑患者的年龄、就业状况、经济承受能力等因素。早期帕金森病治疗根据患者年龄及有无精神症状进行药物选择，中晚期注意处理帕金森病的运动并发症。

参 考 文 献

[1] Obeso JA，Rodriguez-Oroz MC，Rodriguez M，*et al*. Pathophysiology of the basal ganglia in Parkinson's disease. *Trends Neurosci*，2000，23 (10 Suppl)：S8-19.

[2] 陈生第. 帕金森病. 北京：人民卫生出版社，2006.

[3] Chaudhuri KR，Healy DG，Schapira AH. Non-motor symptoms of Parkinson's disease：diagnosis and management. *Lancet Neurol*，2006，5 (3)：235-245.

[4] Bayulkem K，Lopez G. Nonmotor fluctuations in Parkinson's disease：clinical spectrum and classification. *J Neurol Sci*，2010，289 (1-2)：89-92.

[5] Hughes AJ，Daniel SE，Kilford L，*et al*. Accuracy of clinical diagnosis of idiopathic Parkinson's disease：a clinico-pathological study of 100 cases. *J Neurol Neurosurg Psychiatry*，1992，55 (3)：181-184.

[6] Rajput DR. Accuracy of clinical diagnosis of idiopathic Parkinson's disease. *J Neurol Neurosurg Psychiatry*，1993，56 (8)：938-939.

[7] 中华医学会神经病学分会帕金森病及运动障碍学组. 中国帕金森病治疗指南（第二版）. 中华神经科杂志，2009，42 (5)：352-355.

[8] Katzenschlager R，Lees AJ. Treatment of Parkinson's disease：levodopa as the first choice. *J Neurol*，2002，249 Suppl 2：II19-24.

[9] Paci C，Thomas A，Onofrj M. Amantadine for dyskinesia in patients affected by severe Parkinson's disease. *Neurol Sci*，2001，22 (1)：75-76.

[10] Giladi N，McDermott MP，Fahn S，*et al*. Freezing of gait in PD：prospective assessment in the DATATOP cohort. *Neurology*，2001，56 (12)：1712-1721.

[11] Bonuccelli U，Del DP. New pharmacologic horizons in the treatment of Parkinson disease. *Neurology*，2006，67 (7 Suppl 2)：S30-38.

[12] Chase TN，Oh JD. Striatal mechanisms and pathogenesis of parkinsonian signs and motor complications. *Ann Neurol*，2000，47 (4 Suppl 1)：S122-9；discussion S129-130.

[13] Oh JD，Chase TN. Glutamate-mediated striatal dysregulation and the pathogenesis of motor response complications in Parkinson's disease. *Amino Acids*，2002，23 (1-3)：133-139.

[14] Kringelbach ML，Jenkinson N，Owen SL，*et al*. Translational principles of deep brain stimulation. *Nat Rev Neurosci*，2007，8 (8)：623-635.

[15] Weaver FM，Follett K，Stern M，*et al*. Bilateral deep brain stimulation vs best medical therapy for patients with advanced Parkinson disease：a randomized controlled trial. *JAMA*，2009，301 (1)：63-73.

（林宇）

68 岁男性，四肢僵硬不灵活 2 年，
易摔倒半年——进行性核上性麻痹(PSP)

❀ [实习医师汇报病历]

患者，男性，68 岁，以"四肢僵硬不灵活 2 年，易摔倒半年"为主诉入院。入院前 2 年前，患者逐渐出现四肢僵硬，不灵活，活动渐变得缓慢，无肢体瘫痪麻木、视物双影、肢体震颤、大小便困难、头晕、幻觉等。曾在门诊查头颅 CT 平扫示：老年性脑改变。给予"美多巴、维生素 B6、吡贝地尔缓释片"等治疗，症状改善不明显，仍逐渐进展加重。近半年来，头常后仰，行走渐不稳，易摔倒，言语渐含糊不清，饮水易呛咳。既往有"高血压病"5 年，血压最高达 160/80mmHg，长期服用"氨氯地平"治疗，血压控制尚好。家族中无类似病史及遗传性疾病史。

体格检查：T 36.7℃，P 70 次/分，R 18 次/分，BP 120/70mmHg（卧位），110/65mmHg（立位）。心肺腹部检查未见明显异常。神经系统检查：意识清楚，对答切题，右利手，计算力稍差；面部表情少，头后仰位，双眼视力粗测正常，双瞳孔等大等圆，对光反应灵敏，双眼球向上和向下注视困难，双侧水平运动正常，无眼震及复视，双侧额纹、鼻唇沟对称等深，悬雍垂居中，双侧软腭上抬对称无力，双侧咽腭反应灵敏，洼田饮水试验 3 级，言语含糊，伸舌居中；四肢肌张力增高，四肢肌力 5 级，双侧指鼻试验和跟膝胫试验正常；四肢浅深感觉检查大致正常；双侧腹壁反射对称未引出，四肢腱反射对称活跃，双侧掌颏反射（＋），双侧病理征（一）；颈稍僵，双侧凯尔尼格征（一）。MMSE 评分 21 分。

辅助检查：三大常规、凝血功能、血糖、糖化血红蛋白、血沉、RPR、TPPA、HIV、叶酸、维生素 B12、铜蓝蛋白、甲状腺功能、TGAb、TPOAb 均正常。血生化：TCHO 6.2mmol/L，TG 1.9mmol/L，LDL-C4.2mmol/L。心电图、胸正侧位片大致正常。头颅 MRI（图 7-2）：符合进行性核上性麻痹。

诊断：① 进行性核上性麻痹（progressive supranuclear palsy，PSP）；②高血压病；③混合型高脂血症。

治疗：美多巴、氨氯地平、阿托伐他汀片、维生素 B6、辅酶 Q10、维生素 E。

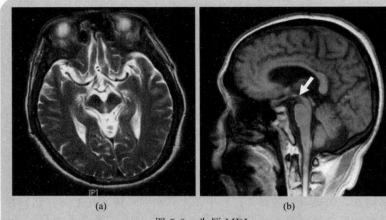

图 7-2　头颅 MRI

T2WI 桥脑及中脑变小，桥前池稍见增宽，环池增宽，脚间池扩大 ［（a）］；
T1WI 矢状位中脑上部呈鸟嘴状改变 ［（b）］

 主任医师常问实习医师的问题

● **该患者的定位诊断是什么？ 其依据是什么？**

答：（1）中脑、双侧大脑半球。

（2）依据　①中脑：患者双眼垂直性同向运动障碍。②双侧黑质纹状体系统：患者面部表情少，四肢肌张力增高。③双侧皮质脑干束：患者有假性球麻痹表现，双侧掌颏反射（＋）。

● **该患者的定性诊断是什么？ 其依据是什么？**

答：该患者的定性诊断是 PSP。诊断依据是患者老年男性，慢性进展性病程，主要表现为帕金森症状和双眼垂直性核上性麻痹表现，头颅 MRI 显示中脑有萎缩。

 主任医师常问住院医师、主治医师的问题

● **对该患者的诊断有无不同意见？ 如何进行鉴别诊断？**

答：（1）该患者为老年男性，慢性进展性病程，主要表现为对左旋多巴复方制剂治疗效果欠佳的帕金森症状，姿势不稳易摔倒，双眼垂直性核上性麻痹，头颅 MRI 显示有提示中脑萎缩的 "蜂鸟征"，故诊断 PSP 可能性大。

（2）该患者需要与以下疾病进行鉴别 ①帕金森病：可以有慢性进展性的肢体肌强直、运动缓慢，后期也可以出现姿势不稳摔倒等表现，但帕金森病多从一侧肢体发病，多有静止性震颤，早期对左旋多巴及复方制剂有良好反应，与患者表现不同，故排除。②血管性帕金森综合征：患者有脑血管病危险因素，可以表现为不典型的帕金森症状，并对左旋多巴及复方制剂治疗效果欠佳。但血管性帕金森综合征多为急性或亚急性起病，可有阶段性进展，一般没有垂直性核上性麻痹表现及头后仰的特殊姿势，与该患者临床表现有所不同，故不支持。③其他的帕金森叠加综合征：多系统萎缩（MSA-P）、路易体痴呆（DLB）、皮质基底节变性（CBD）等其他帕金森叠加综合征均可以出现对左旋多巴治疗无效的帕金森症状，震颤可不明显，易跌倒。MSA 帕金森症状多不对称起病，多有直立性低血压、排尿障碍等明显自主神经功能障碍表现，没有垂直性核上性麻痹表现，头颅 MRI 可见壳核、小脑中脚、脑桥或小脑萎缩；DLB 常合并有明显的波动性认知功能障碍和视幻觉等精神症状；CBD 为不对称起病，早期可有肌阵挛、肢体失用、异己肢体综合征。该患者临床表现与上述疾病临床表现不同，故不支持上述诊断。患者临床表现与上述疾病不同，故排除之。④遗传性帕金森综合征：患者没有相关遗传病史，没有 Huntington 病的舞蹈样动作和头颅 MRI 上尾状核萎缩、脑室扩大表现；没有肝豆状核变性（Wilson 病）的 K-F 环和铜蓝蛋白下降，故可排除遗传性帕金森综合征。

● 什么是 PSP？

答：PSP 又称 Steele-Richardson-Olszewski 综合征，是一种独立的特异性神经变性疾病。由 Posey（1904）首先报道，主要表现为帕金森综合征、垂直性核上性眼肌麻痹和明显的平衡障碍。1964 年 Steele 详细描述了本病的临床病理特征，主要为脑桥及中脑的神经元变性及出现神经原纤维缠结（neurofibrillary tangle，NFT）。欧美、东南亚、日本及我国均有报道，人群患病率为 1.5/百万人口，大约为帕金森病的 1%。

● PSP 的主要临床表现是什么？

答：PSP 的初发年龄通常是（58.6±8.2）岁，男性占多数，平均存活期（4.39±2.3）年，起病隐匿，进行性加重。临床上表现为垂直性核上性眼肌麻痹、姿势步态不稳，帕金森综合征、轴性锥体外系肌张力障碍，并有颈强直、躯体僵硬，假性球麻痹和智能改变等。其中，步态障碍、反复跌倒和运动迟缓是最常见的症状。起病初期垂直性眼肌麻痹和认知功能障碍是明显的，尤其是向下凝视麻痹较早出现，并且呈进行性加重，而在后阶段吞咽困难是比较常见的。开始 4 年内，75％患者能够独立完成日常活动，可是以后很明显地需要帮助和具有完全的依赖性。

● PSP 的诊断标准是什么？

答：国际上许多学者对 PSP 的诊断标准提出了多种方案，其中大家公认的最能提高最初临床诊断准确性的是 1996 年美国国立神经病学疾病和卒中研究所（NINDS）及国际进行性核上性麻痹协会（SPSP）联合推荐的 NINDS-SPSP 诊断标准，包括可疑的（possible）PSP、可能的（probable）PSP 和确诊 PSP。

（1）可疑 PSP 诊断标准由 3 部分组成

① 必备条件：a. 40 岁以后发病，病程逐渐进展；b. 垂直性向上或向下核上性凝视麻痹或出现明显的姿势不稳伴反复跌倒；c. 无法用排除条件中所列疾病来解释上述临床表现。

② 辅助条件：a. 对称性运动不能或强直，近端重于远端；b. 颈部体位异常，尤其是颈后仰；c. 有对左旋多巴反应欠佳或无反应的帕金森症候群；d. 早期即出现吞咽困难和构音障碍；e. 早期出现认知损害症状，如淡漠、抽象思维能力减弱、言语不流畅、应用或模仿行为、额叶释放症状，并至少有 2 个上述症状。

③ 排除条件：a. 近期有脑炎病史、异己肢体综合征、皮质感觉缺损、局限性额叶或颞叶萎缩；b. 与多巴胺能药物无关的幻觉和妄想，AD 型皮质症状性痴呆（严重记忆缺失和失语或失认）；c. 病程早期即出现明显小脑症状或无法解释的自主神经症状（明显低血压和排尿障碍）；d. 严重不对称帕金森症候群如动作迟缓；e. 有关脑部结构损害（如基底节或脑干梗死，脑叶萎缩）的神经放射学依据；f. 必要时可用 PCR 排除 Whipple 病。

（2）可能的 PSP 由 3 部分组成

① 必备条件：a. 40 岁以后发病；b. 病程逐渐进展；c. 垂直性向上或向下核上性凝视麻痹，病程第 1 年内出现明显的姿势不稳伴反复跌倒；d. 无法用排除条件中所列疾病来解释上述临床表现。

② 辅助条件和排除条件与可疑的 PSP 相同。

（3）确诊的 PSP 经组织病理学检查证实 PSP。

该患者符合可能的 PSP 的诊断标准，但缺乏神经病理学证实，故诊断 PSP 可能性大。

哪些辅助检查有助于 PSP 的诊断？

答：PSP 的确诊最终要依据神经病理学检查，这为临床工作带来了一定的难度。为了在无创的条件下提高 PSP 的诊断准确率，已经进行了大量的工作，如神经心理研究额叶功能障碍；PET 检查显示额叶皮质葡萄糖代谢率降低、纹状体 D_2 受体密度减少；电生理检测听觉刺激反应试验；早期眼球运动障碍的记录分析以及利用多导联睡眠描记技术观察快眼球运动睡眠障碍等均有助于 PSP 的诊断，但其特异性并不高。

PSP 患者头颅 MRI 在 T1WI 正中矢状位上，中脑被盖部嘴缘的萎缩呈"蜂鸟征"（hummingbird sign），这种"蜂鸟征"实质是中脑上缘的平坦或凹陷的表现。Righini 等研究发现"蜂鸟征"在 PSP 和帕金森病的鉴别诊断中有 68％的敏感度和 89％的特异度。部分的 PSP 患者的中脑由于前后径缩短，导水管扩张，四叠体池也增大，在 MRI 轴面上可呈"鼠耳"状，国外学者将此称为"鼠耳征"。

如何治疗 PSP？

答：无特效治疗，以对症和支持治疗为主。对于帕金森症状可以从小剂量开始用左旋多巴复合制剂等抗帕金森药物。注意预防摔倒，阿米替林、氟西汀等可能对姿势异常有改善，另外可通过平衡训练等治疗。有明显吞咽障碍者可给予置胃管或经皮胃造瘘。

主任医师总结

（1）该患者应以帕金森症状作为主要症状进行鉴别。帕金森症状的主要临床表现有肌强直、运动迟缓/减少、震颤和姿势步态异常。能出现帕金森症状的疾病按发生频率依次为帕金森病（原发性）、继发性帕金森综合征（如血管性、脑炎后、肿瘤、药物性、中毒、脑外伤、代谢性等）、帕金森叠加综合征（如多系统萎缩、PSP、路易体痴呆、皮质基底节变性等）、遗传性帕金森综合征（Huntington 病、肝豆状核变性等）。对于对称起病的左旋多巴治疗效果不佳的帕金森症状患者，早期出现易摔倒表现，应注意对眼球运动功能的检查，如出现双眼同向性垂直性运动障碍，需考虑 PSP 诊断可能。

（2）PSP 是一种 tau 蛋白疾病，主要表现为姿势步态异常、垂直性眼肌麻痹、轴性肌张力障碍、假性球麻痹、痴呆等。PSP 头颅 MR 可出现中脑萎缩，典型的表现为"蜂鸟征"和"鼠耳征"，PET 显示额叶皮质葡萄糖代谢率降低、纹状体 D_2 受体密度减少，PET 异常早于 MR，早期可选用 PET 协助诊断。针对 PSP 的发病机制，潜在的治疗靶点有 tau 蛋白功能异常和线粒体功能异常。Tau 蛋白磷酸化抑制药、Tau 蛋白聚集抑制药、微管稳定药、线粒体保护药正在研究中，最近研究表明微管稳定药 davunetide 对 PSP 有效，但需要更进一步的Ⅲ期和Ⅴ期临床试验验证。

参 考 文 献

[1] Litran I，Y Agid，Calne D，*et al*．Clinical research criteria for the diagn-osis of progressive supranuclear palsy（Steele-Richardson-Olszewski syndrome）：Report of the NINDS-SPSP International Workshop．*Neurology*，1996，47：1-9．

[2] Righini A，Antonini A，De Notaris R，*et al*．MR imaeing of the superior profile of midbrain，differential diagnosis between progressive supranuclear palsy and Parkinson disease．*Am J Neuroradiol*，2004，25（6）：927-932．

[3] 冯涛，王拥军，芦林龙，等．进行性核上性麻痹与多系统萎缩的头部 MRI 和 FDG-PET 比较．中国神经免疫学和神经病学杂志，2007，14（6）：351-354．

[4] Alvarez-Gonzalez E，Maragoto-Rizo C，Arteche-Prior M，*et al*．A clinical and epidemiological description of a series of patients diagnosed as suffering from progressive supranuclear palsy．*Rev Neurol*，2004，39（11）：1006-1010．

[5] 傅毅，何文绮，刘建荣，等．5 例进行性核上性麻痹遗传和临床特点的探讨．脑与神经疾病杂志，2005，13（6）：414-416．

[6] Maria Stamelou，Rohan de Silva，Oscar Arias-Carrio'n *et al*．Rational therapeutic approaches to pmgressive supranuclear palsy．*Brain*，2010，133：1578-1590．

[7] Michael Gold，Stefan Lorenzl，Alistair J Stewart，*et al*．Critical appraisal of the role of davunetide in the treatment of progressive supranuclear palsy．*Neuropsychiatric Disease and Treatment*，2012，8：85-93．

（陈龙飞）

18 岁女性，言语含糊、动作缓慢、行走不稳 2 年——肝豆状核变性(WD)

◎ ［实习医师汇报病历］

女性，18 岁，以"言语含糊、动作缓慢、行走不稳 2 年"为主诉入院。入院前 2 年，患者逐渐出现言语含糊，动作缓慢，行走不稳，学习成绩下降，病情进行性加重，近 1 个月来行动困难，生活难以自理，易流涎，吞咽困难。家族中其姐姐 5 年前出现类似症状，并在当地医院发现肝硬化，2 年前去世。其双胞胎弟弟目前体健。

体格检查：神志清楚，心肺腹未见明显异常。神经系统查体：言语含糊，声音低沉，表情淡漠，上下唇闭合不拢，余脑神经正常。四肢肌力正常，肌张力呈铅管样增高，腱反射对称活跃，病理征未引出，共济运动基本正常，深浅感觉正常，脑膜刺激征阴性。

辅助检查：血清铜蓝蛋白 35mg/L，24h 尿铜 1100μg，血清铜 4.7μmol/L，肝功能提示 ALT 150U/L、AST 137U/L、γ-GT 162U/L，甲、乙、丙、戊肝炎抗体均阴性，血常规提示白细胞 3.5×10^9/L、血小板 85×10^9/L。双眼角膜 K-F 环阳性（彩图 1）。上腹部彩超示肝实质光点增粗，符合肝硬化表现，脾脏肿大。头颅 MR 平扫（图 7-3）：双侧基底节及脑干见 T1WI 低信号、T2WI 高信号影。

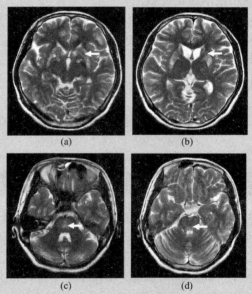

图 7-3 头颅 MRI
双侧基底节及脑干见 T1WI 低信号、T2WI 高信号影

入院诊断：肝豆状核变性。

治疗：予低铜饮食、驱铜、营养神经及对症等治疗。

主任医师常问实习医师的问题

● **该患者的病史有哪些特点？**

答：本患者病史有如下几个特点：一是慢性起病、进行性加重；二是累及肝、脑等多个系统，以神经系统症状较为突出；三是有家族史。

● **该患者定位诊断是什么？**

答：患者主要表现为言语含糊、动作缓慢、行走不稳，查体可见四肢肌张力呈铅管样增高，主要定位于锥体外系，同时言语含糊、张口、流涎，也需要考虑脑干病变的可能性。

● **该患者的定性诊断是什么？**

答：患者青少年起病，慢性进行性病程，累及肝脏及大脑豆状核区域，角膜 K-F 环阳性，有家族史，24h 尿铜明显升高，铜蓝蛋白明显降低，考虑为肝豆状核变性。

❀ [住院医师或主治医师补充病历]

患者 ATP7B 基因突变检测提示在 8 号外显子 Arg778Leu 纯合突变。

 主任医师常问住院医师和主治医师的问题

● **对该患者的诊断有无不同意见？ 如何进行鉴别诊断？**

答：同意肝豆状核变性的诊断。肝豆状核变性（Hepatolenticular degeneration，HLD）又名 Wilson 病（Wilson's disease，WD）。根据 2008 年发表在 Hepatology 的加拿大指南及中华神经科杂志上的中国 WD 的诊断与治疗指南，该患者完全符合 WD 的诊断。

鉴别诊断上主要是与帕金森病、Huntington 病、肌张力障碍等鉴别。帕金森病多发生于中年以后，其静止性震颤在运动时可减轻，而 WD 多在青少年期发病。Huntington 病是一种常染色体显性遗传性神经退行性疾病，病变部位在基底节、大脑皮质，常于中年起病，表现为舞蹈症、手足徐动症、肌张力障碍、人格改变和智能下降。肌张力障碍是一组肢体不自主运动和异常扭转姿势的症候群，可分为局限性、节段性、偏身性和全身性肌张力障碍等多种类型。这些疾病可通过角膜 K-F 环、血清铜蓝蛋白及基因诊断等进行鉴别。肝型 WD 应与门脉性肝硬化、慢性活动性肝炎、慢性胆汁淤积综合征等相鉴别。以肝硬化为主要表现的肝型 WD，和其他原因引起的肝硬化症状基本相似，极易误诊。故应注意排除肝炎、血吸虫感染和酒精中毒等病因。

● WD 症状常缺乏特异性，尤其是以非神经系统损害为首发症状者更容易误诊，应采取什么措施预防误诊？

答：（1）对青少年不明原因肝功能损害、骨关节病、器质性精神病、反复溶血、神经系统损害（尤其是锥体外系症状），应详细询问病史并仔细体检。

（2）对怀疑本病者先用裂隙灯检查有无角膜 K-F 环。

（3）进一步完善血清铜蓝蛋白、血清铜、24h 尿铜、上腹部 B 超、头颅 MRI 等检查。

（4）有条件者可行基因突变检测。

● 如何治疗 WD？

答：（1）驱铜及阻止铜吸收的药物　常用的驱铜药有青霉胺（PCA）、二巯丁二酸钠（Na-DMS）、二巯丁二酸（DMSA）、二巯丙磺酸钠（DMPS）、三乙四胺（Trientine）等，以 PCA、DMSA、DMPS 等较为常用。在肠道与铜竞争性吸收的药物主要有锌剂、钼剂等，以锌剂最常用。青霉胺一般从小剂量（250mg/d）开始，每 3～4 天递增 250mg，维持剂量成人为 750～1000mg/d，小儿剂量为 20～30mg/(kg·d)。青霉胺的副作用较大且存在过敏的风险，对以神经症状为主（脑型）患者作为起始用药，会使部分患者神经症状加重，因此有些专家主张锥体外系症状严重特别是明显肌张力障碍或已导致肢体畸形的患者应慎用或不用青霉胺，改用锌剂或其他驱铜药如二巯丁二酸与二巯丙磺酸钠等。二巯丁二酸与二巯丙磺酸钠均被推荐用于有轻、中度肝损害以及神经精神症状患者，二巯丁二酸每日 0.75～1.0g，儿童 70mg/(kg·d)，分 2 次用，二巯丙磺酸钠用法为 5mg/kg 溶于 5% 葡萄糖溶液 500mL 中缓慢静滴，每日 1 次，6 天为 1 个疗程，连续注射 6～10 个疗程。锌剂的疗效确切、副作用少目前成为治疗下列类型 WD 的首选药物之一，尤其适于症状前患者、儿童肝型（只有持续转氨酶增高）患者、妊娠患者（对胎儿无致畸作用）、不能耐受青霉胺治疗者以及 WD 的维持治疗，锌剂的缺点是起效慢，严重病例不宜首选。常用的锌剂为葡萄糖酸锌、硫酸锌，用量为成人150mg/d 锌元素，相当于葡萄糖酸锌 1000mg 或硫酸锌 350mg，5 岁以下锌元素 50mg/d，分 2 次口服；5～15 岁锌元素 75mg/d，分 3 次口服。为了避免食物影响其吸收，宜在餐后 1h 服药。

（2）对症治疗　对于肝型患者需长期保肝治疗。对于静止性、幅度较小的震颤首选苯海索治疗，如疗效不佳可用复方多巴制剂，以意向性或姿势性震颤为主、尤其是粗大震颤者，可用氯硝安定。帕金森综合征、肌张力障碍可用苯海索、复方多巴制剂，从小剂量开始、缓慢增加，也可单用或合用多巴胺受体激动药。以扭转痉挛、强直或痉挛性斜颈为主者，还可选用氯硝安定、巴氯芬或乙哌立松等。舞蹈样动作和手足徐动症可选用苯二氮䓬类药物，无肌张力增高者可用氟哌啶醇，但应同时合用苯海索。精神症状可用奋乃静或利培酮，对淡漠、抑郁的患者可用抗抑郁药物。对于白细胞及血小板减少的患者，给予利血生、鲨肝醇、维生素 B_4 等，如不能纠正应将青霉胺减量或停用，改用其他驱铜药物。如仍无效，且有脾功能亢进者可行脾切除。但需注意以下几点：术前、术后均需加强驱铜治疗；术前给予保肝及对症处理等综合治疗，待肝功能好转并稳定后方可手术；患者多有白细胞减少，为防止术后感染，术前应常规给予抗生素。

（3）肝移植　暴发性肝功能衰竭的 WD 患者以及慢性失代偿性WD 患者突发急性肝功能衰竭或经药物治疗无效是肝移植的指征，此时，肝移植作为最终手段，可以延长患者的生存期。随着器官移植技术的进步，近年来国内外关于肝移植治疗 WD 的报道日渐增多，无论是手术方式的改进还是术后生存时间的延长均获得很大提高。值得注意的是，肝移植后不能替代驱铜治疗，有些患者在肝移植后放弃了低铜饮食及驱铜治疗，结果数年后移植的肝脏又因铜沉积而致肝硬化。WD 是一种遗传病，肝移植只是治标不治本的对症措施，术后免疫抑制药的应用不仅给患者带来沉重的经济负担，而且可能发生严重的神经系统并发症。综合考虑肝移植的风险，长期疗效尚无定论以及手术所需的经济负担等因素，WD 患者应在经过正规的驱铜药物治疗无效后才进行肝移植。对于肝脏和神经系统同时受累的 WD 患者，应仔细评估预后，谨慎决定是否进行肝移植；对于具有明显神经精神症状但肝功能正常的 WD 患者不建议进行肝移植。

（4）饮食治疗 饮食控制非常重要，医师应为患者制定较为详细的食谱，嘱其遵照执行。①避免食用含铜量高的食物，如豆类、坚果类、薯类、菠菜、茄子、蕈类、菌藻类、干果类、软体动物、贝壳类、螺类、虾蟹类、动物的肝和血、巧克力等以及某些中药（如龙骨、牡蛎、蜈蚣、全蝎等）。②尽量少食含铜量较高的食物，如小米、荞麦面、糙米等。③宜食用含铜量低的食物，如精白米、精面、新鲜青菜、苹果、桃子、梨、猪肉、牛肉、鸡肉、鸭肉、鹅肉、牛奶等。④高氨基酸或高蛋白饮食。⑤勿用铜制的食具或用具。

（5）基因治疗、肝细胞移植及干细胞移植治疗 近年来关于基因治疗、肝细胞移植及干细胞移植治疗 WD 的报道日益增多，为 WD 的治疗带来了新的曙光，但离临床应用尚有相当长的一段距离。

WD 患者临床随访的指标有哪些？ 在治疗前后有什么变化？ 有何意义？

答：24h 尿铜是监测病情、指导临床用药的重要指标，如多次测定 24h 尿铜量均为 $200\sim300\mu g$，且症状稳定，表示用量足够，驱铜药可减量或间歇用药直至停药。铜蓝蛋白在肝脏内由铜蓝蛋白前体与铜离子结合而成，结合了铜离子的铜蓝蛋白分泌至血液循环中发挥重要的生理功能，其合成过程中需要 ATP7B 蛋白的参与，由于 WD 患者存在 ATP7B 基因突变以及 ATP7B 蛋白功能缺陷，间接引起铜蓝蛋白合成障碍，血清铜蓝蛋白及血清铜水平低下，由于 ATP7B 基因突变以及 ATP7B 蛋白功能缺陷的不可逆性，患者血清铜蓝蛋白及血清铜水平不会随着病情改善而变化。

主任医师总结

（1）该患者主观症状、体征主要为神经系统，且以锥体外系统为主，头颅 MRI 也证实了。临床化学检验及上腹部 B 超发现肝功能异常，且排除了常见的病毒性肝损害。血常规提示白细胞及血小板均减少，腹部 B 超提示脾脏肿大，考虑血细胞减少与脾功能亢进有关。综上，该患者具有神经、消化、血液三个系统的病变，结合其家族史，我们用一元化思维很容易得出本病的定性诊断，基因诊断使本病得到了确诊。

（2）处理的注意事项 本病在治疗上应遵循如下原则：①早期治疗、终生治疗；②选择适当的治疗方案；③脑型患者治疗前应先做神经症状评估和头颅 MRI 检查；④开始用药后应检查肝肾功能、24h 尿铜、血尿常规等，前 3 个月每月复查 1 次，病情稳定后每 3 个月查 1 次。接受络合剂治疗的患者，不管用了多长时间，仍需规则地检查血、尿常规。肝脾 B 超 3～6 个月检查 1 次。同时密切观察药物的不良反应。

参 考 文 献

[1] Wilson SAK. Progressive lenticular degeneration：a familial nervous disease associated with cirrhosis of the liver. *Brain*，1912，34：295-507.

[2] Ala A，Walker AP，Ashkan K，*et al*. Wilson's disease. Lancet，2007，369 (9559)：397-408.

[3] 吴志英，王柠，慕容慎行. 肝豆状核变性. 见：刘道宽，蒋雨平，江澄川，慕容慎行主编. 锥体外系疾病，上海：上海科学技术出版社，2000，218-230.

[4] 中华医学会神经病学分会帕金森病及运动障碍学组，中华医学会神经病学分会神经遗传学组. 肝豆状核变性的诊断与治疗指南. 中华神经科杂志，2008，41 (8)：566-569.

[5] Roberts EA，Schilsky ML. American Association for Study of Liver Diseases (AASLD). Diagnosis and treatment of Wilson disease：an update. *Hepatology*. 2008；47 (6)：2089-2111.

[6] 蔡斌，李智文，林艾羽，等. 肝豆状核变性误诊原因分析. 临床误诊误治，2004，17 (8)：577-578.

[7] Wu ZY，Lin MT，Murong SX，*et al*. Molecular diagnosis and prophylactic therapy for presymptomatic Chinese patients with Wilson disease. *Arch Neurol*，2003，60 (5)：737-741.

[8] 梁秀龄，陈曦，李洵桦，等. 肝豆状核变性临床若干问题. 中华神经科杂志，2005，38 (1)：57-59.

[9] 吴志英，赵振华. 客观评价肝移植在 Wilson 病治疗中的地位. 中华神经科杂志，2007，40 (11)：721-722.

（陈万金　王柠）

25 岁女性，双下肢僵硬 15 年
——多巴反应性肌张力障碍

🌸 [实习医师汇报病历]

　　患者，女性，25 岁，主诉"双下肢僵硬 15 年"。缘于入院前 15 年无明显诱因出现双下肢僵硬感，容易摔倒，逐渐出现双上肢动作笨拙，双上肢抖动，上述症状晨起及午睡后减轻，下午时加重，严重时行走困难。无大小便及感觉障碍，无肢体麻木、疼痛、萎缩和肌肉跳动。曾在当地医院诊断为"肌张力障碍"，口服苯海索 1mg/d，略好转。家族史：父母非近亲结婚，家族中无类似病史。

　　体格检查：T 36℃，P 70 次/分，R 15 次/分，BP 110/75mmHg。心肺腹查体无异常。神经系统检查：脑神经查体阴性，四肢肌力 5 级，痉挛步态，脊柱右弯，马蹄内翻足，四肢肌张力增高，腱反射活跃，病理征阴性，双手意向性震颤。双侧角膜 K-F 环阴性。

　　辅助检查：头颅 MRI、脑电图、肝肾功能、肌酶、肌电图、血清铜蓝蛋白、肝脏 B 超等检查均正常。

　　初步诊断：多巴反应性肌张力障碍。

　　治疗：入院后予苄丝肼-左旋多巴（美多巴）125mg/d，4 天后除脊柱及足部畸形外症状完全消失。

❓ 主任医师常问实习医师的问题

● 该患者发病病史特点及诊断如何？

　　答：该患者为青年女性，儿童期起病，主要表现下肢僵硬，上肢震颤，查体四肢肌张力增高，痉挛步态，脊柱右弯，马蹄内翻足，无肢体无力及感觉障碍，定位诊断锥体外系疾病，定性诊断结合其儿童期起病并且具有晨轻暮重及少量美多巴有效等特点，诊断考虑多巴反应性肌张力障碍。

● 多巴反应性肌张力障碍的主要临床表现有哪些？

　　答：（1）起病年龄从婴儿期至 12 岁不等，平均 6 岁，个别患者可延迟至 50～60 岁发病。女性多于男性，女男比例约为 4∶1。

　　（2）首发症状多始自足部的肌张力障碍，少数成年起病者首发震颤。临床特征为肌张力障碍，表现为以下肢为主的姿势性肌张力失常，早期表现为步态异常（足尖行走、马蹄内翻足）、行走不稳，缓慢进展为四肢僵硬、头后仰的痉挛性斜颈、8～10Hz 的姿势性震颤及运动迟缓，部分患者还可出现吞咽困难和言语不清。

（3）体检常发现肌张力增高，甚至齿轮样肌强直；腱反射活跃；偶有阳性病理征；但无感觉、高级神经活动或自主神经功能障碍。部分患者有焦虑、抑郁强迫行为和进食异常。

（4）77％患者的症状每日内可有波动，傍晚加重，部分症状可以在清晨及睡眠后减轻。一般说来，起病越早，症状越重。发病后20年内病情进展相对缓慢。

（5）对小剂量多巴制剂均有持续疗效，长期使用无明显副作用。肌张力障碍和对左旋多巴治疗反应良好两者并存是多巴反应性肌张力障碍的两大特征。

● 多巴反应性肌张力障碍需要同哪些疾病鉴别？

答：多巴反应性肌张力障碍有昼间症状波动现象，服用小剂量左旋多巴疗效好，部分患者有遗传家族史，电生理和影像学检查如脑电图、肌电图、诱发电位、头颅 CT 和 MRI、脑部 SPECT 及 PET 均未见异常，可与其他疾病（如脑瘫、脑炎等）引起的锥体外系功能障碍相鉴别。

（1）肝豆状核变性　常伴肝脏损害及智力、精神异常，角膜可见 K-F 环。肝豆状核变性具有角膜色素环、血清铜蓝蛋白或（及）铜氧化酶显著降低及血铜降低，尿铜增高等铜代谢异常的特征。

（2）手足徐动症　以局限于远端肌肉蠕动样缓慢的不自主运动为特征，通常不侵犯近端肌肉，亦不产生持续性扭曲、挛缩等改变。

（3）舞蹈病　表现为近端肌肉为主的粗大、快速、不规则的不自主运动，一般不产生躯干扭转样特异姿势。

（4）脑性瘫痪　常以肌张力异常增高及痉挛为主要特征，但常伴智力低下、惊厥及情绪障碍，症状无波动性，对多巴制剂无反应。

（5）少年型帕金森病　极少发生在 8 岁以下儿童，PET 检查示18F-dopa 摄取量下降，长期应用多巴制剂需逐渐增加剂量，且易出现异动、剂末恶化等副作用。

 主任医师常问住院医师和主治医师的问题

● 多巴反应性肌张力障碍的发病机制是什么？

答：多巴反应性肌张力障碍患者的神经影像学、神经病理学和神经生化方面的研究均确认了黑质纹状体的神经元结构正常，中脑黑质的低色素细胞数量正常，黑质中酪氨酸羟化酶活性和酪氨酸羟化酶蛋白水平

亦正常。虽然纹状体没有任何变性的表现，但纹状体中多巴胺含量下降，
酪氨酸羟化酶蛋白水平及活性亦下降，提示纹状体多巴胺下降与酪氨酸
羟化酶减少是多巴反应性肌张力障碍的主要致病机制。此外，脑脊液中
四氢生物蝶呤（BH4）减少，提示本病继发于四氢生物蝶呤异常。神经
生化研究显示多巴反应性肌张力障碍患者与正常人相比，其三磷酸鸟苷
环化水解酶Ⅰ（GCH Ⅰ）或酪氨酸羟化酶（TH）蛋白水平及活性下降，
进而引起多巴胺的合成障碍。GCH Ⅰ是 GTP 合成 BH4 途径中的起始酶
和限速酶。BH4 作为芳香族氨基酸羟化酶 TH 的必需辅因子，参与它们
活性的调节，TH 参与合成重要的神经递质多巴合成，为代谢途径中的
限速酶。因此，GCH Ⅰ或是 TH 的酶蛋白水平或是活性下降，会影响单
胺类神经递质多巴的合成（图 7-4）。

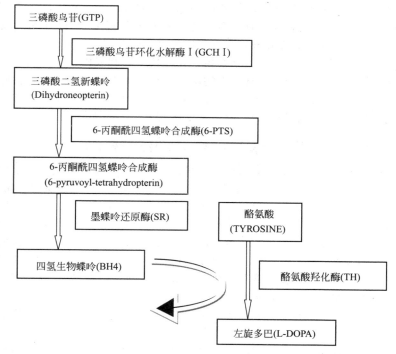

图 7-4 多巴合成代谢图

三磷酸鸟苷环化水解酶Ⅰ是四氢生物蝶呤合成的途径的限速酶，酪氨酸羟化酶是
左旋多巴合成的限速酶。6-丙酮酰四氢蝶呤合成酶与墨蝶呤还原酶亦参与四氢生物蝶
呤合成。上述酶活性下降均可能导致左旋多巴合成减少

　　分子生物学研究显示，多巴反应性肌张力障碍患者存在多巴合成途径酶的基因缺陷，根据多巴反应性肌张力障碍的遗传方式将其分为两型。①常染色体显性遗传型：较常见，为位于 14q22.1-22.2 的三磷酸鸟苷环化水解酶 I（GCH I）基因突变所致。②常染色体隐性遗传型：少见，为位于 11p15.5 的酪氨酸羟化酶（TH）基因突变所致。近年来有多巴反应性肌张力障碍患者检测出墨蝶呤还原酶（SR）基因和 6-丙酮酰四氢蝶呤合成酶（6-PTS）基因突变的报道。

　　对常染色体显性遗传多巴反应性肌张力障碍研究发现，理论上 GCH I 突变为杂合突变，导致 GCH I 蛋白杂合状态下 GCH I 蛋白活性应该为 50% 左右，但是临床上检测 DRD 患者脑脊液中 GCH I 酶活性下降至 30% 以下，显性抑制效应（Dominant negative effect）机制在其中发挥重要作用。显性抑制效应指 DRD 患者杂合状态下 GCH I 突变蛋白自身活性下降，并且具有抑制野生 GCH I 蛋白功能表达的效应，研究发现正常真核细胞表达的 GCH I 蛋白的四级结构是由 10 个蛋白单体组成十聚体，在真核生物胞浆内均匀分布，突变 GTP 环化水解酶 I 在真核生物胞浆内形成异常的聚合蛋白，在胞浆中形成包涵体，这种异常病理结构干预野生 GCH I 蛋白的正常空间结构，竞争同底物结合，影响了正常 GCH I 蛋白功能表达。

● 多巴反应性肌张力障碍的辅助检查及治疗预后如何？

　　答：(1) 临床上对多巴反应性肌张力障碍患者检查如下　①生化检查：GCH I 的缺陷将影响苯丙氨酸代谢和单胺类神经递质的合成，患者血浆和脑脊液中生物蝶呤（主要成分为四氢生物蝶呤）下降，脑脊液中反映 GCH I 活性的新蝶呤也下降。酪氨酸羟化酶是合成儿茶酚胺的限速酶，酪氨酸羟化酶的缺陷导致儿茶酚胺水平下降，脑脊液中高香草酸含量亦下降。②苯丙氨酸负荷试验：口服苯丙氨酸 100mg/(kg·d)，服前及服后 1h、2h、3h、4h 分别测定血苯丙氨酸、酪氨酸浓度，计算苯丙氨酸与酪氨酸的比值。患者血浆苯丙氨酸水平正常，但口服苯丙氨酸后血苯丙氨酸浓度、苯丙氨酸/酪氨酸的比值于 3h 和 4h 明显下降，提示苯丙氨酸代谢存在亚临床缺陷。应用口服苯丙氨基酸负荷试验能筛查出不典型患者和症状前患者。③基因检测，通过检测 GCH I 与 TH 基因突变，能够有助于诊断对多巴反应性肌张力障碍患者、症状前患者。

　　(2) 本病预后良好，小剂量左旋多巴 1.0~1.5g/d 有显著疗效，且作用持久恒定，对有些延迟至成年才治疗的病例仍有长期疗效。抗胆碱能药物苯海索（安坦）对该病亦有效，故对左旋多巴治疗不能耐受者可改用安坦，对其有显著疗效者可能提示对左旋多巴治疗有效。

● 多巴反应性肌张力障碍的症状波动的机制是什么？

答：多巴反应性肌张力障碍症状日间的波动性可能与四氢生物蝶呤半衰期相对较短有关，患者 GCH Ⅰ 活性下降，合成四氢生物蝶呤速度慢，不足以补偿日间四氢生物蝶呤辅因子的缺乏，导致本病日间症状加重。

主任医师总结

多巴反应性肌张力障碍是一种好发于儿童或青少年，以肌张力障碍或步态异常为首发症状的遗传性疾病。其临床特点为症状的波动性以及小剂量多巴制剂对其有快速、明显的疗效。因此，临床上对怀疑多巴反应性肌张力障碍患者，需要予少量多巴制剂诊断性治疗，确诊有待于生化检查及基因检测，大多数多巴反应性肌张力障碍患者进行多巴制剂治疗具有长期良好疗效。

参 考 文 献

[1] Allen N，Knopp W. Hereditary Parkinsonism-dystonia with sustained control by LDOPA and anticholinergic medication. *Adv Neurol*，1976，14：201-213.

[2] Furukawa Y. Update on dopa-responsive dystonia：locus heterogeneity and biochemical features. *Adv Neurol*，2004，94：127-138.

[3] Segawa M，Nomura Y，Nishiyama N. Autosomal dominant guanosine triphosphate cyclohydrolase I deficiency（Segawa disease）. *Ann Neurol*，2003，54 Suppl 6：S32-45.

[4] Nygaard TG，Marsden CD，Duvoisin RC. Dopa-responsive dystonia. *Adv Neurol*，1988，50：377-384.

[5] Ichinose H，Ohye T，Takahashi E，*et al*. Hereditary progressive dystonia with marked diurnal fluctuation caused by mutations in the GTP cyclohydrolase I gene. *Nat Genet*，1994，8（3）：236-242.

[6] Ludecke B，Knappskog PM，Clayton PT，*et al*. Recessively inherited L-DOPA-responsive parkinsonism in infancy caused by a point mutation（L205P）in the tyrosine hydroxylase gene. *Hum Mol Genet*，1996，5（7）：1023-1028.

[7] Wu ZY，Lin Y，Chen WJ，*et al*. Molecular analyses of GCH-1，TH and parkin genes in Chinese dopa-responsive dystonia families. *Clin Genet*，2008，74（6）：

513-521.

[8] Clot F, Grabli D, Cazeneuve C, et al. Exhaustive analysis of BH4 and dopamine biosynthesis genes in patients with Dopa-responsive dystonia. Brain, 2009, 132 (Pt 7): 1753-1763.

[9] Hirano M, Yanagihara T, Ueno S. Dominant negative effect of GTP cyclohydrolase I mutations in dopa-responsive hereditary progressive dystonia. Ann Neurol, 1998, 44 (3): 365-371.

[10] Chiou YW, Hwu WL, Lee YM. Hsp27 decreases inclusion body formation from mutated GTP-cyclohydrolase I protein. Biochim Biophys Acta, 2008, 1782 (3): 169-179.

[11] Hyland K, Fryburg JS, Wilson WG, et al. Oral phenylalanine loading in dopa-responsive dystonia: a possible diagnostic test. Neurology, 1997, 48 (5): 1290-1297.

[12] Opladen T, Okun JG, Burgard P, et al. Phenylalanine loading in pediatric patients with dopa-responsive dystonia: revised test protocol and pediatric cutoff values. J Inherit Metab Dis, 2010, 33 (6): 697-703.

[13] 谢卉, 吴志英, 王柠, 等. 多巴反应性肌张力障碍临床分析及GCH I基因突变的研究. 中华儿科杂志, 2006, 44 (7): 492-495.

(林宇　王柠)

18岁男性，反复肢体不自主扭转17年
——发作性运动诱发性运动障碍（PKD）

❀ [实习医师汇报病历]

　　患者，男性，18岁，以"反复肢体不自主扭转17年"为主诉入院，入院前17年出现肢体不自主扭动，反复发作，多于运动或紧张时出现，双侧均有发作，表现为肢体不自主扭转，持续数秒至二十余秒不等，程度轻时可自行控制，发作时无人事不省，无大小便失禁，夜间入睡后无发作，曾于当地医院予"氟哌啶醇、苯海索（安坦）"治疗，症状无好转，入院前1年，症状较前加重，发作较前频繁，无肢体无力、麻木。今门诊拟"运动障碍"收入院。其父亲、姐姐、姑姑、堂弟有类似病史（图7-5）。

　　体格检查：T 36.5℃，P 81次/分，R 20次/分，BP: 110/70mmHg。心肺腹查体无异常。神经系统查体：神志清楚，双侧瞳孔等大等圆，直径约3mm，对光反应灵敏，双侧鼻唇沟对称，伸

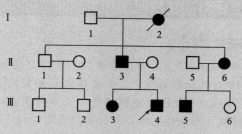

图 7-5　PKD 家系图

舌居中，余脑神经查体阴性。四肢肌力 5 级，肌张力正常，双侧腱反射对称（＋＋），双侧深浅感觉无异常，共济运动阴性，双侧病理征未引出。颈软，布氏征、凯尔尼格征阴性。跑步及反复下蹲起立后可诱发肢体不自主扭动。

辅助检查：脑电图未见异常。铜蓝蛋白 250mg/L。家系中患者基因检查，发现 indelc.649_650insC 突变，见彩图 2。

入院诊断：发作性运动诱发性运动障碍（paroxysmal kinesigenic dyskinesia，PKD）。

入院后予卡马西平 50mg tid，发作停止。

主任医师常问实习医师的问题

● 该患者的临床特点及诊断依据如何？

答：患者儿童期起病，主要表现发作性舞蹈样动作，运动及体位改变时诱发，发作时间短，发作时意识清楚，未发作时无阳性体征，辅助检查包括动态脑电图正常。患者经过小剂量卡马西平治疗，症状完全好转。具有常染色体显性遗传家族史。综上所述，符合 2004 年 Bruno 等学者制定的 PKD 的诊断标准，因此诊断考虑家族性 PKD。

● 该病应与哪些疾病相鉴别？

答：由于本病的临床症状具有突发突止、持续时间短暂等特点，临床上易被误诊为癫痫，可根据"发作时意识清楚、脑电图大多正常"等特点进行鉴别。此外，尚需注意与其他类型的运动障碍如多巴反应性肌张力障碍、先天性肌强直等鉴别。

主任医师常问住院医师和主治医师的问题

● PKD 诊断标准是什么？

答：2004 年 Bruno 等学者通过总结 121 例 PKD 患者的临床资料，制定了原发性 PKD 的诊断标准：①发作由运动触发；②发作持续时间短，不超过 1min；③发作时意识清楚，无疼痛感觉；④神经系统检查正常，排除其他器质性疾病；⑤抗癫痫药物如卡马西平、苯妥英钠治疗有效；⑥无家族史者多在 1～20 岁发病，若有家族史，发病年龄范围可放宽。

● 什么是发作性运动障碍病？ PKD 与发作性运动障碍病是什么关系？

答：发作性运动障碍病（paroxysmal dyskinesias）是指一种突发的不自主的异常运动或姿势障碍，包括局部、节段或全身性肌张力障碍、舞蹈或投掷症、手足徐动等不同组合的发作，可重复出现，持续数秒至数小时，发作期通常意识清楚，发作间歇期正常并无异常神经系统体征的一组症状群，所以又称发作性运动障碍综合征。1995 年，Demirkiran 根据诱发因素、现象学、发作时间和病因学将发作性运动障碍分成 PKD、发作性非运动诱发性运动障碍（PNKD）、发作性过度运动导致的运动障碍（PED）、发作性睡眠诱发性运动障碍（PHD）等四种类型，其中 PKD 是发作性运动障碍病最为常见的一种类型。

● 发作性运动障碍病病因是什么？

答：儿童期发病的发作性运动障碍大多为原发性，病因不明。仅少数患者中可能继发于多发性硬化、头部外伤、基底节各种疾病、前庭冷热水刺激试验、脊髓炎恢复期、甲状旁腺功能减退等。

● 发作性运动障碍病的临床特点有哪些？其各种亚型之间如何鉴别？

答：发作性运动障碍病的主要临床表现肌张力障碍、舞蹈或投掷症、手足徐动等不同组合的发作，以下是不同类型的发作性运动障碍鉴别要点（表 7-1）。

表 7-1　发作性运动障碍各种类型的临床特点

项目	PKD	PNKD	PED	PHD
发病年龄	4 个月至 57 岁	2 个月至 50 岁	2～30 岁	儿童
男女比例	2∶1～4∶1	男性略多	散发病例男女相等,家族病例女性多	4∶1
诱发因素	随意运动诱发	应激、兴奋、疲劳、酒、咖啡、茶、热和冷刺激	长时间运动后	非快波动眼睡眠期(NREM)
持续时间	<5min	数分钟至数小时	5～30min	20～50s
发作频率	最多可 100 次/日	2～3 次/月至 20 次/日	数次/月至 1～2 次/日	数次/年至 4～5 次/夜
随年龄增长是否自发缓解	是	是	否	否
治疗药物	苯妥英钠、苯巴比妥、扑米酮、氯硝西泮、丙戊酸和卡马西平、乙酰唑胺、氟氯桂嗪和四苯喹嗪亦有效	抗癫痫药反应不佳,但有报道氯硝西泮、丙戊酸钠治疗有效	左旋多巴、色氨酸、乙酰唑胺对少数病例有效,皮质类固醇对个别病例有效	卡马西平、苯妥英钠、苯巴比妥和苯妥英钠合用有效,乙酰唑胺也有效

● 家族性 PKD 在分子发病机制的研究方面有何进展?

答:家族性 PKD 主要表现为常染色体显性遗传。从 20 世纪 90 年代起,先后有学者通过连锁分析将 PKD 的致病基因定位于 16 号染色体的两个区域(16p11.2-q12.1,16q13-q22.1),但是一直未找到其致病基因。2011 年,来自复旦大学、福建医科大学与中国科学院上海神经科学研究所的研究人员应用先进的全外显子测序技术,对一个家系的 2 例患者及 2 名正常对照进行了分析,通过 Sanger 测序验证,最终发现位于 16 号染色体的 PRRT2 基因存在截短突变 c.649dupC(p. Arg217Profs * 8),该截短突变在家系内与疾病存在共分离现象。进而对其余 7 个家系进行 Sanger 测序,在 5 个家系中也发现了该突变,而在另外 2 个家系中各发现了 1 个新的截短突变,即 c.514 _ 517delTCTG(p. Ser172Argfs * 3)和 c.972delA(p. Val325Serfs * 12),这些突变在家系内均存在共分离现象。单倍型分析表明携带 c.649dupC

突变的 6 个家系具有 3 种不同的单倍型，提示"奠基者效应"的可能性较小。在 1000 名健康对照中进行验证，排除了上述三种突变为基因多态的可能。进一步基于细胞及小鼠模型的 PRRT2 表达及蛋白定位研究也进一步提示 PRRT2 为 PKD 的致病基因。这样就成功克隆了家族性 PKD 的第一个致病基因 PRRT2，这对充分理解该病的分子发病机制以及提高本病临床诊治水平具有重要意义。进一步对本家系中的患者进行 PRRT2 基因突变检测，在 PRRT2 基因上也发现了 indel c. 649_650insC 突变（彩图 2），从而确诊为家族性 PKD。

主任医师总结

发作性运动障碍病是一类较为常见的锥体外系疾病，临床上易被误诊为癫痫，可根据"发作时意识清楚、脑电图大多正常"等特点进行鉴别。临床又根据发作的诱发因素、发作持续时间以及药物的选择性对发作性运动障碍病进行分类诊断，由于不同亚型对药物的敏感性不同，因此分型诊断对治疗及预后十分重要，如有条件可借助分子生物学手段进行确诊。

参 考 文 献

[1] Demirkiran M, Jankovic J. Paroxysmal dyskinesias: clinical features and classification. *Ann Neurol*, 1995, 38 (4): 571-579.

[2] Fahn S. The early history of paroxysmal dyskinesias. *Adv Neurol*, 2002, 89: 377-385.

[3] Bruno MK, Hallett M, Gwinn-Hardy K, et al. Clinical evaluation of idiopathic paroxysmal kinesigenic dyskinesia: new diagnostic criteria. *Neurology*, 2004, 63 (12): 2280-2287.

[4] Nagamitsu S, Matsuishi T, Hashimoto K, et al. Multicenter study of paroxysmal dyskinesias in Japan-clinical and pedigree analysis. *Mov Disord*, 1999, 14 (4): 658-663.

[5] 林宇, 吴志英, 王柠, 等. 家族性发作性运动诱发性运动障碍三个家系的临床及遗传学特点. 中华神经科杂志, 2006. 39 (11): 734-737.

[6] 刘凤君, 吴逊. 发作性运动障碍病的分类及其临床特点. 临床神经病学杂志, 2006, 19 (2): 153-154.

[7] Unterberger I, Trinka E. Diagnosis and treatment of paroxysmal dyskinesias revisited. *Ther Adv Neurol Disord*, 2008, 1 (2): 4-11.

[8] Spacey SD, Valente EM, Wali GM, et al. Genetic and clinical heterogeneity in paroxysmal kinesigenic dyskinesia: evidence for a third EKD gene. *Mov Disord*, 2002, 17 (4): 717-725.

[9]　Bennett LB，Roach ES，Bowcock AM. A locus for paroxysmal kinesigenic dyskinesia maps to human chromosome 16. *Neurology*，2000，54（1）：125-130.

[10]　Chen WJ，Lin Y，Xiong ZQ，*et al*. Exome sequencing identifies truncating mutations in PRRT2 that cause paroxysmal kinesigenic dyskinesia. *Nat Genet*，2011，43（12）：1252-1255.

（林宇　陈万金　王柠）

10 岁男性，发作性不自主抽动、发声 2 年——图雷特综合征（TS）

[实习医师汇报病历]

　　男性，10 岁，以"发作性不自主抽动、发声 2 年"为主诉入院。入院前 2 年，患儿无明显诱因出现不自主眨眼、皱眉、张口、转颈、耸肩等动作，呈发作性，每次持续数秒钟，后症状渐重，由头面部发展至全身，每天发作数百次。情绪紧张激动时症状加重，分散注意力或专注做事时症状减轻，入睡后消失。入院前 1 年半，出现不自主清嗓、咂嘴等发声抽动，伴脾气暴躁、上课注意力不集中、学习困难。既往史无特殊，足月顺产，生长发育正常，家族中其父亲有类似病史，症状持续至成人。

　　体格检查：神清，心肺腹未见异常。神经系统查体：脑神经未见明显异常。四肢肌张力正常，肌力 5 级，见头面部、肢体不自主抽动，共济运动和感觉检查正常。腱反射对称，病理征（－）。颈软，双侧凯尔尼格征（－）。

　　辅助检查：临床化学检验、血沉、铜蓝蛋白、ASO、RF 正常，脑电图、心电图、头颅 MRI 未见明显异常。

　　诊断：图雷特综合征（Tourette Syndrome，TS）。

　　治疗：泰必利 50mg tid 口服治疗，1 周后症状减轻，坚持服药，病情稳定。

主任医师常问实习医师的问题

● TS 的诊断标准是什么？

　　答：TS 旧称抽动-秽语综合征，现主张弃用此名，改称图雷特综合征。其诊断标准如下。

（1）不自主重复、快速、无目的的动作，涉及多组肌肉，抽动在1天内发作多次（或间歇性发作），可受意志控制达数分钟至数小时。

（2）病程中同时或先后出现2个以上的运动性抽动加上1个或以上发声性抽动。

（3）数周至数月内症状可有波动，间歇期连续<2个月，总病程超过1年。

（4）多数18岁前起病（2～21岁）。

（5）临床表现不能用其他直接的生理效应（如服用兴奋药）或其他疾病（Huntington病、病毒感染后脑炎等）解释。

 主任医师常问住院医师和主治医师的问题

对该患者诊断有无不同意见？ 如何进行鉴别诊断？

答：（1）根据患者病史特点，8岁起病，表现为复发性不自主运动抽动、发声抽动，涉及多组肌肉，症状波动，可受意志控制，病程2年，症状一天发作多次，参照诊断标准，可诊断。

（2）该患儿应注意与儿童期可能出现运动障碍的疾病鉴别 ①习惯性痉挛见于5～10岁男孩，为不良习惯、精神因素或模仿他人行为，多动较局限、时间短，可自行消失，无语言障碍、智力减退，可鉴别。②小舞蹈病：若近期无风湿热、关节炎病史、心脏受累证据，较难鉴别，小舞蹈病一般无发声痉挛，为自限性疾病，常在3～6个月消失，抗风湿治疗有效，可鉴别。③Wilson病：根据肝脏受累，角膜K-F环、血清铜、铜蓝蛋白异常等可鉴别。④早发型Huntington病：多有家族史，表现为肌张力障碍、进行性智能减退，基因检测可确诊。

TS的病因、发病机制是什么？

答：本病的病因、发病机制尚不明确，35%～50%病例有家族史，可能是常染色体显性遗传伴外显率表现度变异的疾病，Comings认为是多基因遗传病，基因缺陷可导致神经解剖异常及神经生化功能紊乱。遗传、分娩产伤、脑缺氧、脑发育不良或变性等因素可影响中枢神经递质，如多巴胺、5-HT、去甲肾上腺素在脑内信号传递。

关于发病机制有2种假说。①本病与纹状体多巴胺系统中多巴胺活动过度或多巴胺受体超敏有关，应用多巴胺受体拮抗药能有效控制抽动，反之用苯丙胺可使抽动明显恶化。②认为脑发育早期兴奋性氨基酸和性激素过度营养作用，基底节和边缘系统某些神经元异常增加及神经元突触过度派生，产生本病一系列症状。

● **TS 的主要症状有哪些？**

答：主要症状：有两方面，即多发性抽动以及共病。

（1）抽动　是一种不自主的突发、快速、无目的的单一或多部位肌肉抽动，通常头面部先累及，逐渐发展到四肢和躯干，每日发作十几次至数百次。有 $30\%\sim40\%$ 患者抽动时伴爆发性异常喉音，如犬吠声、吼叫声、喉鸣声、嘿嘿声等，或刻板地发出咒骂和淫秽词句，并有强迫性意向。抽动可在短时间内受意识控制，应激、疲劳、兴奋、焦虑、感冒发热时加重，放松或睡眠时减轻或消失。

抽动可分为运动抽动和发声抽动（表 7-2）。

表 7-2　不同类型的抽动

运动抽动		发声抽动	
单纯运动抽动	复杂运动抽动	单纯发声抽动	复杂发声抽动
阵挛性	嗳气	吹风声	秽亵言语
眨眼	秽亵行为	咳嗽声	模仿言语
点头	模仿动作	呼噜声	言语重复
耸鼻	摇头	呃逆	
张力障碍性	袭击	放声大笑	
眼睑痉挛	跳跃	吸鼻声	
夜磨牙	踢	吸吮声	
眼球转动	干呕	清嗓声	
肩膀旋转	投掷		
持续下颌张开	触摸		
斜颈	弯腰		
强直性	呕吐		
腹部挛缩			
肢体伸展			
肢体弯曲			

（2）共病　主要是行为障碍，其中以强迫症状（OCD）和注意力缺陷/多动障碍（ADHD）最常见。OCD 发生率为 $20\%\sim60\%$，表现为不自主地反复出现而持续存在的不切实际的想法、冲动行为，或者是重复行为，如不停洗手、计数、默诵等，脑海中反复出现某一观念

或概念，患者能意识到这一想法是不必要的，但无法摆脱。ADHD常早期出现，发生率为 40％～70％，患者容易被其他无关事情干扰，长时间难以集中注意力在相关事情上，造成学习困难。ADHD 除注意缺陷外，还有多动冲动症状。

● TS 的辅助检查有哪些？

答：TS 的辅助检查无特异性，需完善 ASO、RF、血沉、铜蓝蛋白、头颅 CT 或 MRI、脑电图检查，排除相关疾病。

● TS 的治疗原则是什么？

答：(1) 综合治疗 TS 无特效治疗方法，只能作综合的对症治疗，首选健康教育，药物治疗是主要的治疗手段，辅以心理行为治疗，对于难治性病例，可考虑手术治疗。

(2) 明确治疗目标 目标症状通常分为三类：抽动、OCD 和ADHD。抽动往往是治疗的目标症状，但也有些患者的目标症状是OCD 或 ADHD。

(3) 正确选择用药时机 具有较好社会适应能力的轻症患儿一般不需药药物治疗，通过健康教育及心理治疗，患儿完全能够适应正常的学习和生活。通过健康教育及心理治疗无法控制或耶鲁综合抽动严重程度量表评分（YGTSS）＞50 分时，需加用药物治疗。

(4) 根据目标症状选择治疗药物 控制抽动症状选择中枢性 α_2 受体激动药和多巴胺 D_2 受体阻滞药；前者是治疗轻至中度抽动的首选用药，主要有可乐定、可乐定透皮贴剂。可乐定开始剂量 0.025～0.05mg qn，每 3 天增加 0.05mg，至 0.2～0.3mg/d，分 2～3 次服用，副作用主要有镇静、降压、心律失常，需监测血压、心电图；口服制剂耐受性差者可用透皮贴剂，每片含可乐定 2mg，隔 6 天换 1次，贴在两侧耳后，小于 6 岁贴片量减半；多巴胺 D_2 受体阻滞药如氟哌啶醇、匹莫齐特，虽有效，但因副作用较多，不推荐作为首选；多巴胺 D_2 受体和 5-HT_2 受体双重抑制药如利培酮、齐拉西酮、奥氮平均有效，但尚缺乏儿童用量的资料。选择性多巴胺 D_2 受体阻滞药泰必利疗效较好，起始量 50mg bid，治疗量 150～500mg/d，分 2～3次服用，副作用较轻。肉毒杆菌毒素推荐用于局灶性运动性抽动。

控制强迫症状选择 5-羟色胺再摄取抑制药（SSRIs），氟西汀、氟伏沙明、舍曲林对成人及儿童强迫症状均有效，应从小剂量开始，缓慢增量。三环类抗抑郁药因副作用大，不作为首选。

控制 ADHD 可以选择 α_2 受体激动药，也可选用非中枢兴奋药如托莫西汀，该药不增加纹状体部位的多巴胺水平，不诱发抽动，国外应用效果较好，用量为 0.5～1.5 mg/（kg·d），早上顿服或分为早晚服用，副作用常见食欲减退、嗜睡、疲乏。

（5）对于多种药物治疗无效的难治性病例，可考虑手术治疗。严重自伤行为者用电凝探针立体定向进行双侧脑边缘白质切除术，损毁双额叶下内 1/4 区，或扣带回前部分离性损毁术可能有效。脑深部电刺激术（DBS），迄今，最大宗应用 DBS 治疗 GTS 的报道来自Servello 等报告的 18 例 DBS 治疗 GTS 的治疗结果。18 例患者随访 3～18 个月，症状均有不同程度改善，伴随症状，如强迫症、自残行为、焦虑等也有不同程度改善。不过，Servello 等采用的靶点是双侧中央中核和束旁核复合体（eentromedian-parafascieular，CM—Pfc）以及丘脑的腹嘴前核（Voa）。李建宇等用微电极记录双侧苍白球内侧部（GPi）放电信号后，埋置 DBS 治疗 GTS 患者 10 例，随访时间 2～24 个月，通过对 DBS 治疗 GTS 患者安全性和有效性的评估，表明 DBS 是治疗难治性 GTS 的一种安全有效的术式。目前尚需更多的临床研究来证实 DBS 的安全性、有效性。

主任医师总结

TS，旧称抽动秽语综合征，是一种儿童常见的神经精神性疾病，病情严重者可影响患儿的生活质量。抽动是 TS 的标志，具有突然、快速、短暂、重复、不自主、无目的、复发等特点，影响多组肌肉。抽动可分为运动抽动、发声抽动、感觉抽动，其中运动抽动最常见。TS 常伴有多种行为异常，如强迫症（OCD）、注意力缺陷多动症（ADHD）及某些人格和行为障碍。治疗上，以药物治疗为主，配合心理治疗，对于难治性 TS，可考虑手术治疗。本病预后良好，多数患者药物治疗有效，症状随年龄增长趋于减轻，少数患者可自行缓解。

参 考 文 献

[1] 中华医学会神经病学分会帕金森病及运动障碍学组. 图雷特综合征的诊断和治疗指南. 中华神经科杂志，2009，42（9）：635-638.
[2] 王维治. 神经病学. 北京：人民卫生出版社，2006.

[3] Leckman JF, Riddle MA, Hardin MT, *et al*. The Yale Global Tic Severity Scale: initial testing of a clinician-rated scale of tic severity. *J Am Acad Child Adolesc Psychiatry*, 1989, 28 (4): 566-573.

[4] Marras C, Andrews D, Sime E, *et al*. Botulinum toxin for simple motor tics: a randomized, double-blind, controlled clinical trial. *Neurology*, 2001, 56 (5): 605-610.

[5] Prasad S, Harpin V, Poole L, *et al*. A multi-centre, randomised, open-label study of atomoxetine compared with standard current therapy in UK children and adolescents with attention-deficit/hyperactivity disorder (ADHD). *Curr Med Res Opin*, 2007, 23 (2): 379-394.

[6] Servello D, Porta M, Sassi M, *et al*. Deep brain stimulation in 18 patients with severe Gilles de la Tourette syndrome refractory to treatment: the surgery and stimulation. *J Neurol Neurosurg Psychiatry*, 2008, 79 (2): 136-142.

[7] 李建宇, 张晓华, 李勇杰. 脑深部电刺激治疗抽动秽语综合征 10 例疗效分析. 中华神经外科杂志, 2010, 26 (10): 923- 925.

（吴华）

第八章 脱髓鞘疾病

25岁女性，反复肢体无力3年，再发 1个月——多发性硬化(MS)

⊛ [实习医师汇报病历]

患者，女性，25岁，以"反复肢体无力3年，左眼视力下降1年"为主诉入院。于入院前3年，患者无明显诱因出现右侧肢体无力，无法持物及行走，伴有右侧肢体麻木，于当地医院激素治疗好转。1年前，出现左眼视力下降，只有眼前光感，于外院诊断"多发性硬化"，激素治疗后完全缓解，出院后病情相对稳定。入院前1个月，出现左侧肢体无力，我院再次予激素冲击治疗后，症状逐渐好转。既往"消化道穿孔手术"史。

体格检查：全身浅表淋巴结未及肿大；心肺未见异常；腹平软，肝脾未扪及。神经系统检查：神志清楚，脑神经检查未见明显异常；左侧肢体肌力5$^-$级，右侧肢体肌力5级，四肢肌张力正常，共济运动正常；深浅感觉正常；四肢腱反射对称活跃，双侧巴宾斯基征、查多克征（＋）；颈软，克、布氏征阴性。

辅助检查：血尿常规、生化全套未见明显异常，乙肝表面抗原阳性。HBV DNA：24.0E＋07；血清 NMO-IgG （－），血 ANA、ds-DNA、ACA、ANCA、ENA 谱、ASO、RF、RPR、TPPA、HIV 均阴性，血沉15mm/h，血清维生素 B_{12} 水平正常。腰穿脑脊液检查示：脑脊液生化、常规正常。脑脊液 IgG 指数：1.04。寡克隆区带电泳：阳性。VEP 示：双眼 P-VEP 的 P100 波潜时延长，头颅 MRI 示：双侧脑室旁见多发 T1WI 低信号、T2WI 高信号影，境界清楚，增强（图 8-1）可见大部分呈结节状或环形强化。

入院诊断：多发性硬化（复发-缓解型，relpsing-remitting mutiple sclerosis，RRMS）。

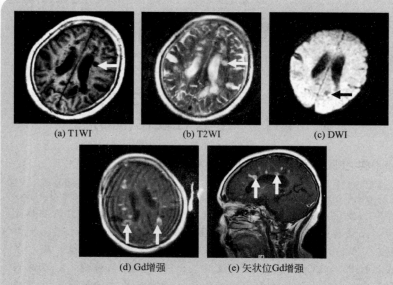

(a) T1WI (b) T2WI (c) DWI

(d) Gd增强 (e) 矢状位Gd增强

图 8-1　头颅 MRI
双侧脑室旁见多发 T1WI 低信号、T2WI 高信号影，境界清楚，
DWI 部分呈等、低信号。增强可见大部分呈结节状或环形强化

诊疗经过：给予甲泼尼龙 1000mg/d 冲击治疗，连续 3 天，逐渐减量，并辅以甲钴铵注射液、维生素 B_1、维生素 B_6、银杏叶提取物注射液以及奥美拉唑注射液抑酸保胃、碳酸钙维生素 D 片补钙、氯化钾缓释片补钾等治疗。

 主任医师常问实习医师的问题

MS 常见的临床分型有哪些？

答：（1）复发-缓解型（relpsing-remitting，RR）　最常见，疾病早期有多次复发和缓解，两次复发间期病情稳定，对治疗反应佳，约 50％患者转变为继发进展型。

（2）原发-进展型（prinmary-progressive，PP）　发病后病情进展加重，无缓解，持续 1 年以上，无急性发作期，对治疗反应差。

（3）继发-进展型（seconday-progressive，SP）　R-R 型患者出现

渐进性症状恶化,伴或不伴有急性复发。

(4)进展-复发型(progessive-relapsing,PR) 少见,发病后病情逐渐进展,并间有复发。

MS 的临床表现有哪些?

答:MS 是环境因素和遗传因素作用下的中枢神经系统脱髓鞘疾病,好发于青年人,女性多见。具有时间多发和空间多发的特点。临床表现存在异质性,东西方差异大。常见症状有运动障碍、视力障碍、感觉障碍、共济失调、眼肌麻痹、头晕、疲劳等,少见症状有三叉神经痛、精神症状、癫痫等。应注意,MS 患者可首发表现为发作性症状如痛性痉挛发作、Lhermitte 征、发作性感觉异常、癫痫等。MS 患者出现体温升高(如发热、日光浴、洗热水澡)症状加重的现象称为 Uhthoff 现象。西方人以脑干、大脑受累多见,而东方人以视神经、脊髓受累多见。

 主任医师常问住院医师和主治医师的问题

如何诊断和鉴别诊断该患者?

答:(1)患者为年轻女性,成年早期起病,有 2 次以上的临床发作,有大脑、视神经两处病灶的临床表现和影像学、电生理证据,脑脊液 IgG 寡克隆区带(+),故诊断 MS 明确。

(2)该患者需要与以下疾病进行鉴别诊断 ①视神经脊髓炎:患者有视神经受损表现,并有反复发作性病程,应考虑视神经脊髓炎的可能,但患者没有脊髓炎表现,并且头颅 MRI 可见多发病灶,符合 MS 的 McDonald 诊断标准中的影像学标准,不支持视神经脊髓炎诊断,故排除之。②急性播散性脑脊髓炎:可以出现大脑白质多发性病灶,但急性播散性脑脊髓炎为单相性病程,无复发缓解病史,起病多急且凶险,常伴有发热、精神异常、意识障碍等脑和脊髓弥漫性损害表现,视神经损害少见,与患者表现不同,故可排除。③多发性腔隙性脑梗死:患者为年轻人,脑血管病危险因素少,而腔隙性脑梗死病灶多比较偏外,较侧脑室偏远,新病灶在 MRI DWI 上呈现为高信号灶,与患者的头颅 MRI 表现不同,故排除之。④脑白质营养不良:多于儿童或青少年起病,起病隐袭并进行性加重,无复发缓解病程,临床表现多样，常有早期的智能减退和抽搐发作，头颅 MRI 增强扫描病灶一般无强化效应，与患者的临床表现和头颅 MRI 表现不同，故排除之。

● MS 的诊断标准是如何演变的？

答：1965 年 Schumacher 提出临床确诊的 MS 诊断标准，1977 年 McDonald 根据临床表现提出诊断标准，1983 年 Poser 引入 OCB（脑脊液寡克隆检查）提出经典的 MS 诊断标准，将 MS 分为确诊、可能，其中有根据临床和实验室检查分为临床支持和实验室支持，2001 年、2005 年、2010 年国际多发性硬化小组根据影像学改变分别对诊断标准进行修改。目前常用的诊断标准是 2005 年的 McDonald 标准（表 8-1），其次是 Poser 的诊断标准（表 8-2）。

2005 年的 McDonald 标准有两部分内容。① MRI 的空间多发：指具备以下 4 项条件中的 3 项：a. 出现 1 个普通钆（Gd）增强的病灶或 9 个 T2 高信号病灶；b. 出现至少 1 个天幕下病灶；c. 出现至少 1 个近皮质病灶；d. 出现至少 3 个脑室周围病灶。要求病灶在横断面上的直径应该在 3mm 以上，脊髓病灶与天幕下病灶有同等价值：1 个脊髓增强病灶等同于 1 个脑增强病灶，1 个脊髓 T2 病灶可代替 1 个脑内病灶。② MRI 显示的时间多发：指临床发作后至少 3 个月 MRI 出现新的 Gd 增强病灶；或者临床发作后 30 天以上，与参考扫描相比出现了新的 T2WI 病灶。

表 8-1　2005 年 McDonald 的诊断标准

临床表现	诊断必需的附加证据
2 次或更多发作[①]，2 处或更多客观临床病灶	不需要附加证据[②]
2 次或更多发作[①]，1 处客观临床病灶	空间多发性符合以下 3 项中任何一项： MRI[③] 脑脊液[④]检查结果阳性且 2 个以上符合 MS 的 MRI 病灶 累及不同部位的临床再次发作
1 次发作，2 处或更多临床客观病灶	时间多发性符合以下 2 项中任何一项： MRI[⑤] 临床再次发作

续表

临床表现	诊断必需的附加证据
1 次发作,1 处客观临床病灶(单症状,临床孤立综合征,clinically isolated syn-drome, CIS)	空间多发性符合以下 2 项中任何一项: MRI③ 脑脊液④检查结果阳性且 2 个以上符合 MS 的 MRI 病灶 时间多发性符合以下 2 项中任何一项: MRI⑤ 临床再次发作
提示 MS 的隐袭进展神经功能障碍(原发进展型 MS, primary progressive MS, PPMS)	1. 疾病进展 1 年(回顾性或前瞻性决定) 2. 符合以下 3 项中 2 项: a. 脑 MRI 扫描阳性(9 个 T2 病灶,或 4 个及以上 T2 病灶且 VEP⑥异常); b. 脊髓 MRI 阳性(2 个以上 T2 病灶); c. 脑脊液④检查结果阳性(寡克隆区带阳性和/或 IgG 24h 合成率增高)

注:如果对符合标准的临床症状没有更好的解释,则可以诊断 MS。如果疑似 MS,不完全符合标准,则诊断"MS 可疑",如果有另一个诊断可以更好的解释临床症状,则诊断"非 MS"。

① 一次发病定义为炎症脱髓鞘责任病灶导致的神经功能紊乱发作,主观描述(基于客观发现)或客观观察该发作持续至少 24h。

② 不需要附加证据,但如果辅助检测(MRI 和 CSF 检测)结果阴性,作 MS 的诊断要慎重。必须考虑其他疾病的诊断。只有没有其他诊断可以更好地解释临床症状,并且有一些客观证据支持,才能诊断为 MS。

③ MRI 上病灶的空间分布必须符合 Barkhof 和 Tintore 标准。

④ 脑脊液检查结果阳性指寡克隆区带阳性或 IgG 24h 合成率增高。

⑤ MRI 显示时间的多发性。

⑥ 典型的 MS 视觉诱发电位异常。

表 8-2 Poser 的诊断标准

诊断分类	诊断标准(符合其中一条)
临床确诊 MS (CDMS)	病程中 2 次发作和两个分离病灶临床证据 病程中 2 次发作,一处病变临床证据和另一处病变亚临床证据
实验室支持确诊 MS(LSDMS)	病程中 2 次发作,一个临床或亚临床病变证据,CSF OB/IgG 病程中 1 次发作,两个分离病灶临床证据,CSF OB/IgG 病程中 1 次发作,一处病变临床证据和另一病变亚临床证据,CSF OB/IgG

续表

诊断分类	诊断标准(符合其中一条)
临床拟诊 MS（CPMS）	病程中 2 次发作，一处病变临床证据 病程中 1 次发作，两个不同部位病变临床证据 病程中 1 次发作，一处病变临床证据和另一部位病变亚临床证据
实验室拟诊 MS（LSPMS）	病程中 2 次发作，CSF OB/IgG，两次发作须累及 CNS 不同部位，须间隔至少 1 个月，每次发作须持续 24h

注：两次发作须累及中枢神经系统不同部位，须间隔至少 1 个月，每次发作须持续 24h

2010 修订的 MS 的 McDonald 标准与 2005 年的 McDonald 标准差别在于对空间多发和时间多发的重新定义，具体如下。①空间的多发性需具备下列 2 项中的任何一项：a. 4 个 CNS 典型病灶区域（脑室旁、近皮质、幕下和脊髓）中至少 2 个区域有≥1 个 T2 病灶。b. 等待累及 CNS 不同部位的再次临床发作。②时间的多发性需符合以下 3 项中的任何一项：a. 任何时间 MRI 检查同时存在无症状的钆增强和非增强病灶；b. 随访 MRI 检查有新发 T2 病灶和/或钆增强病灶，不管与基线 MRI 扫描的间隔时间长短；c. 等待再次临床发作。

● **MS 的影像学特点有哪些？**

答：MRI 是临床诊断 MS 的重要依据，CT 不能作为诊断 MS 的依据。MS 病灶特点如下：①多位于脑室旁白质、胼胝体、皮质下白质、小脑、脑干、脊髓等部位；②在 T1WI 上低信号，T2WI 上表现为高信号，呈圆形或卵圆形，直径≥3mm；③位于侧脑室周围病灶的长轴垂直于侧脑室呈指状分布，典型的称为"Dawson 指"［图 8-1(e)］；④病灶新旧大小不一，部分病灶可融合成团，无明显占位效应；⑤新发或活动性病灶可强化，一般表现为"C"型或开环样强化；⑥Flair 序列对脑室旁和皮质病灶显示较清晰，呈高信号；⑦脊髓病灶一般位于脊髓横断面的一侧，较少超过 3 个椎体节段。2009 年国际专家提出的 MR 建议：采用 1.0T 以上的 MR 设备进行检查；扫描间距<3mm；应该进行双回波和 Flair 轴位全脑图像、正中矢状位未增强双回波或 Flair 图像（可选）以及增强的 T1 加权像扫描；增强扫描时延迟扫描可增加阳性率。DTI、MTR 等技术目前不作为 MS 的常规检查方法。

● **什么是临床孤立综合征？ 临床孤立综合征的转归如何？**

答：临床上首次发作的中枢神经系统脱髓鞘病（视神经炎、脑干脑炎、脊髓炎），称为临床孤立综合征（clinically isolated syndrome，CIS）。研究表明，30％～70％临床孤立综合征可发展为 MS。有以下特点的 CIS 发展为 MS 的概率较大：运动系统受累；发病时表现为单侧视神经炎，特别是伴有疼痛者；局灶性脊髓炎，特别是伴有 Lhermitte 征者；夸大的疼痛、痛性痉挛、麻木以及束带感等感觉异常者；有局灶性脑干、小脑炎，有眼球运动障碍、共济失调者；MRI 显示颅内多发病灶者。辨别 CIS 的意义在于早期发现 MS 的高危人群，早期干预，可延缓病程进展，减少致残率。

如何治疗 RRMS？

答：RRMS 的治疗包括急性期治疗、缓解期治疗、对症治疗。

（1）急性期治疗　①大剂量糖皮质激素：IVMP，短期、大剂量甲泼尼龙静脉滴注是治疗 MS 急性发作的首选方法，具体疗程意见不一。目前多采用 1g/d×3 天，每 3 天减半，总疗程 1 个月左右。②免疫球蛋白 0.4g /(kg·d)×5 天，或血浆置换（PE）一般应用于对大剂量激素冲击治疗无效或者恶性、暴发型 MS。

（2）缓解期治疗　主要选用疾病调节药物：一线药物，如 β-干扰素、醋酸格列默（glatiramer acetate，GA）；二线药物，如米托蒽醌（mitoxantrone）、那他珠单抗（natalizumab）。①β-干扰素：有三种药物。IFN-β1a：利比（rebif），avonex（国内无药），IFN-β1b：倍泰龙（betaseron）。应用注意事项：a. 存在量效关系：隔日给药或每周 3 次给药比每周 1 次给药缓解率高，大剂量给药比小剂量给药有效；b. 副作用小；可出现流感样症状、注射部位疼痛等；c. 耐药性：长期应用可出现中和抗体，IFN-β1b 比 IFN-β1a 更易出现，用药第 1 年及第 2 年需检查 1 次中和抗体，如 2 次均阳性，需考虑换药，另外有中和抗体者，应注意 3～6 个月复查，如持续滴度升高，需考虑换药。②醋酸格列默：可作为 RRMS 的一线治疗药物。③米托蒽醌因心脏毒性和容易诱发白血病、那他珠单抗因应用后出现多例进行性白质脑病，均被列为二线药物，主要应用于重症 RRMS 或者一线药物无效时。如果无条件应用疾病调节药物或者应用后仍不能控制进展者，可考虑应用免疫抑制药（如硫唑嘌呤、环磷酰胺、甲氨蝶呤、环孢素等）。年轻育龄妇女不推荐应用免疫抑制药。MS 的口服疾病调节药物（如芬戈莫德和克拉屈滨）可用于 RRMS 的治疗。

（3）对症治疗　疲倦感：可用金刚烷胺、匹莫林治疗。膀胱、直肠、性功能障碍：约 75% MS 患者有膀胱功能障碍，部分患者性功能障碍，可用药物对症治疗。痉挛：常用力奥来素、卡马西平、氯硝西泮。姿势性震颤：可用安定类药物。此外，针对症状的治疗及物理治疗，对 MS 患者自我保健教育是 MS 治疗措施中重要的组成部分。本患者为年轻女性，3 年内有 3 次发作，影像学上病灶多，急性期根据上述治疗方案选择 IVMP 治疗，缓解期建议其应用 β-干扰素。

（4）他汀类药物、维生素 D 亦可应用于 MS 的缓解期治疗。

主任医师总结

（1）MS 的特点是时间和空间的多发性，病灶主要位于中枢神经系统白质内，灰质亦可受累。MS 的诊断是一种排除性诊断，符合诊断标准的同时，应注意排除其他可引起复发-缓解的疾病如视神经脊髓炎、结缔组织病（SLE、SS 等）、中枢神经系统血管炎、结节病等，应根据临床症状及体征选择相应的排除性检查手段。目前，观点认为 MS 与 NMO 是两种疾病，发病机制、治疗等均存在较大差异，故应注意鉴别。

（2）MRI 检查是 MS 的重要检查手段。OCB 阳性可见于 MS，也可见于 SLE、SS、肿瘤、中枢神经系统感染、周围神经脱髓鞘等，故 OCB 仅作为诊断的参考。

（3）炎性脱髓鞘病变导致的神经功能紊乱需持续 24h 以上，2 次发作的间隔需 30 天以上，这样的发作才能认定为 MS 的发作。MS 可因发热、感染、疲劳等导致原有症状加重，因此判断复发时应注意排除上述因素。

（4）MS 的急性期治疗以 IVMP 为主，缓解期治疗以疾病调节药物为主。由于疾病调节治疗费用高，如无条件应用者，可选择免疫抑制药。另外部分研究表明，定期大剂量甲泼尼龙（200mg/d）口服或静滴（1g/d×4d，4 个月到半年 1 次）可减少复发，减缓进展，可作为备选方案。

（5）部分 MS 患者可表现为良性病程，因此并非每个 MS 患者均需要疾病调节治疗。每年发作 2 次以上或前 2 年即有 2 次发作，EDSS 评分每年进展 1 分，MRI 随访发现 T2 病灶明显增多或出现大融合病灶的患者需考虑疾病调节治疗。

（6）CIS 是否应用 β-干扰素存在争议，因为 MS 早期即存在轴索损伤，建议对存在转化为 MS 高危因素的患者，可考虑应用 β-干扰素。

（7）针对 SPMS、PPMS，推荐应用二线疾病调节药物，或者可联合用药如 β-干扰素＋米托蒽醌、β-干扰素＋那他珠单抗。

（8）关于造血干细胞移植治疗、T 细胞疫苗治疗等目前尚未成熟，不推荐常规使用。

参 考 文 献

[1] Polman CH，Reingold SC，Banwell B，*et al*. Diagnostic criteria for multiple sclerosis：2010 revisions to the McDonald criteria. *Ann Neurol*，2011，69：292-302.

[2] 中华医学会神经病学分会神经免疫学组，中国免疫学会神经免疫分会. 中国多发性硬化诊断和治疗专家共识. 中华神经科杂志，2010，43（7）：516-521.

[3] 王飞，于春水，李坤成，等. 多发性硬化 MRI 研究进展. 中国医学影像技术，2009，25（11）：2132-2134.

[4] 王维治. 复发-缓解型多发性硬化的治疗选择. 中国神经免疫学和神经病学杂志，2010，17（1）：1-4.

[5] 李海峰. 定期糖皮质激素治疗复发—缓解型多发性硬化临床试验. 中国神经免疫学和神经病学杂志，2010，17（1）：72.

[6] 王维治. 多发性硬化. 神经病学. 北京：人民卫生出版社，2006：1137-1154.

[7] Lublin FD，Reingold SC. Defining the clinical course of multiple sclerosis：results of an international survey. National Multiple Sclerosis Society（USA）Advisory Committee on Clinical Trials of New Agents in Multiple Sclerosis. *Neurology*，1996，46：907-911.

[8] Burks JS，Noronha A. Guidelines on use of anti-IFN-B antibody measurements in multiple sclerosis：report of an EFNS Task Force on IFN-B antibodies in multiple sclerosis. *Eur J Neurol*，2007，14（6）：e8-9；author reply e10-11.

[9] Sellebjerg F，Barnes D，Filippini G，*et al*. EFNS guideline on treatment of multiple sclerosis relapses：report of an EFNS task force on treatment of multiple sclerosis relapses. *Eur J Neurol*，2005，12（12）：939-946.

（林艾羽　李智文）

38 岁女性，反复双眼视物不清 2 年，双下肢无力 5 天——视神经脊髓炎（NMO）

✿ ［实习医师汇报病历］

　　患者，女性，38 岁，以"反复双眼视物不清 2 年，双下肢无力 5 天"为主诉入院。入院前 2 年，患者无明显诱因突然出现右眼视物模糊，并逐渐加重至看不清东西，无发热、肢体无力、复视等，在当地医院诊断"视神经炎"，给予"地塞米松、泼尼松"等治疗，约3周右眼视力逐渐好转，但仍较正常为差。入院前1年半，患者再次出现右眼视物不清，先在当地医院后转我院眼科，诊断"视神经炎"，给予"甲泼尼龙、泼尼松"治疗，1个月后右眼视力稍有改善。入院前5个月，出现左眼视物模糊，在我院眼科住院，仍诊断"视神经炎"，给予"甲泼尼龙"等治疗，约3周后左眼视力有明显恢复。入院前5天，患者出现胸部紧束感，双下肢无力、麻木，逐渐加重以至行走困难，排尿费力，大便秘结。

体格检查：T 36.8℃，P 80次/分，R 18次/分，BP 130/75mmHg，全身皮肤无皮疹。右眼视力眼前20cm指数，左眼视力0.4。心肺腹部检查未见明显异常。神经系统检查：意识清楚，言语流利。眼底检查：双侧视乳头苍白，边界清，A：V＝2：3。双瞳孔等大等圆，直径约3mm，直接、间接对光反应灵敏。双侧眼球运动充分正常，无复视，眼震（一），双眼调节反射、辐辏反射正常。双侧鼻唇沟对称。伸舌居中。双下肢肌张力增高，右下肢近端肌力2级，远端肌力3级，左下肢近远端肌力3级，双侧腹壁反射消失，双侧下肢膝反射、踝反射增高＋＋＋，双侧指鼻试验正常，双侧Babinski征和Chaddock征（＋）。双侧T4水平以下痛触觉、位置觉、振动觉减退。颈无抵抗，Kernig征（一）。

辅助检查：血清NMO-IgG（＋）（上海华山医院）。血ANA（＋）、ds-DNA、ASO、RF、ACA、ANCA、ANA谱、RPR、TP-PA、HIV均阴性。血沉20mm/h。血常规、尿常规、粪常规、血生化、凝血功能、CRP、血清维生素B_{12}水平正常。腰穿脑脊液检查：压力160mmH$_2$O，细胞数65×10^6/L，多核细胞20%，单核细胞80%，PRO 0.45g/L，GLU 3.5mmol/L，CL 122mmol/L，寡克隆区带（一），涂片未找到细菌、结核菌、新型隐球菌。PPD试验（1：2000）阳性。双眼视觉诱发电位：双眼P100波潜伏期延长，振幅下降，右眼为著。脑干听觉诱发电位：未见明显异常。胸椎MRI平扫＋增强扫描（图8-2）：T1～T9椎体对应脊髓内T1WI等信号、T2WI高信号影，增强扫描T5椎体对应脊髓内轻度强化信号。头颅和颈椎MRI平扫未见明显异常。

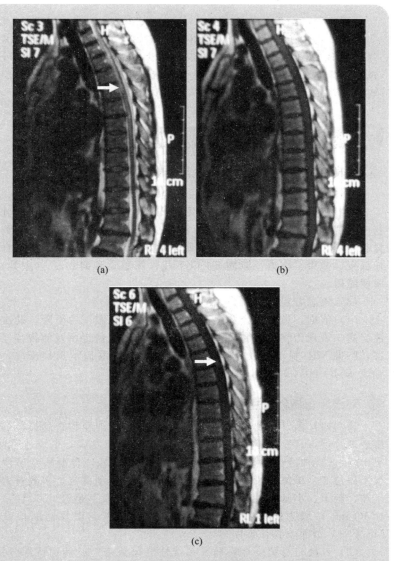

(a)

(b)

(c)

图 8-2　胸椎 MRI

(a)、(b) 平扫示 T1～T9 椎体对应脊髓内 T1WI 等信号、T2WI 高信号影，
(c) 增强扫描 T5 椎体对应脊髓内轻度强化信号

入院诊断：视神经脊髓炎（neuromyelitis optica，NMO）。

治疗：给予甲泼尼龙（1000mg qd×5 天，后改为 80mg/d）、维生素 B_1 注射液、甲钴铵注射液、维生素 B_6、维生素 C 注射液、银杏叶提取物注射液以及奥美拉唑抑酸，L-谷氨酰胺保护胃黏膜，碳酸钙维生素 D_3 片补钙，氯化钾缓释片补钾等药物治疗。

🔖 主任医师常问实习医师的问题

● 该患者的诊断及其诊断依据是什么？

答：（1）该患者定位于双侧视神经和胸段脊髓。

（2）依据 ①双侧视神经：反复双眼视力下降，眼底双侧视乳头苍白，视觉诱发电位：双眼 P100 波潜伏期延长，振幅下降。②胸段脊髓：a. 双侧皮质脊髓束：双下肢上运动神经元瘫痪；b. 双侧脊髓丘脑束、薄束、楔束：双侧 T4 以下浅、深感觉障碍；c. 自主神经：尿便障碍。

（3）该患者定性诊断为 NMO。

（4）依据：患者年轻女性，有反复发作的双眼视力下降，此次急性起病，表现为胸段脊髓损害，双眼视觉诱发电位提示双侧视神经损害，胸椎 MRI 显示胸段脊髓长节段病灶，脑脊液提示炎症反应，脑脊液 NMO-IgG（＋）。

● 对该患者做何鉴别诊断？

答：（1）多发性硬化（MS） 也可以出现视神经和脊髓损害的临床表现。但 MS 发病年龄多较早，多在成年早期发病，平均比 NMO 早 10 年；视神经炎和脊髓炎症状一般较 NMO 轻，脊髓病灶节段一般不超过 2 个椎体节段；常累及中枢神经系统其他部位，多数有大脑半球、脑干、小脑病灶；腰穿脑脊液细胞数一般不超过 $50×10^6/L$；NMO-IgG 一般为阴性，寡克隆阳性。患者临床表现及辅助检查与 MS 不符，故不支持该诊断。

（2）其他自身免疫性疾病 系统性红斑狼疮、贝赫切特综合征、干燥综合征等系统性自身免疫性疾病都可能累及视神经和脊髓，可有 ANA（＋），甚至也可出现 NMO-IgG（＋），但上述疾病一般都有相关其他器官损害的临床表现及相关血清学检查结果，如系统性红斑狼疮和贝赫切特综合征一般有皮肤黏膜损害，干燥综合征常有口干、眼干等表现及血清抗体 SSA、SSB 阳性。患者无其他器官损害表现及血清学相关抗体，故可排除。

（3）急性（横贯性）脊髓炎　可急性起病，表现为脊髓横贯性损害。但急性（横贯性）脊髓炎一般脊髓损害更加严重，常为完全性横贯性损害，肢体瘫痪完全，急性期常有脊髓休克表现（瘫痪肢体肌张力降低、腱反射消失、病理反射阴性），多无视神经受累表现。

（4）脊髓亚急性联合变性　可以出现脊髓损害，少数可以累及视神经。但脊髓亚急性联合变性一般有引起维生素 B_{12} 缺乏的病因，呈亚急性或慢性起病，如有视神经损害一般晚期出现，感觉障碍以深感觉障碍及末梢型感觉障碍为主，一般有巨细胞低色素性贫血和血清维生素 B_{12} 水平下降。患者临床表现及实验室检查与之不符，可排除。

 主任医师常问住院医师和主治医师的问题

● NMO 的诊断标准是什么？

答：NMO 的诊断目前应参考 Wingerchuk 2006 年改版的 NMO 诊断标准。

（1）必备条件　①视神经炎；②急性脊髓炎。

（2）支持条件　①脊髓 MRI T2 加权像示病灶超过 3 个脊椎节段；②头颅 MRI 不符合 MS 影像学诊断标准；③NMO-IgG 血清阳性。

诊断需要所有必备条件，加上至少 2 项支持条件。

● NMO 与 MS 有何不同？

答：（1）NMO 与 MS 在免疫机制上是不同的。体液免疫机制在 NMO 中发挥更重要作用。NMO 可伴有其他系统性自身免疫病及其他自身抗体异常，对血浆置换治疗反应较好。特异性 NMO-IgG［水通道蛋白(AQP4)］抗体证实了体液免疫在 NMO 中的重要作用。这种抗体是鉴别 NMO 与经典 MS 的生物标志。间接免疫荧光检测显示 AQP4 主要位于脑内广泛分布的血-脑脊液屏障的星形胶质细胞足突，以及小脑、中脑和脊髓的白质和皮质血管周围间隙、微血管、软脑膜和软脑膜下。

（2）NMO 病理表现为脊髓较长节段广泛脱髓鞘并伴有坏死和囊样改变，以及急性轴索损伤，病变位于皮质和白质，典型病变位于脊髓中央部位，而周边髓鞘保留。病灶内血管数量增加，管壁增厚，少突胶质细胞显著脱失，急性轴索肿胀和变性。在急性活动性病灶内，有较多巨噬细胞浸润，较多 B 淋巴细胞和少量 CD3＋和 CD8＋T 细胞，并常伴有嗜酸性和中性粒细胞血管周围浸润，病灶内有大量免疫球蛋白和补体沉积，这些抗体和补体在血管周围呈玫瑰花样沉积，可有透明样血管变性。这种抗体和补体沉积的部位、方式和数量均与 MS 不同。

（3）NMO 的临床表现主要为视力障碍和横贯性脊髓炎，其功能障碍显著重于 MS，视力急剧下降甚至失明，双下肢瘫痪、尿潴留及感觉障碍，不但发病时功能障碍重，且恢复差，很多患者遗留严重功能障碍。NMO 患者的视力障碍对大剂量甲泼尼龙冲击治疗效果较 MS 差。NMO 复发频率显著高于经典 MS，部分患者在疾病早期呈丛集性复发，1 年复发率约 60％，3 年复发率约 90％，如何防治 NMO 复发是神经科医师需要面对的严峻挑战。

（4）NMO 患者 CSF 检查，多数 NMO 患者急性期脑脊液检查异常，约 1/3 患者 CSF 白细胞＞50/mm³。中性粒细胞较常见，甚至可见嗜酸性细胞。而 MS 复发期 CSF 白细胞一般低于 50/mm³。但 NMO 患者 CSF 寡克隆区带阳性率（＜20％）显著低于 MS 患者（西方约 85％）。此外，MS 患者 CSF IgG 指数常增高，而 NMO 患者多正常。

（5）NMO 患者脊髓 MRI 表现为长脊髓炎性脱髓鞘病灶，一般超过 3 个椎体节段，多位于颈和胸髓，轴位像上病灶多位于脊髓中央，累及整个横断面的大部分皮质和部分白质。急性期病灶处脊髓肿胀，严重者可见空洞样改变，增强扫描后病灶可强化。颈段病灶可向上延伸至延髓下部。恢复期病灶处脊髓可萎缩。这种长脊髓脱髓鞘患者血清 AQP4 抗体阳性率较高。

（6）近年来 MRI 检查发现 NMO 患者脑内可有病灶，但不符合 Barkhof 空间多发性标准的 MS 样病灶。约半数患者最初头颅 MRI 检查正常，但在以后 MRI 复查中发现异常病灶，这些病灶多数为非特异性，其中少部分在大脑半球，融合至皮质下区，另一些病灶位于下丘脑、丘脑、三脑室、四脑室周围、大脑脚等，与 MS 不同的是，增强 MRI 检查这些脑内病灶不强化。

何谓视神经脊髓炎谱系疾病？

答：视神经脊髓炎谱系疾病（neuromyelitis optica spectrum disorders，NMOSDs）：近年来研究发现 NMO 及相关疾病血清 NMO-IgG 阳性，但临床表现不同，有学者将这些不同临床表型的 NMO 样疾病称为 NMOSDs，包括下列 4 个亚型。

① 经典 Devic's NMO：为单时相病程的急性视神经炎和脊髓炎，病变限于视神经和脊髓，占 10％～20％。

② 复发型 NMO：在亚洲较常见，与单时相 NMO 相比，复发型 NMO 女性更常见，女：男比例高达 10∶1，发病年龄偏大，伴有其他自身免疫疾病或自身免疫抗体阳性者较多，预后差。复发型 NMO 可有脑干的轻微体征，如眼震、复视、恶心和吞咽困难。

③ 复发型 NMO 伴有不典型脑内病灶：MRI 可显示下丘脑、丘脑、三脑室、四脑室周围病灶，不强化。多数患者血清 AQP4 抗体阳性。

④ 复发型视神经炎或复发型急性脊髓炎：即 NMO 高危综合征（high-risk syndromes for NMO），该型可能是 NMO 的早期表现，但应注意根据发病年龄、男女比例、视神经病灶长度及是否增厚、脊髓病灶长度、严重程度及预后、脑脊液多核细胞、寡克隆区带、IgG 指数、血清 AQP4 抗体是否阳性、复发率等不同，与临床孤立综合征相鉴别。

● 如何治疗 NMO？

答：（1）视神经炎和脊髓炎急性期可选择皮质类固醇激素。常用甲泼尼龙 1000mg/d 冲击，连用 5 天后，剂量阶梯依次减半，激素的减量需缓慢，使用时间一般较 MS 长，甚至需要长期小剂量维持，以预防复发型 NMO 的再次发作。部分对甲泼尼龙冲击疗法反应差的患者用血浆置换疗法（特别是早期应用）可能有效，一般建议置换 3～5 次，每次用血浆 2～3L，多数患者可于置换 1～2 次后见效。若无血浆置换条件也可使用免疫球蛋白（IVIg），用量为 0.4g/(kg·d)，静脉滴注，一般连续用 5 天为 1 个疗程。

（2）缓解期治疗目的为预防复发。对急性发作的 NMO、NMO 高危综合征及血清 AQP4 抗体阳性者应早期预防治疗。对于复发型 NMO 可联合免疫抑制药（硫唑嘌呤）和泼尼松作为预防患者复发的一线预防用药。其他一线药物包括霉酚酸酯（骁悉，麦考酚酸酯，MMF）、利妥昔单抗（rituximab）；二线药物包括环磷酰胺、甲氨蝶呤、那他珠单抗（natalizumab）及米托蒽醌等，定期 IVIg 治疗也可用于 NMO 治疗。其他如环孢素、FK506、来氟米特等免疫抑制药也可试用。多数专家认为 β-干扰素对 NMO 的复发治疗效果差，不推荐使用。

主任医师总结

(1) 该患者以复发性视神经和脊髓损害为主要症状，可引起视神经和脊髓损害的常见疾病有：NMO、MS、全身性自身免疫性疾病（如系统性红斑狼疮、干燥综合征、贝赫切特综合征等）、脊髓亚急性联合变性。因此应注意鉴别。

(2) 过去曾将 NMO 认为是 MS 的一个特殊亚型，但近年来的研究表明 NMO 的临床经过、神经影像学、血清学、免疫病理学方面的特点均与 MS 不同，尤其是中枢神经系统水通道蛋白（aquaporin-4，AQP4）抗体的发现更是区分 MS 的一个重要指标。NMO 可能是一种新的中枢神经系统自身免疫性离子通道病而独立于 MS。鉴别两者的意义在于治疗及预防方案和预后都不同。

参 考 文 献

[1] 吴卫平. 视神经脊髓炎与多发性硬化的早期鉴别. 中国神经免疫学和神经病学杂志，2011，18 (4)：232-235.

[2] 刘广志. 多发性硬化和脱髓鞘疾病. 北京：人民卫生出版社，2008.

[3] 陈敏. 水通道蛋白-4 与视神经脊髓炎. 中国实用神经疾病杂志，2011，14 (13)：95-96.

[4] Sellner J，Boggild M，Clanet M，等. 欧洲神经病学联盟关于视神经脊髓炎诊治的指南. 中国神经免疫学和神经病学杂志，2010，17 (5)：383-385.

（林艾羽　李智文）

32 岁男性，反应迟钝 3 天，人事不省、发热 1 天——急性播散性脑脊髓炎(AMED)

[实习医师汇报病历]

　　患者，男，32 岁，以"反应迟钝 3 天，人事不省、发热 1 天"为主诉入院。入院前 3 天饮酒后着凉感冒，咳嗽，出现反应迟钝，对答尚正确，伴呕吐胃内容物 2 次，无头痛。入院前 1 天出现人事不省，呼之不应，发热，体温 38.5℃，伴发作性肢体抖动，每次持续数十秒，就诊我院，门诊查"头颅 CT 平扫示双侧脑实质肿胀，右顶叶出血；血常规示 WBC 5.51×10^9/L，N 74.9％；凝血全套：Fib 3.55g/L；D-二聚体、电解质、血氨正常"，予脱水处理，无明显好转，拟"意识障碍原因待查"收住入院。既往 1 年前有四肢外伤史，治疗后已好转。

体格检查：T 39.7℃，P 93 次/分，R 20 次/分，BP 136/72mmHg，浅昏迷，心肺未见明显异常。腹稍紧。神经系统查体：浅昏迷，双瞳孔等大等圆，直径 3mm，对光反应灵敏，双侧鼻唇沟对称，四肢肌张力增高，压眶四肢可屈曲，腱反射较活跃，双侧病理征阳性。颈抵抗，颌胸距 2 横指，双侧凯尔尼格征阳性，布氏征阴性，余神经系统检查欠合作。

辅助检查：腰穿示压力 150mmH$_2$O，外观清亮，细胞数 5×10^6/L，多核细胞 10％，单核细胞 90％，潘氏试验（+），PRO 1.9g/L，GLU 2.9mmol/L，CL 120mmol/L，墨汁染色未找到新型隐球菌，革兰染色涂片未找到细菌，抗酸染色未找到结核菌。脑脊液培养未培养出细菌。IgG 指数 0.9。头颅 CTV 示：未见明显异常；头颅 MRI（图 8-3）：①双侧额颞顶枕叶多发异常信号灶，符合急性播散性脑脊髓炎诊断；②左侧额叶及枕叶亚急性血肿。颈部及胸部 MRI 正常。

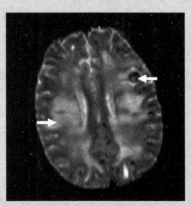

图 8-3 头颅 MRI 示双侧额颞顶枕叶多发异常
信号灶；左侧额叶及枕叶亚急性血肿

诊断：急性播散性脑脊髓炎。

治疗：激素甲泼尼龙 1000mg/d 冲击 5 天治疗，丙种球蛋白 20g/d 静滴 5 天，维持治疗、保肝、营养神经、平衡水电解质。

❓ 主任医师常问实习医师的问题

● 该患者的定位诊断及依据是什么？

答：（1）双侧大脑皮质及白质，脑膜。

（2）依据 ①双侧皮质脊髓束：患者四肢肌张力增高，双侧病理征（＋）。②大脑皮质：患者意识障碍。③脑膜：患者有轻度脑膜刺激征。④双侧广泛白质：根据 MRI 结果可以明显看出双侧皮质下脑室旁的白质区广泛相对对称的大片状和团块状的病灶。

● 该患者的定性诊断及依据是什么？

答：患者年轻人，急性起病，有感染的前驱症状，查血常规基本正常，因此考虑非细菌性的感染。主要表现为发热、意识障碍，结合患者脑脊液细胞数正常，头颅 MRI 显示脑白质区多灶性广泛异常信号伴出现出血，故诊断急性播散性脑（脊髓）炎。

● 急性播散性脑脊髓炎的特点有哪些？

答：急性播散性脑脊髓炎是一组发生在某些感染性疾病或接种后的以中枢神经系统表现为主的急性脱髓鞘疾病。发生在疫苗接种后称为接种后脑脊髓炎，发生在感染性疾病后称为感染后脑脊髓炎，两者临床及病理改变相似。病理特征为中、小静脉周围的细胞浸润与脱髓鞘性病变，病损广泛散布于脑及脊髓，灰、白质均可受累，以白质为主。本病可发生于任何年龄，但以儿童及青壮年为多，男女发病率相仿。临床特征可分为 3 型：脑脊髓型，即脑与脊髓均受累；脑型，指脑症状突出；脊髓型，即脊髓受累突出。

◎【住院医师或主治医师补充病历】

该患者住院期间经过激素冲击治疗症状好转，意识清楚，四肢肌力恢复 3 级，肌张力下降，激素减量至甲泼尼龙 60mg/d，后又出现意识加重和精神症状，分别于治疗后1个月及2个月2次复查头颅MRI（图8-4、图8-5）发现与原先比较出现右侧顶叶出血，左侧顶枕叶出血的多发出血表现。考虑患者为急性播散性脑（脊髓）炎中的急性出血性坏死性脑脊髓炎，继续再次激素冲击治疗1个疗程后，症状好转，神志清楚，肢体肌力恢复3级。

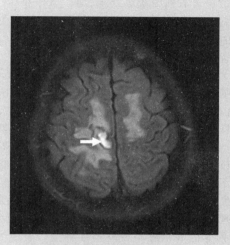

图 8-4　头颅 MRI 示右侧顶叶出血（治疗后1个月）

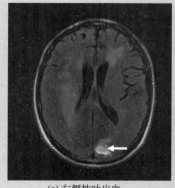 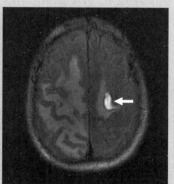

(a) 左侧枕叶出血　　　　(b) 左侧顶叶出血

图 8-5　头颅 MRI（治疗后2个月）

主任医师常问住院医师和主治医师的问题

● **对该患者的诊断有无不同意见？ 如何与病毒性脑炎、多发性硬化鉴别诊断？**

答：（1）该患者有前驱感染（感冒），急性起病，单相病程，出现意识障碍、癫痫发作、发热，脑膜刺激征阳性，头颅 MR 提示双侧、相对对称的白质为主病变，病灶较大（大于 1～2cm），故诊断为急性播散性脑脊髓炎（脑型为主）。

（2）该患者诊断上需要与病毒性脑炎和多发性硬化进行鉴别　①病毒性脑炎：也急性起病，经常有意识障碍和癫痫发作，多数脑脊液检查示白细胞轻中度升高，脑电图提示以颞叶、额叶为主的局灶性慢波和痫样放电，头颅 MRI 显示累及以额、颞叶为主的皮质灰质的病灶，经常其血和脑脊液相关病毒抗体检查阳性，如常见的 HSV-1IgG 和 IgM 阳性。而急性播散性脑（脊髓）炎通常头颅 MRI 表现为以皮质下白质多灶性相对对称的 T1WI 低信号、T2WI 高信号影为主。②多发性硬化，a. 临床表现：MS 通常不一定有感染的前驱因素，常常表现单一症状，或为视神经损害，或者亚急性脊髓病，而 ADEM 通常有前驱的病毒感染或疫苗接种史，表现为脑病（如意识障碍、人格改变）或多灶性损害表现（如大脑、脑干、小脑、脊髓等受损的表现）；b. 影像学上：MRI 上多发性硬化病灶多不对称，病灶的大小不一和新旧不一，基底节、丘脑、灰质较少受累是与急性播散性脑（脊髓）炎不同的地方；c. 脑脊液：MS 的寡克隆区带可以比较持续，脑脊液白细胞常不超过 $50 \times 10^6/L$，而 ADEM 较少出现寡克隆区带，脑脊液白细胞常超过 $50 \times 10^6/L$；d. MS 常多次发作，有复发-缓解的病程，而 ADEM 常为单时相病程。

● **急性播散性脑(脊髓)炎的发病机制是什么？**

答：目前认为 ADEM 是在病毒感染、疫苗接种及其他影响免疫状态的因素下发生的自身免疫性疾病。在疾病发生发展过程中黏附因子、趋化因子、基质金属蛋白酶及其他细胞因子具有重要作用。目前关于 ADEM 发病机制的最普遍看法：非特异性病毒感染或疫苗接种后，通过分子模拟机制导致了中枢神经系统静脉旁炎性反应，即病毒蛋白上的某些肽段与髓鞘蛋白如髓鞘碱性蛋白（MBP）与髓鞘脂蛋白（PLP）的结构相似，它们致敏的 T 细胞通过血液循环，在黏附因子作用下黏附于 CNS 血管内皮细胞，同时释放炎性细胞因子，使血-脑脊液屏障（BCB）通透性发生改变，导致免疫损害。一些细胞因子可使星形胶质细胞和内皮细胞表达 MHC-Ⅱ分子而成为抗原提呈细胞。抗原/MHC-Ⅱ分子复合物与辅助性 T 细胞膜受体结合，在协同刺激因子作用下激活辅助性 T 细胞并使之增殖，释放细胞因子。这些细胞因子进一步激活 B 细胞和细胞毒性 T 细胞而导致病理损害。

急性播散性脑脊髓炎的诊断标准是什么？

答：目前诊断标准未统一。2007 英国布莱顿脑炎工作小组提出的诊断标准可供参考。它包括三个层次的诊断。

（1）层次一 ①组织病理学证实弥漫、多灶性脱髓鞘病变；②或者有中枢神经性系统局灶或多灶损害的表现：a. 脑病表现（反应迟钝或意识水平改变或人格改变超过 24h）；b. 局灶的皮质症状（例如失语、失写、失读、皮质盲等）；c. 脑神经异常；d. 视野损害；e. 出现病理反射；f. 运动异常；g. 感觉异常；h. 腱反射异常；i. 小脑征阳性；③加上 MRI 在 T2WI、DWI 或者 Flair 上发现弥漫、多灶性白质病变，有或者没有 T1WI 的增强病灶；④加上单时相病程（随访从初次发作最高峰时算起 3 个月以上未见复发）。

（2）层次二 符合层次一标准的②和③，但缺乏足够的随访时间。

（3）层次三 符合层次一标准的②，但无充分的证据排除急性脑炎或其他疾病。

排除标准：①有明确急性感染的证据或其他疾病的证据；②随访 3 个月有复发；③组织病理学或者 MRI 不符合 ADEM 的表现。所有层次的诊断均需符合排除标准。

2007 年儿童国际 MS 研究小组的提出的诊断要点与该标准相仿，必须包括脑病表现和多灶性损害的表现。ADEM 少数可复发，此时与 MS 的鉴别较困难，主要依据临床表现、影像学表现和脑脊液等协助诊断，具体鉴别见上文与多发性硬化的鉴别诊断。

如何治疗急性播散性脑脊髓炎？

答：ADEM 是一种严重的中枢神经系统脱髓鞘疾病，病死率高，有报道高达 20％。治疗上首选大剂量糖皮质激素冲击治疗如甲泼尼龙 1g/d×(3～5)d，儿童 10～30mg/(kg·d)，以后逐渐减量；还可运用血浆置换、静注免疫球蛋白、细胞毒药物（如环磷酰胺）及其他治疗（包括脱水降颅内压、控制癫痫等）。是否应用抗病毒药物仍存在一定争议。

主任医师总结

（1）急性播散性脑（脊髓）炎常见于儿童或青少年，如果病毒感染（麻疹、风疹、水痘-带状疱疹等）或疫苗接种后，出现脑病的表现或者弥漫性多灶性中枢神经系统病变的表现，应注意 ADEM，诊断上主要与病毒性脑炎和多发性硬化区别，影像学上的特征比较有诊断价值。

（2）ADEM 影像学特征　①弥漫性中枢神经系统受累，以大脑、脊髓为主，可累及脑干、小脑；②病灶相对对称分布，较大（大脑病灶直径 1～2cm 以上），表现为 T2WI、DWI、Flair 上高信号，T1WI 低信号，部分可有出血表现；③双侧基底节、丘脑、大脑灰质可受累；④脑干受累以中脑多见，双侧对称；⑤脊髓病灶表现为髓内融合性病灶，节段较长，可有强化。

（3）处理的注意事项　多数认为急性出血性坏死性脑脊髓炎是急性播散性脑（脊髓）炎的暴发型，多数病情凶险，病死率高。治疗上首选大剂量糖皮质激素冲击治疗，如果疗效差，可选用血浆置换、静注免疫球蛋白等，对严重、暴发型 ADEM 可考虑联合用药如大剂量糖皮质激素加免疫球蛋白。对症和支持治疗也很重要。

参 考 文 献

[1] 马卓娅，王国兵，李成荣，等.急性播散性脑脊髓炎分子发病机制的研究进展（综述）.中国神经免疫学和神经病学杂志，2008，15（2）：106-108.

[2] Sejvar JJ, Kohl KS, Bilynsky R, et al. Encephalitis, myelitis, and acute disseminated encephalomyelitis（ADEM）: case definitions and guidelines for collection, analysis, and presentation of immunization safety data. Vaccine, 2007, 25（31）: 5771-5792.

[3] Lu Z, Zhang B, Qiu W, et al. Comparative brain stem lesions on MRI of acute disseminated encephalomyelitis, neuromyelitis optica, and multiple sclerosis. PLOS ONE, 2011, 6（8）: e22766.

[4] Garg RK. Acute disseminated encephalomyelitis. Postgrad Med J, 2003, 79

（927）：11-17.

[5] Lee YJ. Acute disseminated encephalomyelitis in children：differential diagnosis from multiple sclerosis on the basis of clinical course. *Korean J Pediatr*，2011，54（6）：234-240.

[6] Alexander M，Murthy JM. Acute disseminated encephalomyelitis：Treatment guidelines. *Ann Indian Acad Neurol*，2011，14（Suppl1）：S60-64.

（唐庆希　李智文）

48 岁女性，突发反应迟钝、神志模糊 3 天——脑桥中央髓鞘溶解症(CPM)

⊛ ［实习医师汇报病历］

患者，女性，48 岁，以"突发反应迟钝、神志模糊 3 天"为主诉入院。入院前 3 天睡觉时突感胸闷，后逐渐出现反应迟钝、神志模糊、目光呆滞、小便失禁，不能认人，伴言语障碍，无法与家人对答，且有双上肢不自主舞动，无畏冷、发热、头痛、头晕，在当地医院行腰穿测颅内压力为 120mmH₂O，脑脊液检查未见明显异常，头颅 CT 正常。

30 年前有"甲状腺功能亢进症（甲亢）"病史，经治疗后症状好转，复查甲状腺功能正常后未再继续治疗。入院前 5 天因纳差、乏力住外院，查血钠 108mmol/L，予补钠治疗 1 天后立即复查血钠 134mmol/L。

体格检查：T 36.8℃，P 64 次/分，BP 129/83mmHg，甲状腺无肿大，心肺腹查体无阳性体征。神经系统检查：神志清楚，双侧瞳孔等大等圆，直径约 2.5mm，对光反应灵敏，双侧鼻唇沟对称，伸舌居中；四肢肌力肌张力正常，小脑征阴性；深浅感觉正常；腱反射对称迟钝，未引出病理征；脑膜刺激征（一）。

入院诊断：①反应迟钝、神志模糊原因待查：脑桥中央髓鞘溶解症（central pontine myelinolysis，CPM）？②电解质紊乱：低钠、低氯血症。

主任医师常问实习医师的问题

根据入院后的诊疗情况，如何诊断该患者？

答：(1) 患者中年女性，急性起病，主要表现为突发反应迟钝、神志模糊，伴双上肢不自主舞动，定位于脑部。

(2) 定性考虑如下 ①CPM：患者有重度低钠病史，1天内补钠使血钠上升26mmol/L，之后突发意识淡漠、反应迟钝，伴双上肢不自主舞动，需考虑本病可能，应进一步行头颅MR检查以明确。②电解质紊乱：患者发病前血钠水平明显低下，故需考虑低钠性脑病，待进一步纠正电解质紊乱及排除其他病因后可协助判断。③桥本脑病：患者有甲亢病史，突发意识改变，3天内症状缓解，症状有波动性，头颅CT未见出血灶，CSF正常，需考虑本病可能，可进一步行甲状腺功能及甲状腺抗体检查以明确。④药物性精神障碍：患者发病前有使用抗生素（具体不详），需考虑喹诺酮类药物引起精神障碍可能，有待进一步追查用药情况以明确。

【住院医师或主治医师补充病历】

入院后查生化示钾3.10mmol/L，钠131mmol/L；FT$_3$、FT$_4$、sTSH、TPOAb、TGAb正常。脑脊液常规、生化、细胞学、IgG指数均正常。动态脑电图示轻度异常。发病后4天，头颅MRI（图8-6）未见明显异常；入院后予甲泼尼龙500mg/d冲击治疗，5天后甲泼尼龙逐渐减量。住院期间，患者逐渐出现肢体僵硬、双上肢不自主抖动等锥体外系症状，先后予美多巴、金刚烷胺、巴氯芬、吡贝地尔（泰舒达）、氯硝安定、乙哌立松、普拉克索降低肌张力及脱水降颅压、止痛对症处理，肌张力铅管样增高逐渐改善。发病后13天，头颅MRI（图8-7）：脑桥见斑片状T1WI低信号、T2WI高信号影，境界欠清，DWI呈高信号，增强扫描未见明显强化；T2WI双侧尾状核、苍白球、岛叶信号增高，DWI呈稍高信号，增强扫描未见明显强化。发病后36天，头颅MRI（图8-8）：脑桥区见类圆形异常信号影，边欠清，T1WI上呈低信号，T2WI上呈高信号，DWI上呈高信号，另双侧丘脑区、双侧基底节区见对称性T1WI低信号、T2WI高信号影，DWI上呈略高信号。

出院诊断：①CPM；②电解质紊乱：低钾、低钠、低氯血症。

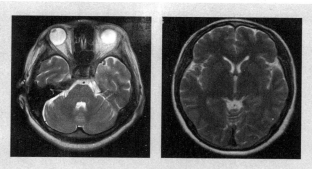

图 8-6　头颅 MRI 未见明显异常（发病后 4 天）

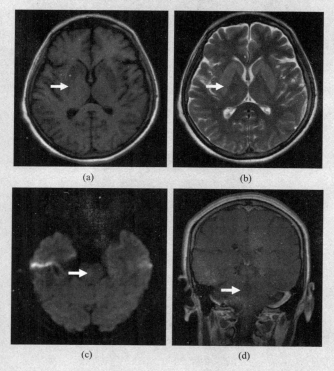

(a)　　　　　　　　　　　　(b)

(c)　　　　　　　　　　　　(d)

图 8-7　头颅 MRI（病后 13 天）

双侧尾状核、苍白球、岛叶 T1WI 低信号 ［(a)］、T2WI 高信号影 ［(b)］；
DWI 见脑桥斑片状高信号 ［(c)］；MRI 增强扫描未见明显强化 ［(d)］

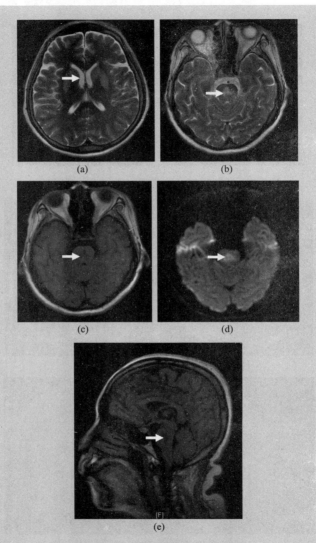

图 8-8　头颅 MRI（发病后 36 天）

双侧丘脑区、双侧基底节区见对称性 T2WI 高信号影 [（a）]；
脑桥区见类圆形异常信号影，边界欠清，T2WI 上呈高信号影 [（b）]、
T1WI 上呈低信号影（c）、（e），DWI 上呈高信号 [（d）]

主任医师常问住院医师和主治医师的问题

根据入院后的诊疗情况，如何诊断该患者？

答：（1）患者中年女性，急性起病，主要表现为突发反应迟钝、神志模糊，伴肢体僵硬、双上肢不自主抖动等锥体外系症状，定位脑部。

（2）定性考虑如下 ①CPM：患者有重度低钠病史，1 天内经补钠正常，血钠上升 26mmol/L，突发意识淡漠、反应迟钝，伴双上肢不自主舞动，需考虑本病可能，虽发病第 4 天头颅 MRI 未见脑桥脱髓鞘病变的表现，但有文献报道 CPM 的影像学改变可较临床表现滞后 2 周。之后患者逐渐出现下颌不自主抖动、动作迟缓、肌张力增高等锥体外系表现，发病后 13 天头颅 MRI 见尾状核、苍白球、岛叶 T1WI 低信号，T2WI 为高信号，考虑脑桥外髓鞘溶解（extrapontine myelinolysis，EPM），而 DWI 见脑桥中央对称性高信号灶，考虑 CPM。发病后 36 天头颅 MRI 示脑桥、双侧尾状核、苍白球、岛叶均有对称性异常信号，故考虑 CPM 较明确，临床分型考虑脑桥外型与脑桥中央型并存。②电解质紊乱：患者发病前血钠水平明显低下，故需考虑，但是入院后纠正低纳后反应淡漠等精神症状仍较前加重，单纯电解质紊乱无法解释病情进展，故可排除。③桥本脑病：患者有甲亢病史，突发意识改变，3 天内症状缓解，症状有波动性，头颅 CT 未见出血灶，CSF 正常，需考虑本病可能，但甲状腺功能及 TPO-AB、TGAB 正常，不支持桥本脑病。

CPM 的病因及发病机制是什么？

答：目前 CPM 的病因及发病机制尚不明确。早期病例中发现多数患有重症或慢性消耗性疾病，尤其是酒精中毒晚期者，多与 Wernicke 脑病并存，所以认为其发病与营养不良有关。现在多数学者认为脑内渗透压急剧变化导致的神经脱髓鞘是主要的致病机制，通常是由低钠血症和过快或过度地纠正低钠血症所引起。该观点已经被 Laureno 等通过试验证实，他们向狗重复注射垂体后叶素和腹腔注水，使狗呈严重低血钠状态，然后快速纠正低血钠，从而制造出与人 CPM 一样的临床和病理改变。因为低钠血症时脑组织处于低渗状态，快速补充高渗盐水可使血浆渗透压迅速升高进而造成脑组织脱水，血脑屏障遭到破坏，有害物质透过血脑屏障使髓鞘脱失。文献报道，缓慢形成的低钠血症被快速纠正是发生 CPM 的关键，而快速纠正短期内形成的低钠血症则不会出现 CPM。

CPM 的临床特征是什么？

答：（1）CPM 为散发，男女在任何年龄均可发生。

（2）CPM 常在严重原发疾病的基础上突然发生四肢松弛性瘫痪，咀嚼、吞咽及构音障碍，眼震、眼球协同运动障碍；可呈缄默及完全或不完全性闭锁综合征。

（3）有时可在丘脑、下丘脑、纹状体、内囊、深层脑皮质及相近的脑白质发现与脑桥病变相似，对称分布的脱髓鞘区，称为脑桥外髓鞘溶解（EPM）。EPM 临床表现多样，主要表现为迟发的肌张力障碍、共济失调或帕金森综合征等症状。病理基础是纹状体内含有多巴胺受体的神经纤维脱髓鞘，但早期常被 CPM 锥体束和脑干症状掩盖，很少显现出来。

（4）有些患者 CPM 表现可被原发病的昏迷掩盖，而当 CPM 脑桥病变较小时，可完全无症状和体征，因此只有在行 MRI 时被发现并诊断。

CPM 的 MRI 表现有何特点？

答：以往 CPM 需病理才能确定，现在借助 MRI 即可基本明确诊断，这主要是因为 CPM 的 MRI 表现具有其自身的特点，包括：①CPM 为脑桥基底部对称性 T1WI 低信号、T2WI 高信号影，Flair、DWI 呈对称性高信号，脑桥中央病灶在轴位、矢状位和冠状位上分别呈对称的三角形或蝴蝶形、卵圆形和蝙蝠翼形改变，矢状位显示病变更清晰，定位准确，病灶累及部位和形态特点是 CPM 诊断的关键；②无占位征象；③增强扫描多无明显的强化；④治疗后复查头颅MRI 病灶缩小，也可完全恢复，说明脱髓鞘病变存在可逆性；⑤CPM病灶对称性而不符合血管走行与分布；⑥EPM 患者对称性累及双侧基底节、丘脑及小脑皮质下等部位。

当然，CPM 的 MRI 表现并无绝对的特异性，因此还须与脑干梗死或肿瘤鉴别。

头颅 MRI 及 CT 阴性能否排除 CPM？

答：头颅 MRI 及 CT 阴性仍不能完全排除 CPM，其原因为：

①由于 CPM 在 MRI 上的典型病灶多在临床症状后 10 天左右才出现，检查太早时脱髓鞘病变尚未完全形成；②如果过晚行 MRI 检查，这时病灶已自我修复，MRI 阳性率也会明显降低；③当病灶较小并呈分散分布时，可由于伪影或分辨率不够等原因而不能很好显示；④少数患者只出现基底节、丘脑及小脑皮质下等脑桥外髓鞘溶解的表现，而没有脑桥基底部病灶。

当头颅 MRI 及 CT 的表现不典型或完全阴性时，应结合临床表现综合考虑是否存在 CPM，最好在低钠血症纠正后第 10～14 天再复查头颅 MRI。此外，DWI 对水的变化非常敏感，因此对早期脱髓鞘病变更为敏感，可早期发现 CPM，有报道可比 T2WI 等常规序列早 5 天发现异常，早期行 DWI 检查可以提高检出率。

● 双侧对称性灰质核团病变的常见病因有哪些？

答：大脑深部灰质核团病变比较少见，可为先天性的，也可是后天形成的；病程可表现为急性，也可表现为慢性。大脑深部灰质核团病变的病因种类较多，包括中毒性、代谢性、缺血、缺氧性损伤、血管性、感染性、先天遗传性等。急性病程者在数分钟至数天内即可导致较严重的后果，病因可为中毒、代谢障碍、缺氧、血管性及感染性因素（图 8-9）。而慢性病程者常需数月至数年的时间才能出现较严重的神经功能缺损，病因多为遗传、变性、代谢障碍、中毒及肿瘤（图 8-10）。详细询问患者病史及病程经过、选择性进行实验室化验及影像学检查对于该病的诊断具有重要的意义。与 CT 相比，MR 可以更早期发现病变，且准确率更高。

● CPM 的治疗原则是什么？

答：目前 CPM 尚无特异的治疗方法，仍以支持及对症治疗为主，同时积极处理原发病。早期用大剂量激素冲击疗法有可能抑制本病的发展，其他可能有效的治疗包括血浆置换、静脉应用免疫球蛋白、神经营养、改善循环以及高压氧治疗等。补充各种所需维生素及微量元素也是必要措施。急性期必要时可给予甘露醇、呋塞米等脱水剂治疗脑水肿。

● 如何预防 CPM 的发生？

答：由于目前 CPM 尚无特异的治疗方法，因此预防 CPM 的发生尤为重要。为预防髓鞘溶解，在积极治疗原发疾病的同时，应尽可能避免电解质紊乱，尤其是低钠血症，而正确处理低钠血症是预防CPM发生的关键。但低钠血症的最佳治疗方案尚未确定，有两点已得到公认：①纠正低钠血症应以神经系统症状为依据而不是以血钠的绝对值为依据，无症状且神经系统未受累的患者无论血钠多少均不应输注高张液体；②要缓慢纠正低钠血症，慢性低钠血症纠正速度不能超过每小时 0.5mmol/L，24h 血钠升高一般不超过 10mmol/L，血钠升高至 125～130mmol/L 时停止补钠。

● CPM 的预后如何？

答：既往报道 CPM 的预后很差，病死率极高，存活患者也常遗留严重神经系统后遗症。随着头颅 CT 和 MRI 临床应用，CPM 检出率大为增加，得以早期诊断、早期治疗，预后明显改善，达到基本治愈、好转或改善率明显上升，病死率也明显下降。其临床预后与影像

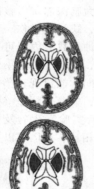

苍白球
氰化物
一氧化碳
低氧

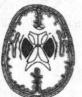

豆状核
尿毒症
高血压危象
● disulfiram
● trichlorethane
● hydrogen sulfide
● vasculopathy

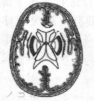

豆状核
甲醇
● 出血

尾状核/豆状核
低血糖
● 低氧
● 子宫内低氧-缺血
● 高血糖
● 真菌毒素
● 溶髓鞘渗透压
● 支原体感染

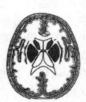

丘脑
缺血梗死
脑深静脉闭塞
基底动脉
血栓栓塞
● 出血
子宫内低氧-缺血
低氧

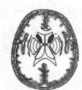

尾状核
● 出血
● 缺血梗死
● 未知病因学

图 8-9　急性深灰质损伤区域和病因学

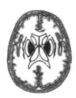

苍白球
哈-斯
● 锰
神经纤维瘤
● 甲基丙二酸
● 肝病
● Wilson病
● 半醛脱氢酶缺乏

豆状核
● Wilson病
● 弓形体病
● 放射治疗
神经纤维瘤
●HIV感染
● Leigh病
● 巨细胞病毒
●MELAS征

尾状核/豆状核
● Leigh病
● 小舞蹈病
HIV感染
腔隙状态
●Creutzfeldt-Jakob
亨廷顿舞蹈病
●Wilson病
●副肿瘤性脑炎

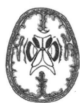

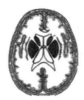

豆状核/尾状核
●Leigh病
甲状旁腺功能减退症
●Wilson病
●Kearns-Sayre综合征

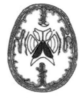

丘脑
● Wernicke-Korsakoff
●Creutzfeldt-Jakob
●神经胶质瘤
● Wilson病
● 甲苯
●Fabray病

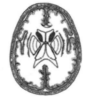

尾状核
亨廷顿舞蹈病
结节硬化复合物
● 戊二酸

豆状核/丘脑
● Tay-Sachs
● Creutzfeldt-Jakob
●Wilson病
●Leigh病
● Kearns-Sayre综合征

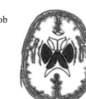

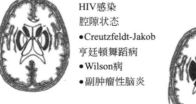

图 8-10 慢性深灰质损伤区域和病因学

学显示病变大小、急性期神经系统损害严重程度无关，而与积极恰当治疗有关。因此临床上遇到 CPM 患者，无论病情多严重，均不应轻易放弃治疗。

主任医师总结

该患者存在严重的低钠血症，因纠正过快导致患者同时出现脑桥和锥体外系症状与体征，影像学表现为脑桥及脑桥外同时受累，与临床表现一致，表现典型，诊断明确，激素治疗有效。本病例提示，对发生电解质紊乱尤其是低钠血症的患者要缓慢纠正。而发生髓鞘溶解后主张尽早给予激素治疗。

参 考 文 献

[1] 王维治.神经病学.人民卫生出版社，2006：1165-1166.

[2] 闫欣，贾建平.脑桥中央髓鞘溶解症并脑桥外髓鞘溶解症1例.中国神经精神疾病杂志，2008，34（9）：571.

[3] 陈少琼，陈秀珍，康庄，等.脑桥中央髓鞘溶解症相关脑纤维束的MRI特点.中华临床医师杂志（电子版），2010，04（12）：2609-2612.

[4] Laureno R，Karp BI. Pontine and extrapontine myelinolysis following rapid correction of hyponatraemia. *Lancet*，1988，1（8600）：1439-1441.

[5] 刘雁，董为伟，刘勇，等.脑桥中央髓鞘溶解五例临床分析.中华神经科杂志，2001，34（6）：326-328.

[6] Finelli PF，DiMario FJ Jr. Diagnostic approach in patients with symmetric imaging lesions of the deep gray nuclei. *Neurologist*，2003，9（5）：250-261.

[7] Finelli PF，DiMario FJ Jr.，周小英，等.双侧对称性灰质核团病变的诊断.世界医学杂志，2004，8（3）：11-16.

（蔡斌　李智文）

第九章 神经肌肉接头与肌肉疾病

26岁女性，波动性左侧眼睑下垂伴四肢乏力 2个月余——重症肌无力

⊛ [实习医师汇报病历]

患者，女，26岁，以"波动性左侧眼睑下垂伴四肢乏力2个月余"为主诉入院。入院前2个月余起，无明显诱因出现左侧眼睑下垂，呈波动性，有晨轻暮重现象。此后逐渐出现四肢乏力，双上肢上举及上下楼梯时易疲劳，休息后有所缓解，无明显视物重影、吞咽困难、饮水呛咳、声音嘶哑、呼吸费力等症状。该患者既往2年前曾经出现右侧眼睑下垂，后症状自行缓解，未作诊治。

体格检查：BP 130/75mmHg，HR 70次/分，心肺未见明显异常，神经系统检查：神志清楚，左侧眼睑不完全下垂，疲劳试验（Jolly试验）阳性，眼球运动正常，咽反射存在，软腭运动正常，余脑神经阴性。四肢肌张力正常，四肢近端肌力4级，远端肌力5级，感觉正常，四肢腱反射正常，双侧病理征阴性，脑膜刺激征及小脑征阴性，四肢疲劳试验阳性。

辅助检查：三大常规、临床化学检验正常，ANA、ANA谱阴性，多肿瘤标志物阴性，甲状腺功能正常，抗乙酰胆碱受体（AChR）抗体阳性，肌电图低频重复电刺激（RNS）阳性，胸腺CT平扫（图9-1）提示：胸腺增生。新斯的明试验阳性。

诊断：①重症肌无力（Ⅱa型）；②胸腺增生。

治疗：①抗胆碱酯酶药物：溴吡斯的明60mg tid；②皮质激素：泼尼松20mg qd起，每间隔3天增加5mg/d，至50mg qd维持；③必要时免疫球蛋白静脉冲击治疗；④对症处理。

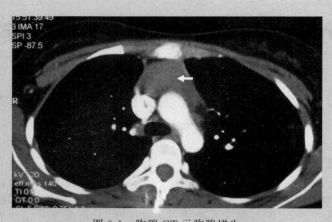

图 9-1　胸腺 CT 示胸腺增生

 主任医师常问实习医师的问题

该病例的定位诊断是什么？

答：该患者为青年女性，亚急性起病，主要表现为眼睑下垂并四肢近端无力，有晨轻暮重现象及肌无力的波动性及易疲劳性，根据肌无力的分布范围及特点，定位于神经肌肉接头。

重症肌无力临床如何分型？

答：重症肌无力根据病情轻重及病变分布，采用 Osserman 改良的分型标准共分为 5 型：

Ⅰ型：单纯眼肌型，占 15%～20%，单纯眼外肌受累。

Ⅱa 型：轻度全身型，约占 30%，常伴眼外肌受累，四肢肌群轻度受累，通常无咀嚼、吞咽及构音障碍。

Ⅱb 型：中重度全身型，约占 25%，眼外肌受累，骨骼肌及延髓肌严重受累。

Ⅲ型：急性突发型，约占 15%，急性起病，症状危重，进展迅速，病程短于半年发展至延髓、肢带、躯干及呼吸肌的严重肌无力。

Ⅳ型：晚发重度全身型，约占 10%，病程 2 年以上，通常由Ⅰ、Ⅱa、Ⅱb 型等经数年发展而来。

Ⅴ型：肌萎缩型，小于 1%，即在起病半年内即开始肌萎缩。

 主任医师常问住院医师和主治医师的问题

● **该患者该如何诊断及应与何种疾病鉴别？**

答：（1）患者青年女性，亚急性病程，主要表现为骨骼肌易疲劳和肌无力呈波动性，新斯的明试验阳性、肌电图低频重复电刺激阳性以及血清 AChR-Ab 阳性，胸部 CT 扫描发现同时存在有胸腺增生，故诊断重症肌无力明确。

（2）该患者需要与以下疾病进行鉴别诊断　①Lambert-Eaton 综合征（LEMS，肌无力综合征）：可以表现为波动性的肢体肌无力，但多见于中年男性，常伴发有肿瘤，或可先于肿瘤症状之前出现，特别是小细胞肺癌，眼肌或延髓受累较轻或者未被累及，肌电图重复神经电刺激低频刺激无明显衰减，而高频重复刺激后波幅明显增高可达 200% 以上，与患者临床表现及重复神经电刺激结果不符，故排除之。②多发性肌炎：可见于青年女性，亚急性病程，表现为四肢近端为主的肌无力，但多发性肌炎肌无力无易疲劳性，无眼外肌受累表现，血清肌酶学检查肌酸激酶等肌酶谱多有明显升高，肌电图检查有肌源性损害表现，而重频试验为阴性，与患者表现及相关辅助检查结果不同，故排除。③代谢性肌病：线粒体肌病、糖原贮积性肌病、脂质沉积性肌病等代谢性肌病可表现为亚急性病程，出现四肢近端为主的肌无力，并可有波动性和易疲劳性，有时可累及眼外肌，但血清肌酶学检查肌酸激酶等肌酶谱多有轻中度升高，血清抗 AchR 阴性，肌电图检查提示为肌源性损害表现，而重频试验阴性，与该患者临床表现及辅助检查结果不同，故排除。④吉兰-巴雷综合征：可以表现为亚急性病程，四肢对称性肌无力，有时也可以近端为明显，并可能有眼外肌麻痹的表现，但吉兰-巴雷综合征多伴有四肢腱反射减弱或消失，可伴有末梢型感觉障碍，而肌电图检查以神经传导速度减慢、F 波消失等周围神经损害表现为主，与患者表现和肌电图结果不同，故排除之。

● **重症肌无力的临床症状有何特点？**

答：重症肌无力是 T 细胞依赖的、抗乙酰胆碱受体（acetylcholine receptor，AChR）抗体介导的，一种神经-肌肉接头部位因乙酰胆碱受体减少而出现传递障碍的自身免疫性疾病。临床主要特征是局部或全身横纹肌于活动时易于疲劳无力，经休息或用抗胆碱酯酶药物后可以缓解。也可累及心肌与平滑肌，表现出相应的内脏症状。临床症状有以下特点：①肌无力一般只累及随意肌，即骨骼肌；②肌无力症状呈波动性，如晨轻暮重；疲劳、活动、发热则加重；休息、胆碱酯酶抑制药可缓解；③反复叩击则肌腱反射迅速减弱；④受累骨骼肌分布不能按神经支配来解释；⑤每一病例的肌无力的分布可不对称，程度可不相同；⑥经过较长时间（一般 3 年）可发生自行部分缓解，但完全缓解少见。

肌电图重频试验的意义是什么？ 新斯的明试验的标准和意义是什么？

答：肌电图重频试验是确诊重症肌无力的方法之一，常规检查分别用低频（2～3Hz 和 5Hz）重复刺激尺神经、腋神经或面神经，如出现动作电位波幅递减 10% 以上为阳性，高频无递减。约 80% 重症肌无力患者于低频刺激时出现阳性反应。应在停用抗胆碱酯酶药物 24h 后检查，否则可出现假阴性。

新斯的明试验是以甲基硫酸新斯的明 1～2mg 肌内注射，如肌力在半小时至 1h 内明显改善可以确诊，如无反应，一般可排除本病。为防止新斯的明的毒蕈碱样反应，需同时肌注阿托品 0.5～1mg。可结合重症肌无力评分对新斯的明试验进行量化评估来判断结果。新斯的明试验是确诊重症肌无力的方法之一。

如何进行重症肌无力评分？

答：目前已经有许多肌力评分方法用于评价重症肌无力临床治疗终点或研究结果。患者病情严重程度及治疗效果可采用重症肌无力临床绝对和相对记分法以及定量重症肌无力评分（QMG）两种方法进行评价。重症肌无力临床绝对和相对记分法包括上睑肌力、上睑疲劳试验、眼球水平活动程度、上肢疲劳试验、下肢疲劳试验、面肌肌力、吞咽功能、发音功能和呼吸功能等。定量重症肌无力评分包括复视、睑下垂、面肌肌力、吞咽功能、发音功能、上肢疲劳试验、肺活量、上肢握力、屈颈疲劳试验、下肢疲劳试验等。

● **重症肌无力的治疗方法有哪些？ 治疗流程如何？**

答：重症肌无力的治疗包括胆碱酯酶抑制药、免疫抑制治疗、免疫调节治疗以及胸腺切除术。根据指南推荐具体治疗流程（图9-2）如下：

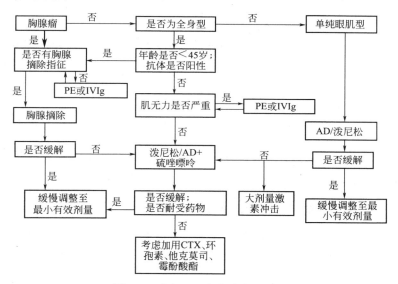

图 9-2 重症肌无力的治疗流程图

● **重症肌无力激素治疗方案是什么？**

答：（1）小剂量递增法 从小剂量隔日每晨顿服泼尼松开始，每周递增 10mg，直至每晨顿服达 60～80mg，待症状稳定 4～5 日，逐步减量到隔日 5～15mg 维持数年。

（2）递减法 甲泼尼龙 500mg/日静滴，5 日后改 240mg/日静滴，持续 5 日后改为泼尼松 1～1.5mg/(kg·d) 口服。

（3）对于住院危重病例、已用气管插管或呼吸机者可采用冲击疗法 甲泼尼龙 1g/日静滴，3～5 日，后逐渐减量。

● **糖皮质激素治疗重症肌无力早期致病情加重的可能机制是什么？**

答：（1）直接抑制神经肌肉接头处递质传递。

(2) 增强胆碱酯酶抑制药的作用而易促发胆碱能危象。

(3) 使血清抗乙酰胆碱受体抗体增高。有研究结果表明，糖皮质激素治疗重症肌无力，出现肌无力症状加重后，其低频重复电刺激的波幅递减幅度较治疗前明显增大，反映患者神经肌肉接头处的传递功能减弱，提示其肌无力加重可能与糖皮质激素对神经肌肉接头处传递阻滞作用有关。

哪些药物在临床应用中可能导致重症肌无力患者症状加重？

答：(1) 抗生素　氨基糖苷类、大环内酯类、喹诺酮类、抗疟药及尿道杀菌剂。

(2) 抗癫痫药　苯妥英钠和卡马西平。

(3) 心血管药　β受体阻滞药、钙通道阻滞药、Ⅰ类抗心律失常药物。

(4) 其他神经肌肉阻滞药　局麻药（利多卡因）、肌松药（长效的苯二氮䓬类、巴氯芬）、碘放射增强剂及肉毒中毒等。

什么是重症肌无力危象？ 应如何处理？

答：(1) 重症肌无力危象是指各种原因导致重症肌无力患者的延髓肌、呼吸肌进行性无力，以致不能维持正常的通气功能的危急状态，包括肌无力危象、胆碱能危象以及反拗性危象。

(2) 在处理方面包括　①吸氧，调节抗胆碱酯酶药物的剂量和方法。②去除诱因：如尽快控制感染、停用诱发加重的药物、减少激素剂量。③免疫球蛋白静注、血浆置换等。④必要时气管插管或气管切开，在严重的呼吸困难、肌注新斯的明无改善以及血气分析提示呼吸衰竭时使用呼吸机。⑤如使用呼吸机，可暂停抗胆碱酯酶药物3～4天。

重症肌无力胸腺摘除术的指征是什么？

答：重症肌无力胸腺摘除术适用于伴胸腺增生和高抗AChR抗体效价者、伴胸腺瘤的各型患者、年轻女性全身型、对抗胆碱酯酶药治疗反应不满意者。

主任医师总结

该患者应以眼外肌和肢体肌无力为主要症状进行鉴别。可引起眼外肌、肢体肌无力的疾病常见的有重症肌无力、吉兰-巴雷综合征，少见的有代谢性肌病、进行性肌营养不良等。重症肌无力的肌无力症状具有波动性和易疲劳性，结合疲劳试验、新斯的明试验和重复神经电刺激阳性，即可确诊。

参 考 文 献

[1] Palace J，Vincent A and Beeson D. Myasthenia gravis：diagnostic and management dilemmas. Curr. *Opin Neurol*，2001，14（5）：583-589.

[2] Newsom-Davis J. Therapy in myasthenia gravis and Lambert-Eaton myasthenic syndrome. *Semin Neurol*，2003，23（2）：191-198.

[3] Skeie GO，Apostolski S，Evoli A，*et al*. Guidelines for the treatment of autoimmune neuromuscular transmission disorders. *Eur J Neurol*，2006，13（7）：691-699.

[4] Vincent A，Bowen J，Newsom-Davis J，*et al*. Seronegative generalised MG：clinical features，antibodies and their targets. *Lancet Neurology*，2003，2（2）：99-106.

（王志强[1]）

48 岁男性，渐进性四肢无力、酸痛伴消瘦、发热 1 年——多发性肌炎(PM)

⊛ ［实习医师汇报病历］

　　患者，男，48 岁，以"渐进性四肢无力、酸痛伴消瘦、发热 1 年"为主诉。入院前 1 年，患者无明显诱因开始出现四肢无力、肌肉酸痛，以下肢较明显，抬腿费力，双侧程度相当，活动易感疲劳，肌肉酸胀，时有大腿肌肉疼痛，程度不重，偶有四肢末端稍感麻木，伴消瘦，反复低热，波动于 37.5℃ 左右，当时无吞咽困难、饮水呛咳、气促，无行走不稳、踩棉花感，无咳嗽、盗汗，无面部红斑、关节疼痛，无怕热、多汗。于外院检查："CK 980 U/L↑、CK-MB 33 U/L↑、甲状腺功能正常"，行"结核菌素实验阴性"。症状持续存在，逐步出现双上肢抬举费力，抬颈困难。近 3 个月来明显加重，上下楼梯需搀扶，下蹲后无法自行站起，平路能行走，肌痛无缓解，偶有吞咽食物哽咽感，无晨轻暮重。发病以来，食入量如常，体重下降约 10kg。平素体健，既往无"结核病、肝炎、心脏病"病史，家族成员无类似病史。

体格检查：T 37.2℃，P 102 次/分，R 2 次/分，BP 120/70mmHg；消瘦外观，全身皮肤无黄染、皮疹，浅表淋巴结未触及肿大；双肺呼吸音清，未闻及干湿啰音；心率 102 次/分，律齐，心音有力，各瓣膜听诊区未闻及杂音；腹部无膨隆，质软，无压痛；双下肢无水肿。神经系统检查：神志清楚，对答切题，言语稍带鼻音，咽反射存在，无呛咳，余脑神经未见明显异常；四肢肌张力正常，四肢近端、双侧胸肌及脊旁肌轻度萎缩，肌力检查（Manual Muscle Testing，MMT，Modified from 1993 Florence P. Kendall）：颈屈肌 3⁻ 级，颈伸肌 5⁻，双侧三角肌 3 级，肱二、三头肌 4⁺ 级，髂腰肌 3⁺ 级，股四头肌 5 级，腘绳肌 5⁻ 级，臀大肌 3 级，四肢远端肌力 5 级；双侧股四头肌、腓肠肌轻度压痛；腱反射对称性迟钝，病理反射未引出；平路行走步态正常，共济运动正常，脊柱无畸形；四肢远端可疑轻度套样痛觉减退，深感觉无明显障碍，复合感觉存在；脑膜刺激征阴性。

外院其他辅助检查：血沉、类风湿指标、CEA、AFP、CA19-9 均正常；脑脊液检查：压力正常，GLU 2.4mmol/L，CL 116.9mmol/L，总蛋白正常，WBC $7×10^6$/L；血培养无细菌生长；心电图：窦性心动过速；肺部 CT 平扫未见明显异常；肌电图：①双侧正中神经明显损害（考虑腕管综合征）；②双下肢未见明显神经源性或肌源性损害；脊椎 MRI：L3/4、L4/5 椎间盘轻度膨隆；彩超：肝内光点回声增强，肝大，胆囊内结石，肝内外胆管略扩张，胰、脾大小正常。

初步诊断：①四肢无力待查：多发性肌炎？②心律失常：窦性心动过速；③腕管综合征。

入院后辅助检查：常规生化复查：CK 1120U/L↑，CK-MB 39U/L↑，LDH 177U/L↑，ALT 75U/L↑，AST 95U/L↑；CRP、ANA、ANCA、ds-DNA、免疫球蛋白、补体基本正常；静息血乳酸 1.39mmol/L。肺功能测定示轻度限制性肺通气功能障碍，肺弥散功能正常。复查心电图：窦性心动过速，偶发室性早搏。复查肌电图：肌源性损害伴发周围神经病变。肌肉（左肱二头肌）病理学：肌束大小基本一致，肌纤维大小不一，多量散在或小群萎缩肌纤维及肥大纤维，多灶性肌溶解坏死及大量炎症细胞浸润，散在再生纤维及撕裂纤维；间质血管扩张，纤维结缔组织增生伴大量炎症细胞浸润；改良 Gomori Trichrome 染色（MGT）未见破碎红纤维，改良还原型辅酶四唑蓝还原酶（NADH-TR）染色及 ATP 酶见两型肌呈镶嵌排列尚存；过碘酸染色（PAS）（一），油红O染色（ORO）（一）。免疫病理检查（彩图 3）：部分非坏死肌细胞膜上 MHC-I 分子高表达。

电镜诊断：肌纤维不同萎缩，部分肌纤维肌丝、肌节排列紊乱，偶见小灶性坏死肌纤维和再生肌纤维，少数肌纤维肌核内移，间质胶原纤维增生明显，并可见较多淋巴单核细胞浸润。

最终诊断：多发性肌炎（Polymyositis，PM）。

 主任医师常问实习医师的问题

● 患者的诊断是什么？

答：（1）定位诊断为骨骼肌系统。依据：患者有渐进性四肢近端肌无力、肌痛，伴反复低热，肌酶升高，肌电图呈肌源性损害。

（2）定性诊断为多发性肌炎。依据：患者为亚急性病程，结合肌肉病理学检查见炎症细胞浸润，可以确诊。

主任医师常问住院医师和主治医师的问题

● 什么是特发性炎症性肌病(Idiopathic Inflammatory Myopathies , IIM)？ 主要临床表现是什么？ 分几种类型？

答：（1）IIM 是一组病因不明，以骨骼肌炎症性病变为特征，常有多脏器受累的异质性系统性结缔组织病（Connective Tissue Disorder，CTD）。

（2）主要临床表现如下。

① 急性/亚急性四肢近端、肩周、颈部、髋部肌群进行性肌无力（或伴肌痛、肌萎缩）的近端型肌病表现；

② 可累及呼吸肌、延髓肌造成呼吸困难、吞咽困难；

③ 其他组织器官受累：皮肤（特征性皮疹、皮下钙化）、关节（关节炎）、肺部（肺间质病变）、心脏（心肌受累）、消化道（胃肠道低动力）；

④ 伴全身炎症，常发热。

（3）主要分为 PM、皮肌炎（Dermatomyositis，DM）、散发型包涵体肌炎（sporadic Inclusion Body Myositis，sIBM）和坏死性肌炎（Necrotizing Myositis，NM）。

● **患者的诊断有何进一步补充？ 如何鉴别诊断？**

答：（1）患者可以诊断为 PM，基于以下几个特点。

① 临床表现为亚急性对称性四肢近端及躯干肌肉无力、疼痛为主，轻度累及咽喉肌及呼吸肌，伴全身炎症反应。多发性肌炎是 T 细胞介导的细胞毒作用引起全身免疫系统的紊乱，主要以骨骼肌间质性炎症改变和肌纤维变性为特征，可累及多脏器，如肺、心脏、胃肠道等，引起间质性肺炎、心脏传导阻滞、心律失常、心肌变性坏死、胃肠道黏膜水肿、腹胀、腹泻等，注意到该患者有心律失常表现。

② 血清肌酶中度升高。血清 CK 水平可达正常 10 倍以上，其改变可代表炎性肌病早、中期肌肉受损的严重程度，或表明疾病处于活动期，增高程度与病变的严重程度相关。据文献报道，CK 不高者，伴发恶性肿瘤机会较大。

③ 肌电图提示肌源性损害伴周围神经病变。典型的 PM 肌电图为：运动单位电位（MUP）时限缩短，波幅降低，自发电位增多，重收缩波形异常，峰值波幅降低的典型肌源性改变。据文献报道，部分 PM 可以出现神经源受损的电生理改变，可能由于肌肉内神经小分支的受累或者肌纤维的阶段性坏死导致部分正常的运动终板脱离而出现失神经的改变，或是免疫复合物沉积于运动终板引起失神经改变。也有报道合并周围神经损害的 PM（或 DM）患恶性肿瘤、其他 CTD（如 SLE、类风湿关节炎、干燥综合征、硬皮病等）的概率增加，需要注意。

④ 骨骼肌病理学检查是最重要的定性诊断依据。基本改变：肌纤维变性坏死，肌内膜炎症细胞浸润；炎症细胞以 CD8＋淋巴细胞为主；肌纤维 MHC-I 分子表达上调。患者的病理改变与之相符。

（2）需要与以下疾病进行鉴别诊断

① 散发型包涵体肌炎：亦有肌肉炎性损害、咽喉肌受累等类似 PM 的表现，但前者的肌无力多呈非对称性，远端肌群受累常见，肌痛少见，肌酶轻度异常，激素治疗不敏感，病理学检查可以鉴别。

② 代谢性肌病：脂质沉积性肌病的起病特点、受累肌群、肌酶

和肌电图改变常与 PM 相类似，但前者运动不耐受更突出，尿有机酸和血酰基肉碱谱异常，病理学检查可以鉴别。

③ 肢带型肌营养不良症：本病可有家族史，多为慢性病程，常见于青少年期起病，肌无力和肌萎缩表现平行，无肌痛，病理学检查上以肌纤维肥大和萎缩，伴变性、坏死、再生和间质增生，仅个别类型有炎症细胞浸润。

④ 内分泌性肌病：临床上少数甲状腺功能亢进或减退者会出现肌无力、肌痛、肌酶升高，与 PM 相似，前者肌电图表现多无特异性，无肌炎特异性抗体，治疗原发疾病后肌病表现可在短期内明显缓解，治疗反应好，而后者需要加用激素或免疫抑制药。要注意两者合并可能。

⑤ 重症肌无力：症状出现晨轻暮重及波动性为突出特点，常伴眼睑下垂，肌电图重频试验阳性，较易鉴别。

PM/DM 的传统诊断标准(B/P 标准)是什么？ 有何缺陷？ 新修订的诊断标准有何补充及意义？

答：(1) 1975 年 Bohan 和 Peter 提出 PM/DM 的诊断标准如下。

① 肢带肌、颈前肌对称性无力，病程持续数周到数月，有或无吞咽肌、呼吸肌受累；

② 肌肉活检示肌纤维坏死、炎细胞浸润、束周萎缩（DM）；

③ 血清肌酸激酶升高；

④ 肌电图示肌源性损害；

⑤ 皮肤改变（DM）。

(2) 这一传统标准在世界范围内得到广泛采用，主要以临床表现和普通组织病理学检查为基础，在临床实践中可能造成部分的误诊和漏诊，主要不足之处体现在以下方面。

① B/P 标准不能将 IIM 的各种类型明确区分开：PM 与包涵体肌炎均可表现为炎性细胞浸润，肌纤维变性、坏死，而包涵体肌炎的诊断标准，电镜下看到管丝状包涵体，是确诊依据，因此包涵体肌炎患者根据 B/P 标准易误诊为 PM，而包涵体肌炎对激素及免疫抑制药均不敏感，会影响患者的治疗效果及预后评价。

② B/P 标准通过皮肤的表现来区分 PM 和 DM，对于皮损晚于肌无力症状，或皮损不明显的 DM，也易误诊为 PM。

③ B/P 标准不能将 IIM 与其他肌病相区别。常见的非特发性炎

症性肌病，如低钾性肌病、甲状腺功能减退性肌病、药物性肌病、感染相关性肌病、部分肌营养不良症、副肿瘤综合征等，也可出现明显的近端型肌无力和肌痛、肌酶显著升高和肌源性损害肌电图，在肌活检普通苏木精-伊红染色（HE）可表现为肌纤维的变性、坏死和萎缩，以及炎性细胞的浸润。临床上容易误诊为 PM，故对激素及免疫抑制药疗效欠佳者，有一部分是由于误诊所致。

④ B/P 标准不能界定重叠综合征（Overlap Syndrome，OS）的归属。PM 合并其他结缔组织病（CTD），都符合各 CTD 诊断标准者称为 OS，以合并 SLE 和硬皮病多见，部分肌炎重叠综合征对激素治疗不敏感，治疗疗程更长，预后更差，需要联合使用免疫抑制药。

（3）2004 年欧洲神经肌肉肌病中心（ENMC）提出了新修订的诊断标准，强调 MHC-I/CD8 ＋T 细胞复合物是 PM 的标志性病理改变，补体介导的血管炎所致的束周萎缩是 DM 的标志性病理改变，而 sIBM 除 MHC-I/CD8 ＋T 复合物外，还有镶边空泡及管丝状包涵体。该诊断标准基于分子病理及免疫病理，最大限度地减少 PM/DM 的误诊和漏诊，避免不恰当的治疗。

● PM 的治疗原则是什么？

答：（1）到目前为止，糖皮质激素仍是治疗的首选药物，但激素的用法尚无统一标准，一般开始剂量为泼尼松 $1\sim2mg/(kg \cdot d)$，或等剂量的其他类型糖皮质激素。

① 激素冲击治疗指证：疾病进展急骤，出现横纹肌溶解症；持续进展伴有呼吸肌受累；心肌受累，出现心功能不全或 EF 显著下降。

② 治疗反应的指标：肌酶、肌力和炎症指标。一般应用激素或免疫抑制药治疗有效，3 周内肌酶活性可有明显下降；若肌酶未降低，表示治疗无效或用药剂量不足。另外，文献报道 PM 患者若缓解后复发，则肌酶于临床症状出现前数周升高。

③ 激素减量：初始治疗时较大剂量的泼尼松应该持续应用到血清肌酸激酶恢复正常及肌力改善，然后开始逐渐减量，每 2 周减 10％，最后达维持量 $10\sim20mg/d$，维持 $1\sim2$ 年，恢复较慢或减量过程有反复者适当延长激素治疗期。

（2）免疫抑制药　对于激素治疗效果欠佳时，需要联合使用免疫抑制药。目前有报道激素开始和/或激素减量时联合免疫抑制药，可以改善预后。首选甲氨蝶呤，其次为硫唑嘌呤、环磷酰胺和环孢素等。

（3）免疫球蛋白　急性期联合激素使用，效果较好。免疫球蛋白1g/(kg·d) 静滴连续 2 天，或 0.4g/(kg·d) 静滴，每月连续 5 天，4 个月为 1 个疗程。

（4）肿瘤坏死因子（TNF）拮抗药　治疗效果尚不肯定。

（5）其他非药物治疗和评估　全面的肿瘤筛查；肺部病变排查；全面的肌肉评估（评价治疗反应）；高蛋白和高维生素饮食；有氧活动和力量练习；肌无力严重者理疗和被动运动预防关节挛缩。

● 影响 PM 预后的因素有哪些？

答：部分患者对激素不敏感，较大剂量的激素仍然无法使肌酶恢复正常及临床肌力改善，或激素减量即加重，需要联合使用免疫抑制药，甚至联合免疫抑制药后效果仍欠佳，称难治性肌炎。可能的影响因素较多，包括并发症：肿瘤、间质性肺炎等；存在肌炎特异性、相关性抗体；外周血白细胞糖皮质激素受体紊乱；AST/CK 比例高等；关于临床表现，如高龄、性别、肺部感染、心脏受累、合并吞咽困难等，均有报道提示预后差。主要因素如下：①合并肺间质性病变；②明显的咽喉肌肉受累；③呼吸肌受累；④心肌受累；⑤合并恶性肿瘤；⑥抗 SRP 阳性。

主任医师总结

（1）患者亚急性病程，对称性四肢近端及躯干肌无力、肌痛，轻度累及咽喉肌、呼吸肌及心肌，肌酶中度升高，肌电图为肌源性损害，这几点提示定位于骨骼肌系统病变为主，结合病史及肌肉组织化学、免疫病理结果，可以明确定性。

（2）PM/DM 是一组多种病因引起的多发性骨骼肌炎症疾病，发病分别与细胞和体液免疫有关，属于系统性疾病，可以累及多个器官，或合并其他 CTD。目前临床上多采用 B/P 诊断标准，易于操作，强调骨骼肌变性、坏死及淋巴细胞浸润，但也存在误诊和漏诊可能。近年来新修订的 IIM 诊断标准强调 MHC-I/CD8＋T 细胞复合物是 PM 的标志性病理改变，补体介导的血管炎所致的束周萎缩是 DM 的标志性病理改变，sIBM 除 MHC-I/CD8＋T 复合物外，还有镶边空泡及管丝状包涵体。

（3）PM 治疗上首选糖皮质激素，注意早期足量和长疗程，可以联合免疫抑制药或免疫球蛋白。

（4）影响 PM 预后的因素较多，包括合并间质性肺炎、恶性肿瘤、延髓肌和心肌受累、肌炎特异性抗体阳性等。

参 考 文 献

[1] Bohan A，Peter JB. Polymyositis and Dermatomyositis. *N Engl J Med*，1975，292：344-734，403-407.

[2] Dalakas MC，Hohlfeld R. Polymyositis and dermatomyositis. *Lancet*，2003，362：971-982.

[3] Truepenny P，Kaushik V，Lempp H. Polymyositis. *BMJ*. 2012 Mar 15；344：e1181. doi：10. 1136/bmj. e1181.

[4] Airio A，Kautiainen H，Hakala M. Prognosis and mortality of polymyositis and dermatomyositis patients. *Clin Rheumatol*，2006，25：234-239.

[5] Hoogendijk J，Amato A，Lecky B，*et al*. 119th ENMC international workshop：the design in adult idiopathic inflam matory myopathies，with exception of inclusion body myositis. *Neummuscul Disord*，2004，14：337-345.

[6] Tada Y，Suematsu E，Ueda A，*et al*. Clinical factors to predict a poor prognosis and refractory disease in patients with polymyositis and dermatomyositis associated with interstitial lung disease. *Clin Exp Rheumatol*. 2012 Feb 8.

[7] Dalakas MC. Inflammatory muscle diseases：a critical review on pathogenesis and therapies. *Curr Opin Pharmacol*，2010，10：346-352. Review.

（王志强[2]　王柠）

38 岁女性，渐进性四肢无力、肌肉萎缩 10 年——面肩肱型肌营养不良症(FSHD)

◎ ［实习医师汇报病历］

患者，女性，38 岁，以"渐进性四肢无力、肌肉萎缩 10 年"为主诉入院。入院前 10 年，患者无明显诱因出现左上肢无力、抬举困难，表现梳头、洗脸较费力，逐步累及右下肢无力，表现登梯、蹲立费力，症状持续存在，缓慢加重，无晨轻暮重及波动性，4～5 年后右上肢及左下肢出现类似症状，伴四肢近端肌肉萎缩。

入院前2年，双上肢难以抬举过头顶，弯腰困难，登梯需搀扶，尚能自己行走，无肌痛及吞咽困难，未予特殊诊治，饮食、睡眠正常。家族史：1个妹妹有类似症状，目前病情较轻，父母亲及1姐2弟无类似病史。

体格检查：P 82次/分，R 20次/分，BP 112/75mmHg，消瘦外观，心肺腹未见明显异常。神经系统检查：神志清楚，对答清晰切题，记忆力、定向力、计算力、理解力正常，表情较淡漠，"猫脸"外观，双侧眼轮匝肌和口轮匝肌肌力弱，嘴唇肥厚，似"鱼嘴"，鼓腮、吹哨动作完成不良，舌肌无萎缩，咽反射正常；四肢肌张力正常，四肢近端、肩胛带肌、胸肌、骨盆带肌肌群明显萎缩，双侧"翼状肩"，肌力检查（MMT）：颈屈肌3$^-$级，颈伸肌5$^-$级，双上肢侧平举小于60°，前平举小于80°，右侧：三角肌4$^-$级，肱二头肌3$^-$级，肱三头肌4$^-$级，腕伸肌4$^+$级，腕屈肌5级，髂腰肌4级，股四头肌4$^+$级，腘绳肌3$^+$级，胫前肌4$^+$级，腓肠肌5级；左侧：三角肌4$^-$级，肱二头肌4$^+$级，肱三头肌4$^+$级，腕伸肌4$^+$级，腕屈肌5级，髂腰肌4$^-$级，股四头肌4$^+$级，腘绳肌2级，胫前肌5级，腓肠肌5级；Beevor征阳性，行走呈鸭步，共济运动基本正常，脊柱轻度后凸；腱反射对称性消失，病理反射未引出；浅、深感觉正常。

初步诊断：四肢无力萎缩待查：进行性肌营养不良症？

入院后辅助检查：生化示 CK 206U/L↑，CK-MB 32U/L↑，LDH 269U/L↑，ALT、AST正常。常规脑电图：未见明显异常；心电图：不完全性右束支传导阻滞；肌电图：肌源性损害；肺功能测定：轻度限制性肺通气功能障碍，肺弥散功能稍减退。肌肉（左侧肱二头肌）病理学检查：轻度肌源性损害，肌营养不良形态学依据不足，请结合基因检测确诊；肌肉电镜诊断示肌源性肌萎缩。

✸ ［住院医师或主治医师补充病历］

分子诊断：一条染色体4q35存在一段小于38kb的4qA型 EcoR Ⅰ/p13E-11片段（图9-3），提示与面肩肱型肌营养不良症（Facioscapulohumeral muscular dystrophy，FSHD）

连锁。

最终诊断：面肩肱型肌营养不良症（FSHD）。

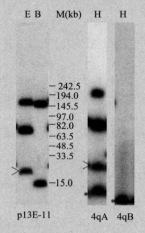

图 9-3　PFGE/Southern blot 分子检测的图片

患者的低熔点琼脂糖包埋 DNA 经 EcoR Ⅰ酶切产生 4 条 EcoR Ⅰ/P13E-11 片段，2 条来源于 4q35，另外 2 条来源于 10q26 同源性片段（重叠），经 EcoR Ⅰ/Bln Ⅰ双酶切后，4q 片段（20.0kb 和 168.0kb）减少了 3kb，10q 片段（73.0kb 和 76.5kb）被降解成小片段消失。同一样品经 HindⅢ酶切/4qA、4qB 探针杂交，比对应的 EcoR Ⅰ片段增加了 2kb，出现 4 条 4qA 型片段。患者为 4qA/4qA 纯合的标准构型。其中，20.0kb 片段（如"＞"所示）为致病性片段。E—EcoR Ⅰ酶；E/B—EcoR Ⅰ/Bln Ⅰ双酶切；H—Hind Ⅲ酶切 p13E-11：p13E-11 探针杂交；4qA—4qA 探针杂交；4qB—4qB 探针杂交；M—MidRange PFG Marker Ⅰ分子量标记。＊为非特异性片段

❓ 主任医师常问实习医师的问题

● 患者的诊断是什么？

答：（1）定位诊断为骨骼肌系统疾病，依据：患者有渐进性四肢及面部肌肉无力，伴肌萎缩，肌酶学轻度升高，肌电图及肌肉病理学

检查提示肌源性损害。

（2）定性诊断为 FSHD。依据：成年期起病，慢性病程，有家族史，提示遗传性肌病，结合分子检测结果可以确诊。

● FSHD 的典型临床表现是什么？

答：FSHD 呈常染色体显性遗传，多数患者于 10～20 岁起病，表现为进行性面肌、肩胛带肌和上臂肌群的肌萎缩和肌无力，常不对称发展，可见"猫脸"、"鱼嘴"、"翼状肩"、"游离肩"等典型外观，后期可逐渐侵犯骨盆带肌、腹肌、足背屈肌等，呈"鸭步"步态，约 20％患者最终需坐轮椅。

？ 主任医师常问住院医师和主治医师的问题

● 患者的诊断有何进一步补充？ 如何鉴别诊断？

答：（1）患者成年期起病，以上肢近端首发，主要表现慢性进行性面部、肩胛带肌、骨盆带肌肌无力及肌萎缩，非对称性，查体呈典型的面肩肱型分布的特殊肌病体征，需注意到该患者存在 Beevor 征，即仰卧起坐或屈颈时，由于下腹肌无力导致脐部受力不均衡向上移动，部分患者有此体征。辅助检查提示肌源性损害，但肌肉病理学检查往往缺乏特异性，约 50％患者有明显的炎症细胞浸润表现，类似炎症性肌病，原因不明。部分患者可以影响呼吸肌，通过肺功能检查可以发现，一般为轻度受累。据文献报道，FSHD 可伴发癫痫、智力障碍、眼底视网膜血管病变等，该患者无脑功能受损表现，建议完善眼底检查。结合分子诊断，确诊 FSHD。本病是最常见的成人型遗传性肌病，呈常染色体显性遗传，约 1/3 为当代突变，该患者同胞有类似病史，考虑为父亲或母亲遗传，但其无相应临床表现，可能是未外显或嵌合体携带者。

（2）根据病史及典型表现，本病的临床诊断不难，仍需与下列疾病鉴别。

① 肢带型肌营养不良症：也以四肢带肌受累为主，多为慢性持续进展性病程，伴有明显肌萎缩，肌酸激酶显著升高，但少累及面肌，一般对称性发展，常下肢肌群先受累，以隐性遗传为多见。

② 强直性肌营养不良症：多为成年后发病，常有面部表情肌受

累及四肢肌无力和肌萎缩，但多为远端型，伴肌强直、肌僵硬，典型者有"斧头脸"、"鹅颈"及握拳松开动作迟缓表现，查体见前臂和手部伸肌有叩击性肌球，临床上多伴有白内障、秃发、基础代谢率下降、肺活量减少、性功能障碍等多系统表现，肌电图出现典型肌强直放电，肌肉病理学检查见肌纤维内中央核链，萎缩纤维的肌核聚集形成核袋等，故可以排除。

③ 其他肌病：患者没有明显的运动不耐受和症状波动性，病理学上未见糖原、脂滴聚集或破碎红纤维，不支持遗传代谢性肌病；患者发病年龄较迟，病理学上未见棒状体、中央轴空、中央核等现象，不支持先天性肌病；患者病史长，有家族史，未伴肌痛，不支持炎症性肌病。

● FSHD 分子检测的依据及发病机制有哪些？

答：FSHD 是典型的孟德尔遗传病，致病基因定位于 4 号染色体长臂亚端粒区（4q35.2），其结构高度特殊和复杂，与该区域内一条多态性 EcoR I 片段内部 3.3kb 串联重复单位（D4Z4 序列）多拷贝缺失直接相关——正常人群 D4Z4 拷贝数为 $11\sim100$，而患者通常减少至 $1\sim10$，EcoR I 片段缩短至 38kb 以下，通过检测出这段缩短的多态性卫星序列及其上下游的特定序列可以进行分子水平的确诊。目前"金标准"的分子诊断是应用脉冲电场凝胶电泳（PFGE）技术结合限制性片段长度多态分析（RFLP）/特异性探针（p13E-11、4qA/4qB 及 B31）多位点 Southern 杂交的基因检测，国外只有荷兰 Leiden 大学、美国 Rochester 大学、英国 Cardiff 大学等科研机构进行研究，国内少有单位能开展，多数只作临床诊断。

在发病机制方面，FSHD 的致病基因虽已定位，但致病基因迄今未克隆，D4Z4 缺失后的效应基因不明确，不遵循传统的致病基因突变导致编码蛋白变异的经典模式。故研究者一直致力于从 D4Z4 上下游和内部寻找可能的候选基因。"表观遗传效应"（Epigenetic etiology）成为目前解释 FSHD 发病机制的重要学说——D4Z4 序列缺失引起 4q35 亚端粒区染色体构型改变导致上游多基因调控异常，其中，FRG1 基因与骨骼肌生长发育相关，成为 FSHD 重要的候选基因。最近的研究又发现患者 D4Z4 内部 DUX4 基因的获得性高表达具有肌肉损害作用，可能对发病起主导作用。

所以，目前 FSHD 发病机制的关键环节不明，D4Z4 缺失的效应基因及相关蛋白功能、D4Z4 序列的甲基化等都是研究的重点和热点。

主任医师总结

（1）该患者成年期起病，慢性病程，以上肢近端首发，表现为渐进性面部、上肢、肩胛带和骨盆带肌肌无力及肌萎缩，非对称性发展，查体呈典型的面肩肱型分布的特殊肌病体征，肌酶学、肌电图及肌肉病理学检查提示肌源性损害，分子检测发现一条染色体 4q35 存在一段小于 38kb 的 4qA 型 EcoR Ⅰ/p13E-11 片段，确诊 FSHD。

（2）FSHD 是最常见的成人型神经肌肉遗传病，发病率约 1/20000，呈常染色体显性遗传，家系间或家系内的临床表型差异性大。致病基因定位于 4 号染色体长臂亚端粒区（4q35.2），与该区域内一条多态性 EcoR Ⅰ 片段内部 3.3kb 串联重复单位（D4Z4 序列）多拷贝缺失直接相关，但发病机制不明确，可能与"表观遗传学"相关。

（3）FSHD 目前缺乏有效的治疗方法，可以为患者提供必要的遗传咨询和康复锻炼指导，定期随访观察。

参 考 文 献

[1] Wi Jmenga C, Hewitt JE, Sandkuijl LA, et al. Chromosome 4q DNA rearrangements associated with facioscapulohumeral muscular dystrophy. *Nature Genet*, 1992, 2: 26-30.

[2] van Deutekom JC, Wijmenga C, van Tienhoven EA, et al. FSHD associated rearrangements are due to deletions of integral copies of 3. 2kb tendamly repeated unit. *Hum Mol Genet*, 1993, 2: 2037-2042.

[3] Lemmers RJ, de Kievit P, Sandkuijl L, et al. Facioscapulohumeral muscular dystrophy is uniquely associated with one of the two variants of the 4q subtelomere. *Nature genetics*, 2002, 32: 235-236.

[4] Wu ZY, Wang ZQ, Murong SX, et al. FSHD in Chinese population: Characteristics of translocation and genotype-phenotype correlation. *Neurology*, 2004, 63: 581-583.

[5] Gabellini D, D'Antona G, Maurizio M, et al. Facioscapulohumeral muscular dystrophy in mice overexpressing FRG1. *Nature*, 2006, 439: 973-977.

[6] Lemmers RJ, van der Vliet PJ, van der Gaag KJ, et al. Worldwide population

analysis of the 4q and 10q subtelomeres identifies only four discrete interchromo-
somal sequence transfers in human evolution. *Am J Hum Genet*，2010，86：
364-877.

[7] Wallace LM，Garwick SE，Mei W，*et al*. DUX4，a candidate gene for facioscapulo-
humeral muscular dystrophy，causes p53-dependent myopathy in vivo. *Ann Neu-
rol*，2011，69：540-552.

[8] Wang ZQ，Wang N，van der Maarel S，*et al*. Distinguishing the 4qA and 4qB vari-
ants is essential for the diagnosis of facioscapulohumeral muscular dystrophy in the
Chinese population. *Eur J Hum Genet*，2011，19：64-69.

（王志强[2]　王柠）

25岁男性，渐进性四肢无力2月余
——脂质沉积性肌病（LSM）

◈ ［实习医师汇报病历］

　　患者，男，25岁，以"渐进性四肢无力2月余"为主诉入院。入院前2个月，患者无明显诱因开始出现四肢无力，伴运动性疲劳，表现为快步行走、登梯、蹲立、抬颈费力，行走百余米或登一层楼即全身疲劳酸软，双小腿疼痛，程度不剧烈，无肌肉僵硬、肌跳，无晨轻暮重，时有咀嚼硬物无力，无吞咽困难，无心悸、气促，症状持续缓慢加重，影响日常生活及工作。曾就诊某三甲医院查"肌酸激酶758U/L，甲状腺功能正常"，查肌电图："肌源性损害，重频试验阴性"，胸部CT平扫："①双肺部无异常，②脂肪肝、脾肿大"，心脏彩超："二尖瓣前后叶对合点错位伴轻度反流，三尖瓣轻度反流"，未予明确诊断及治疗。自发病以来，精神、睡眠尚好，食欲欠佳，体重下降约5kg。既往史及个人史：自幼较不喜欢运动，上学时体育成绩较差；平素容易腹胀及恶心，无慢性腹痛、腹泻。家族史：父母亲及2个同胞无类似病史。

　　体格检查：P 88次/分，R 19次/分，BP 120/80mmHg，神志清楚，消瘦外观，心、肺、腹未见明显异常。神经系统查体：对答清晰切题，记忆力、理解力、定向力、计算力好，双眼屈光不正，双侧咀嚼肌力稍弱，余脑神经未见明显异常；四肢肌张力正常，双侧脊旁肌轻度萎缩，肌力检查（MMT）：颈屈肌 3⁻级，颈伸肌 4⁻级，双侧三角肌 3⁺级，肱二头肌 4⁺级，肱三头肌力 4⁺级，髂腰肌 3⁺级，股四头肌 5 级，腘绳肌 5⁻级，四肢远端肌力 5级；双下肢近端肌肉轻度压痛；腱反射对称性迟钝，病理反射未引出；行走步态及共济运动正常；浅、深感觉正常；脑膜刺激征阴性。

入院诊断：①四肢无力待查：多发性肌炎？②脂肪肝；③脾肿大；④二尖瓣前后叶对合点错位伴轻度反流，三尖瓣轻度反流。

入院后辅助检查：常规生化复查示 CK 349U/L↑，LDH 157U/L↑；ANA，ANCA 正常，C 反应蛋白、血沉正常，静息血乳酸 3.68mmol/L↑。常规脑电图：无明显异常。肌肉（左肱二头肌）病理学及电镜诊断（彩图 4）：脂质沉积性肌病。

⊛ ［住院医师或主治医师补充病历］

尿有机酸检查：戊二酸尿症（Glutaric Aciduria typeⅡ，GAⅡ）；

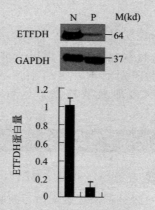

图 9-4　肌肉免疫印迹分析

患者肌肉组织中的 ETFDH 蛋白与对照相比表达量明显

下调，提示 *ETFDH* 基因突变后导致蛋白缺陷

（N—对照；P—患者；M—蛋白分子量 Marker）

血浆多种酰基肉碱水平检测：多种酰基辅酶 A 脱氢缺陷症（Multiple Acyl-CoA Dehydrogenation Deficiency，MADD）。肌肉免疫印迹（Western blot）分析（图 9-4）：患者肌肉组织中电子传递黄素蛋白脱氢酶（ETFDH）蛋白低表达；分子诊断（彩图 5）：患者 *ETFDH* 基因存在 c. ［250G＞A］＋［250G＞A］的突变。

最终诊断：脂质沉积性肌病（Lipid Storage Myopathy，LSM）——晚发型多种酰基辅酶 A 脱氢缺陷症（MADDⅢ型）。

 主任医师常问实习医师的问题

患者的诊断是什么？

答：定位诊断为骨骼肌系统病变。依据：患者有渐进性四肢近端肌无力，伴脊旁肌轻度萎缩，肌酶学轻度升高，肌电图提示肌源性损害。

定性诊断为 LSM。依据：患者为亚急性病程，肌肉活检病理学检查可以确诊。

LSM 的典型临床表现是什么？

答：LSM 一般为慢性或亚急性病程，可因感染、低温、疲劳、高脂饮食等因素诱发加重，突出临床表现为运动不耐受，常步行百米或登一层楼即感肢体酸软，可以伴有肌痛、肌萎缩等。

主任医师常问住院医师和主治医师的问题

患者的诊断是否需要进一步补充？ 如何鉴别诊断？

答：（1）患者有渐进性四肢近端无力，颈肌无力，运动不耐受，伴脊旁肌轻度萎缩，肌酶学轻度升高，肌电图提示肌源性损害，结合肌肉活检病理学检查，LSM 可以确诊。

从严格意义上分析，LSM 是个病理综合征的诊断，是体内脂肪酸代谢障碍在骨骼肌中的病理表现，并不能体现疾病的生化和分子病理本质，诊断 LSM 后有必要进一步生化检测和分子生物学诊断：通过串联质谱（MS-MS）和气相色谱质谱（GC-MS）分析血酰基肉碱谱和尿有机酸，目前临床上常用干滤纸片法，可以明确其生化缺陷，该患者为 MADD，根据患者的发病年龄和临床严重程度，应为 MADD Ⅲ 型，即晚发型；明确生化缺陷类型后，有条件可以进行分子诊断，该患者通过基因检测明确是 *ETFDH* 基因突变导致。故完整的诊断为脂质沉积性肌病——晚发型多种酰基辅酶 A 脱氢缺陷症。

（2）需要与以下疾病进行鉴别诊断。

① 其他遗传代谢性肌病：如糖原贮积症Ⅱ型（青少年型 Pompe病）、线粒体肌病等，多可以表现为近端型肌病，伴有运动不耐受，常多系统累及，但 Pompe 病常有呼吸肌选择性受累，可伴轻度心肌受累和脑血管病表现，线粒体病常伴生长发育障碍及脑病表现，生化/酶学和肌肉病理学有助于鉴别。

② 特发性炎症性肌病：多发性肌炎多为急性/亚急性起病，渐进性发展，对称性肢带肌和颈屈肌无力，伴或不伴吞咽/呼吸肌受累，有新近的易疲劳和运动耐力下降，两者临床表现有诸多相似之处，容易误诊，但肌炎通常肌痛更明显，伴全身炎症反应，肌酸激酶（CK）可升高 10 倍以上，确诊主要依据病理上见炎症细胞（T 细胞）包绕和浸润至非坏死肌内膜，MHC-Ⅰ分子高表达。

③ 肌营养不良症：如肢带型肌营养不良，但多为慢性持续进展性病程，伴有明显肌萎缩，肌酸激酶显著升高，肌肉病理学、相关生化及基因检测即可鉴别。

④ 重症肌无力：症状出现晨轻暮重及波动性为突出特点，常伴眼睑下垂，肌电图重频试验阳性，故不支持。

LSM 的发病机制和主要生化缺陷分型是什么？

答：骨骼肌作为高效的能量转换器，活动主要来源于线粒体内游离脂肪酸 β 氧化供能，需要多种酶类协同作用。首先，脂肪酸在脂肪酸转运酶的运载下进入细胞内，在线粒体及内质网外膜的脂酰辅酶 A 合成酶作用下成为活化的脂酰辅酶 A（CoA）。长链 CoA 在线粒体外膜内侧面的肉毒碱棕榈酰转移酶Ⅰ（CPTⅠ）催化下与肉毒碱结合成为脂酰肉毒碱，并由脂酰肉毒碱转位酶运输通过线粒体膜。脂酰肉毒碱在线粒体内膜内侧面的肉毒碱棕榈酰转移酶 II（CPT II）的催化下与肉毒碱分离，重新形成 CoA 进行 β 氧化。脂肪酸 β 氧化由脱氢、加水、再脱氢及硫解 4 个步骤组成，首先，脱氢产生的氢离子经电子传递链黄素蛋白（Electronic Transferring Flavoprotein，ETF）及其脱氢酶（ETFDH）转递给黄素腺嘌呤二核苷酸（Flavin adenine Dinucleotide，FAD），然后脱氢产生的氢离子由尼克酰胺腺嘌呤二核苷酸（Nicotinamide Adenine Dinucleotide，NAD）接受，一起进入呼吸链产能。长链脂肪酸 β 氧化过程中任何环节出现问题均可导致脂肪酸氧化代谢障碍，脂质在肌纤维内沉积而引起 LSM。

LSM 的主要生化类型包括：原发性肉毒碱缺乏症（primary carnitine deficiency，PCD）、MADD、中性脂质贮积病伴鱼鳞病（neutral lipid storage disease with ichthyosis，NLSDI）、多种酰基辅酶 A 脱氢酶缺乏症（multiple acyl-CoA dehydrogenase deficiency，MADD）以及中性脂质贮积病伴肌病（neutral lipid storage disease with myopathy，NLSDM）。均是多系统受累的疾病。

● MADD 的分型及诊治策略是什么？

答：MADD 为常染色体隐性遗传，由 *ETFA/B* 和 *ETFDH* 基因突变导致，在临床上分为 3 个亚型：I 型与 II 型为早发型/严重型，新生儿期或婴儿期起病，预后不良；III 型为晚发型/温和型。青少年或成年起病，通常表现为进展性/波动性近端型肌病和运动不耐受，可伴发作性消化道症状、低血糖或代谢性酸中毒，脂肪肝和脑病。相当一部分患者对核黄素（维生素 B_2）治疗预后良好，称为核黄素反应型（RR-MADD）。

对于临床疑似的患者，除了常规的病理学检查，要进行必要的生化分析。出现特征性的血、尿有机酸（戊二酸等）水平异常升高，血脂酰肉碱谱分析提示中、长链脂酰肉碱水平升高，可以诊断。同时关注基因检测，根据地区来源检测 *ETFDH* 基因热点突变，采用 PCR-RFLP 分析结合测序技术，可快速准确且无创地检出突变热点，从而降低漏诊率，尤其对 RR-MADD 的早期诊断并进行药物干预具有重要意义。急性期给予大剂量维生素 B_2（30mg tid），症状缓解期给予小剂量维持（5～10mg tid）。

主任医师总结

（1）患者为亚急性病程，渐进性四肢近端无及躯干肌无力，运动不耐受，伴脊旁肌轻度萎缩，肌酶轻度升高，肌电图提示肌源性损害，这几点是定位于骨骼肌系统受累为主的依据，结合肌肉病理学、生化分析及分子检测，可以明确定性。

（2）LSM 是一组病理综合征，由长链脂肪酸 β 氧化代谢障碍导致脂质在肌纤维内沉积，主要分为 4 种生化缺陷类型。据目前的文献报道，MADD 是导致我国 LSM 的主要类型，以Ⅲ型在神经科多见。本病临床表型异质性较大，常与特发性炎症性肌病、线粒体肌病、糖原贮积病、肌营养不良症及重症肌无力等混淆，亚急性或慢性起病，渐进性/发作性四肢近端及颈肌无力、肌痉挛，伴运动不耐受为突出的临床特点，严重者有间歇性肌红蛋白尿、急性横纹肌溶解症以及脑病发作，肌肉活检病理学检查及血、尿生化分析对鉴别诊断很有帮助，结合基因检测能做出完整的分子病理诊断。

（3）主要辅助检查　血清肌酶谱、肌电图、肌肉病理检查、尿有机酸/血酰基肉碱谱及基因检测。

（4）治疗　原则上需要明确生化缺陷类型，早期给予足量维生素 B_2 治疗，辅以辅酶 Q10 等，相当部分 RR-MADD 的患者预后良好；其他类型的 LSM 患者，可以根据生化类型的缺陷，给予必要的对症处理，如原发性肉碱缺乏，可予补充左旋肉碱（左卡尼汀）；补充足量碳水化合物、优质蛋白饮食；适量的有氧体育锻炼。

参　考　文　献

[1]　Laforêt P，Vianey-Saban C. Disorders of muscle lipid metabolism：diagnostic and therapeutic challenges. *Neuromuscul Disord*，2010，20：693-700.

[2]　Laforêt P，Vianey-Saban C，Vissing J. 162nd ENMC International Workshop：Disorders of muscle lipid metabolism in adults 28-30 November 2008，Bussum，the Netherlands. *Neuromuscul Disord*，2010，20：283-289.

[3]　Wang ZQ，Chen XJ，Murong SX，*et al*. Molecular analysis of 51 unrelated pedigrees with late-onset multiple acyl-CoA dehydrogenation deficiency（MADD）in southern China confirmed the most common *ETFDH* mutation and high carrier frequency of c. 250G>A. *J Mol Med*，2011，89：569-576.

[4]　Wen B，Dai T，Li W，*et al*. Riboflavin responsive lipid storage myopathy caused by

ETFDH gene mutations. *J Neurol Neurosurg Psychiatry*，2010，81：231-236.

[5] 吴志英，王柠. 我国核黄素反应性脂质沉积性肌病基因研究的现状及热点问题. 中华神经科杂志，2011，44：297-299.

[6] Henriques BJ，Rodrigues JV，Olsen RK，*et al*. Role of flavinylation in a mild variant of multiple acyl-CoA dehydrogenation deficiency：a molecular rationale for the effects of riboflavin supplementation. *J Biol Chem*，2009，284：4222-4229.

（王志强[2]　王柠）

第十章 痴 呆

64 岁女性，记忆力减退 2 年
——阿尔茨海默病(AD)

⊛ [实习医师汇报病历]

患者，女性，64 岁，以"记忆力减退 2 年"为主诉入院。入院前 2 年无明显诱因出现记忆力减退，表现为出门不认得回家的路，说过的话或刚做过的事不能记忆，穿鞋左右穿反，伴计算力减退，不能独自进行购物等，症状进行性加重。无肢体无力、意识不清、四肢抽搐，无发热等。既往史无特殊。

体格检查：生命体征平稳，心肺腹无异常。神经系统检查：神志清楚，对答尚切题，时空及人物定向力正常，语言理解力正常，记忆力及计算力减退，脑神经无异常，四肢肌力、肌张力正常，腱反射对称存在，病理征未引出，脑膜刺激征（－），小脑征（－），深浅感觉无异常。MMSE 19 分，以记忆力减退为主。Hachinski 缺血指数量表 2 分。

辅助检查：三大常规、临床生化、凝血、甲状腺功能、TPO Ab、TG Ab、血沉、CRP、肿瘤指标（AFP、CEA、CA125、CA19-9）、维生素 B_{12} 水平均无异常；乙肝表面抗原、HCV、RPR、HIV 均阴性。心电图、心脏彩超、TCD 无异常；颈部血管彩超：双侧颈动脉内中膜稍毛糙。动态脑电图：轻度异常老年动态脑电图。头颅 MRI 平扫（图 10-1）：脑萎缩。MR 波谱分析（MRS）：双侧基底节区 MRS 示 NAA/Cr 减低，请结合临床。脑脊液常规、生化、细胞学正常，结核菌（－），隐球菌（－）。

诊断：阿尔茨海默病（Alzheimer's disease，AD）。

治疗：乙酰胆碱酯酶（AChE）抑制药：多奈哌齐（安理申）5mg qd；银杏叶制剂、维生素 E 等治疗。

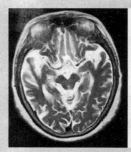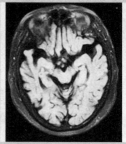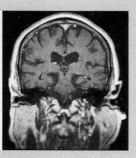

图 10-1　头颅 MRI 平扫

 主任医师常问实习医师的问题

● 该患者的诊断及依据是什么？

答：根据患者的症状，表现为记忆障碍、计算力等高级智能活动能力受损，定位于大脑皮质。

定性诊断考虑 AD，依据如下。

①发病年龄：40～90 岁，多为 50～60 岁后发病；该患者系老年女性，64 岁，隐匿起病。②表现为痴呆，以记忆障碍首发，近记忆障碍为主；伴计算力下降。③体格检查：记忆力及计算力减退，余神经系统无明显阳性体征。MMSE 评分为 19 分，以记忆力减退为主。

 主任医师常问住院医师和主治医师的问题

● AD 的诊断标准是什么？

答：目前临床上常用的诊断标准是修订后的美国国立神经病学、语言障碍和卒中研究所（NINCDS）与阿尔茨海默病及相关疾病协会（ADRDA）专题工作组提出的内容详尽具体的诊断标准。根据诊断方法和结果可靠性将诊断分为：①确诊的 AD；②可能的 AD。具体如下。

（1）可能的 AD 诊断标准

① 诊断标准的核心，符合痴呆的标准：临床检查确认痴呆，并用简易精神状态检查（mini-mental state examination，MMSE），Blessed 行为量表或其他神经心理学检查加以确定；痴呆的发生发展

符合 AD 的特征：隐匿性起病，进行性恶化；排除其他原因导致的痴呆。

　　a. 记忆力减退；

　　b. 可伴有其他认知能力减退；

　　c. 认知衰退影响日常生活及社会功能；

　　d. 排除意识障碍、谵妄等导致的上述症状。

　　② 支持点：指客观标记物如 MRI 定量、脑脊液 $A\beta_{1\sim42}$ 和 tau 蛋白检测、PET 功能影像、基因检查等。

　　a. 内侧颞叶萎缩：在 MRI 上定性定量测量海马、内嗅皮质、杏仁核的体积缺失（按年龄特征将人群进行很好的匹配分组）。严重者头颅 CT 和 MRI 可显示弥漫性皮质萎缩。

　　b. MR 波谱（MRS）：测定特定区域脑组织的代谢状态。AD 患者颞顶叶代谢显示：乙酰天冬氨酸（NAA）水平下降，肌醇（MI）水平升高；NAA 与胆碱（Cho）的比值显著变小，肌醇（MI）与肌酐（Cr）的比值、胆碱（Cho）与肌酐（Cr）的比值升高。

　　c. 脑脊液生物标志物异常：低浓度的 $\beta_{1\sim42}$ 类淀粉蛋白，或者总 tau 蛋白浓度增高，或者磷酸化 tau 蛋白浓度增高，或者三者皆有。

　　d. 正电子发射断层显像（PET）：可用于检测患者脑血流、葡萄糖代谢的改变，以及多巴胺转运蛋白、5-HT 受体、乙酰胆碱酯酶、β 淀粉样蛋白等在脑内的活性。AD 患者可见双侧颞顶区葡萄糖代谢降低。

　　e. 单光子发射计算机断层摄影（SPECT）：评估脑的血流灌注。AD 患者颞顶叶的血流灌注减低。

　　f. 直系亲属中证实 AD 常染色体显性突变。

　　③ 排除标准：排除可导致记忆和认知功能进行性缺损的躯体疾病或其他脑部疾病。

　　a. 病史：突发起病；早期即出现下述症状：步态不稳、癫痫、行为改变、意识障碍等。

　　b. 临床体征：局灶性神经系统定位体征，包括偏瘫、感觉缺失、视野缺损等；早期出现锥外系体征。

　　c. 存在足以解释记忆及其相关症状的其他严重医学疾病：非 AD 的痴呆；显著的抑郁；脑血管病；中毒或代谢性疾病等，所有均需要特异性调查；MRI Flair 或 T2WI 上显示与感染或血管损伤一致的中颞叶异常信号；实验室检查包括腰穿及脑脊液常规发现异常。

(2) 确诊 AD 的诊断标准 如果存在以下的情况，可以考虑确诊 AD。

① 符合可能的 AD 临床诊断标准，组织病理学（脑活检或尸检）证实是 AD；

② 符合可能的 AD 临床诊断标准，基因证据（1，14 或 21 号染色体上的突变）证实是 AD。

2011 NIA-AA 的诊断标准：病理学确诊；很可能的 AD 型痴呆；可能的 AD 型痴呆；非 AD 型痴呆。具体如下。

(1) 所有原因痴呆的诊断标准

① 干扰工作和社会活动；

② 与过去相比认知功能下降；

③ 不能用谵妄和其他严重精神疾患来解释；

④ 综合患者和知情者提供的病史和客观认知评价（床边精神状态检查和神经心理测试）发现并诊断认知损害，认知损害至少应包括以下 2 项认知领域。

a. 获取和记忆新知识能力受损：症状表现为重复提问和交谈；遗忘个人财务；忘记重要事件和约会；在熟悉的地方迷路。

b. 推理能力和处理复杂事务能力受损，判断力下降：症状表现为对安全危险的理解力下降；无法处理财务；决策能力下降；无法计划复杂或连续的活动。

c. 视空间能力受损：症状表现为无法辨认面容或普通物品；视力良好却无法找到直视下的物品；无法使用简单工具或穿衣服。

d. 语言功能受损（说、读、写）：症状表现为说话想不起普通的词汇、犹豫；说错、拼写错误和书写错误。

e. 人格改变，通常表现为主动性受损：症状表现为逐渐变得淡漠，失去动力；社会退缩，对先前感兴趣的活动不感兴趣。

(2) AD 型痴呆的诊断标准

① 隐匿性起病，几个月或几年进展；

② 通过报告或观察有明确的认知功能下降的病史；

③ 通过病史和检查发现明显的认知缺损，表现为两种类型。

a. 遗忘型：AD 型痴呆最常见的类型，表现为学习能力和最新学习信息的回忆能力下降，还应具备上述其他认知领域的功能受损的证据。

b. 非遗忘型：言语障碍；视觉障碍；执行功能障碍。

（3）病理确诊的 AD 型痴呆

① 患者活着的时候符合很可能 AD 型痴呆的临床和认知诊断标准；

② 通过病理学检查证实为 AD。

（4）很可能的 AD 型痴呆　符合上述（2）AD 型痴呆的临床和认知诊断标准，并且没有其他诊断的证据，尤其是显著的脑血管病（腔隙性梗死小于 2 处；没有大血管梗死；没有广泛、严重的脑白质病变）。伴有以下 3 个特点之一能增加诊断的确定性。

① 确定的衰退：基于知情者提供的信息和简易精神状态或正式的神经心理测试证明认知功能进行衰退。

② 生物学标志阳性，以下 1 项或多项生物学标志阳性：

a. 脑脊液 $A\beta_{42}$ 浓度减低，总 tau 蛋白或者磷酸化 tau 蛋白浓度增高；

b. 淀粉样蛋白 PET 成像阳性；

c. PET 显示颞顶皮质氟脱氧葡萄糖（FDG）摄取减少；

d. 结构 MRI 显示内侧颞叶。

③ 通过病史和检查发现明显的认知缺损，表现为两种类型遗忘型和非遗忘型。

● AD 的特征性病理学改变有哪些？

答：AD 患者大脑呈弥漫性脑萎缩，主要累及额、颞、顶叶，镜下可见皮质的神经细胞广泛脱失。还可见额、颞叶等新大脑皮质和海马、杏仁核等部位的神经炎性斑块，即老年斑和神经原纤维缠结。AD 的特征性病理改变如下。

（1）老年斑　散在于大脑皮质内的病变部位，是以淀粉样蛋白为核心，周围围绕变性的神经轴突纤维，用银染法及刚果红可显示特征性的形态特点，其数量与痴呆的程度呈正比。

（2）神经原纤维缠结（图 10-2）　出现于病变部位的神经元胞浆内，用银染色可显示，表现为粗的索状银染色物质，呈环状、盘绕状或缠结状。电镜检查发现这种神经原纤维缠结由双股盘绕的细丝组成，系成对的螺旋细丝，与正常的神经细胞的微管不同。

（3）神经元颗粒空泡变性　常见于海马的锥体细胞层，HE 染色后在镜下可见 3～12 个嗜碱性颗粒空泡聚集于细胞一侧，空泡直径是其所含颗粒的 3～6 倍。颗粒空泡变性在半球两侧呈对称性分布，可见于约 9% 的 AD 痴呆患者。

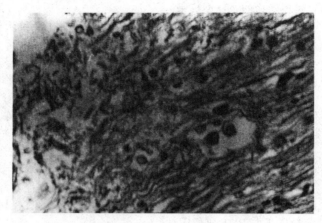

图 10-2　脑组织镀银染色（镀银染色×100）

神经原纤维缠结：表现为粗的索状银染色物质，呈环状、盘绕状或缠结状

（4）血管淀粉样变性　可见于部分患者，为淀粉样蛋白在血管壁沉积所致，用刚果红染色可以显示。

目前有哪些生物学标记物有助于早期预测和诊断 AD？

答：（1）液体生物学标记物　β淀粉样蛋白（Aβ）、总 tau 蛋白（T-tau）、磷酸化 tau 蛋白（P-tau）等的检测，有助于了解痴呆病因，区别痴呆与非痴呆人群，并一定程度上有助于鉴别不同痴呆亚型。

① 脑脊液 $A\beta_{42}$ 降低：$A\beta_{42}$ 与 $A\beta_{40}$ 比值可提高 AD 诊断的敏感性和特异性。

② T-tau 检测：AD 患者脑脊液 T-tau 升高。

③ P-tau 蛋白：AD 患者脑脊液 P-tau 增高；Tau 蛋白 P-tau181、P-tau231、P-tau199 三种不同磷酸化位点对不同痴呆类型鉴别作用不同。

④ $A\beta_{42}$ 和 Tau 联合检测：可提高 AD 与非痴呆鉴别的敏感性和特异性，AD 患者脑脊液 tau 蛋白与 $A\beta_{42}$ 比值增高。联合检测 $A\beta_{42}$ 和 P-tau 是目前 AD 与非 AD 痴呆早期鉴别最有效的生物标记物，敏感性和特异性均可达到 $80\% \sim 90\%$。

⑤ 脑脊液中异前列烷浓度增高。

⑥ 血浆 e1-抗糜蛋白酶。

（2）影像学的生物学标记物

① 匹兹堡复合物 B（pittsburg compoundB，PIB）-PET：显影增高。

② 氟脱氧葡萄糖（fluorodeoxyglucose，FDG）-PET：显示区域性低代谢。

③ MRI：显示局限或全面性脑萎缩。

如何治疗 AD？

答：迄今尚无特效治疗可逆转脑功能缺损或阻止病情进展。对症治疗如下。

① 乙酰胆碱酯酶（AChE）抑制药：针对 AD 脑胆碱能神经元通路变性和 AChE 耗损，可轻度改善认知功能。多奈哌齐（安理申）5mg qd。

② 兴奋性氨基酸受体拮抗药：美金刚是一个对中、重度 AD 疗效确切的药物，可有效改善患者的认知功能、全面能力、日常生活能力。最新研究报道提示美金刚对轻度、轻中度 AD 治疗也有一定效果。

③ 神经保护治疗、影响自由基代谢的药物：可用维生素 E 和单胺氧化酶抑制药司来吉兰（selegillin），有延缓 AD 进展的轻微疗效证据。

④ 脑代谢激活剂：如氢化麦角碱、银杏制剂、脑活素、胞磷胆碱等均可试用。

⑤ 鼓励患者尽量维持生活能力和参与社会活动：如演奏乐器、跳舞、打牌、打字和绘画等，使患者生活更有乐趣，有可能延缓疾病进展；加强家庭和社会对患者的照顾和帮助，进行康复治疗和训练。定向力障碍和视空间障碍的患者应减少外出，以防意外。

AD 的治疗研究方面有何展望？

答：目前 AD 尚缺乏根本、有效的治疗方法。现阶段 AD 的治疗主要包括对症治疗、生物学治疗和病因治疗。生物学治疗包括神经介质替代治疗、神经营养因子、促神经细胞代谢药、神经细胞保护药及神经移植等。AD 治疗的展望如下。

（1）乙酰胆碱替代治疗　目前最常用的是胆碱酯酶抑制药，但仍缺乏满意的效果。今后寻求新的药物应力求符合 3 个条件：①选择性兴奋突触后 M_1 受体，而抑制突触前 M_2 受体；②容易透过血脑屏障；③最大限度地减少对周围神经的作用。

（2）神经营养因子　如何让神经营养因子透过血脑屏障进入脑内是今后必须解决的问题。解决的途径有：①应用计算机改进目前的机械装置；②移植缓慢释放神经营养因子的载体；③基因治疗：移植能产生多种神经营养因子的细胞，如用基因工程产生的、能分泌多种神经营养因子的成纤维细胞，或把神经营养因子的基因经过一定的载体转入脑内的靶细胞；④增加内源性神经营养因子的作用：包括增加合成、释放与受体结合。

（3）病因治疗　在 AD 的众多病因中，得到广泛承认的是遗传学和神经元中毒学说，其中，淀粉样蛋白（β-AP）起了中心和共同通道的作用。对 β-AP 连锁反应的多个环节进行干扰，打断其恶性循环是治疗 AD 的一个重要策略，包括减少 β-AP 的产生，抑制 β-AP 的分泌，防止 β-AP 的沉积。

（4）神经移植　3 种神经组织可作为实验预选材料：胎儿脑组织、周围神经和体外培养的神经细胞。

主任医师总结

该患者的主要临床表现为慢性进展性的痴呆，应以慢性进展性痴呆为主要症状进行鉴别诊断。可导致慢性进展性痴呆的疾病依发生频次依次为：AD、血管性痴呆、Lewy 痴呆、炎症性痴呆（梅毒、脑炎、CJD、HIV 等）、自身免疫性疾病（多发性硬化、桥本性脑病、副肿瘤综合征等）、脑部肿瘤、代谢性疾病（甲状腺功能减退症、B 族维生素缺乏症）、其他神经变性疾病引起的痴呆（额颞叶痴呆、皮质基底节变性等）等。根据 AD 诊断步骤，首先确定痴呆，痴呆的严重程度，排除痴呆的其他原因。本病例痴呆诊断明确，排除其他继发性痴呆，临床考虑很可能 AD，当然最终确诊需要病理检查。

参 考 文 献

[1] Dubois B, Feldman HH, Jacova C, et al. Research criteria for the diagnosis of Alzheimer's disease: revising the NINCDS-ADRDA criteria. *Lancet Neurol*, 2007, 6 (8): 734-746.

[2] 贾建平，王荫华，李焰生，等. 中国痴呆与认知障碍诊治指南（二）：痴呆分型及诊断标准. 中华医学杂志，2011，91（10）：651-655.

[3] 李大年. 现代神经内科学. 济南：山东科学技术出版社，2002：625-635.

[4] 贾建平，王荫华，魏翠柏，等. 中国痴呆与认知障碍诊治指南（五）：痴呆治疗. 中华医学杂志，2011，91（14）：940-945.

[5] 贾建平，王荫华，章军建，等. 中国痴呆与认知障碍诊治指南（四）：辅助检查及其选择. 中华医学杂志，2011，91（13）：867-875.

[6] Shim YS, Morris JC. Biomarkers predicting Alzheimer's disease in cognitively normal aging. *J Clin Neurol*，2011，7（2）：60-68.

（陈施艳）

78 岁男性，记忆力减退、反应迟钝 1 年余
——血管性痴呆（VaD）

❀ [实习医师汇报病历]

患者，男性，78 岁，以"记忆力减退、反应迟钝 1 年余"为主诉入院。入院前 1 年余无明显诱因出现记忆力减退，近远期记忆均减退，记不清家人的姓名，反应迟钝、待人处事表现淡漠，生活不能自理，不能独自穿衣、洗澡等，症状波动，伴情绪不稳，时好时坏。无意识不清、四肢抽搐，无发热等。既往史：高血压病 7 年，糖尿病史 5 年，脑梗死 2 年。

体格检查：BP 145/90mmHg，心肺腹无异常。神经系统检查：神志清楚，表情淡漠，时空及人物定向力差，语言理解力尚可，记忆力及计算力减退，脑神经无异常，右肢肌力 4 级，左肢肌力正常，右肢肌张力稍增高，四肢腱反射对称迟钝，双侧病理征（＋），脑膜刺激征（－），小脑征（－），深浅感觉无异常。MMSE 评分为 22 分，以记忆力及语言执行能力减退为主。Loeb 评分为 8 分。

辅助检查：三大常规、凝血功能、甲状腺功能、血沉、CRP、肿瘤指标（AFP、CEA、CA125、CA19-9）、乙肝两对半、RPR、HIV 均无异常。临床生化示 GLU 6.61mmol/L，UA 440.6μmmol/L，余无异常。餐后 2h 血糖 10.02mmol/L，HbA$_1$c 6.5%。心电图、心脏彩超、TCD 无异常。肺部 CT 示肺气肿。颈部血管彩超：双侧颈动脉内膜增厚毛糙，伴多发斑块形成。动态脑电图：轻度异常老年动态脑电图。头颅 MRI 平扫（图 10-3）：双侧额叶、基底节

区及脑干多发腔隙灶；脑白质变性；全脑萎缩。

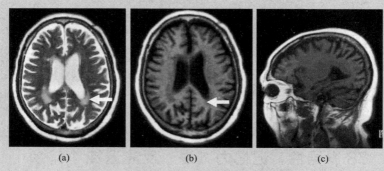

图 10-3 头颅 MRI 平扫

双侧额叶、基底节区及脑干多发腔隙灶；脑白质变性
[（a）、（b）]；全脑萎缩 [（c）]

诊断：①血管性痴呆；②糖尿病；③高血压病；④脑梗死后遗症。

治疗：乙酰胆碱酯酶（AChE）抑制药多奈哌齐（安理申）5mg qd；抗血小板聚集：阿司匹林肠溶片 0.1g qd；抗动脉硬化稳定斑块：阿托伐他汀 20mg qd；以及银杏叶制剂、维生素 E 和控制血糖、血压等治疗。

 主任医师常问实习医师的问题

该患者的诊断及依据是什么？

答：（1）该患者神经科定位诊断于双侧大脑半球。依据：①双侧皮质脊髓束：右侧肢体肌力下降，双侧病理征（＋）；②大脑高级功能：记忆力、计算力和言语执行功能等智能减退。

（2）该患者定性诊断：血管性痴呆（vascular dementia，VaD），脑梗死后遗症。依据：患者有脑血管病的高危因素，既往有脑梗死病史，主要表现为记忆力、计算力和言语执行功能等智能减退，体检发现有局灶性神经功能缺损体征，Loeb 评分＞7 分，头颅 MRI 检查发现有多发性腔隙性脑梗死，故诊断为 VaD，脑梗死后遗症。

主任医师常问住院医师和主治医师的问题

● **血管性痴呆(VaD)的诊断标准是什么？**

答：目前常用的 VaD 诊断标准有 4 个：DSM-IV 标准、ICD-10 标准、美国加利福尼亚阿尔茨海默病诊断和治疗中心（ADDTC）标准和美国神经病学、语言障碍和卒中-老年性痴呆和相关疾病学会（NINDS-AIREN）标准。NINDS-AIREN 的 VaD 诊断标准将 VaD 诊断分为临床很可能的 VaD、疑诊的 VaD 和确诊的 VaD，具体如下。

（1）临床很可能的 VaD 诊断标准

① 符合痴呆的标准：通过临床及神经心理学检查有充分证据证明有痴呆，同时排除了由意识障碍、谵妄、神经症、严重手语及全身性疾病或脑变性病（老年性痴呆）所引起的痴呆。

a. 记忆力减退；

b. 可伴有其他认知能力减退；

c. 认知衰退影响日常生活及社会功能。

② 有脑血管病的证据

a. 临床证明有脑血管病所引起的局灶性体征，如：偏瘫、中枢性舌瘫、病理征、偏身失认、构音障碍等；

b. CT 或 MR 证实有脑血管病的表现：多发性脑梗死和腔隙性脑梗死；

c. 重要部位单一的脑梗死。

③ 上述两种损害有明显的因果关系

a. 在明确的卒中后 3 个月内出现痴呆；

b. 突然出现认知功能衰退，或波动样、阶梯样进行性认知功能损害。

④ 临床支持很可能 VaD 标准：a. 早期出现步态异常（小碎步、慌张步态、失用及共济失调步态等）；b. 不能用其他原因解释的多次摔倒病史；c. 早期出现尿急、尿频及其他泌尿系统症状，且不能用泌尿系统疾病来解释；d. 假性球麻痹；e. 人格及精神状态改变：意志缺乏、抑郁、情感改变及其他皮质下功能损害，包括：精神运动迟缓和运用障碍。

⑤ 不支持 VaD 诊断标准：a. 早期发现的记忆力损害，且进行性加重，同时伴有其他认知功能障碍，且神经影像学上缺乏相应的病灶；b. 缺乏局灶性神经系统体征；c. CT 或 MR 上无脑血管病损害的表现。

（2）临床疑诊 VaD 标准

① 有痴呆表现及神经系统局灶性体征，但头颅影像学上无肯定的脑血管病表现；

② 痴呆与脑卒中之间缺乏明显的相互关系；

③ 隐匿性起病，认知功能损害呈平台样过程，且有相应的脑血管病证据。

（3）确定 VaD 诊断标准

① 符合临床很可能诊断为血管性痴呆标准；

② 脑活检或尸检的病理证实有脑血管病的病理改变；

③ 无病理性神经原纤维缠结和老年斑；

④ 无其他可导致痴呆病理改变的病因。

另外，为研究方便，依据临床、影像学及病理学特点，VaD 可分为下列几种亚型：皮质型、皮质下型、Bingswanger's 病及丘脑痴呆。

血管性认知功能损害(VCI)如何分型？

答：血管性认知功能损害可以分为血管性非痴呆的认知功能损害（V-CIND）和血管性痴呆，具体如下。

（1）血管性非痴呆的认知功能损害（V-CIND）　其中包含主要表现为多认知功能域损害的血管性轻度认知功能损害（V-MCI）。

（2）血管性痴呆（VaD）

① 多发梗死性痴呆（MID）；

② 皮质下缺血型血管性痴呆（SIVD）；

③ 关键部位梗死型；

④ 低灌注型；

⑤ 出血型；

⑥ 混合型：阿尔茨海默病＋脑血管病；

⑦ 遗传性。

VaD 的主要脑部 MR 影像学表现是什么？

答：VaD 的主要脑部 MRI 表现如下。

（1）脑萎缩　对脑体积进行定量测量。

（2）白质高信号（White Matter Hyperintensities，WMH）　在 MRI 的 T2WI 上可定量测定高信号的白质区。

（3）梗死灶　测量大小及定位。

① 大小：＞1cm 为大的梗死灶，3～10mm 为小的梗死灶。

② 定位：幕上、大脑半球、大脑皮质、皮质下等。

（4）出血　＞1cm 为大的出血灶，＜1cm 为微出血灶。

（5）其他。

如何鉴别几种常见类型的痴呆？

答：临床上常见的痴呆类型有阿尔茨海默病（AD）、VaD、额颞叶痴呆和 Lewy 体痴呆，鉴别如下。

（1）AD　临床诊断主要依据：①中、老年起病，符合痴呆的表现；②痴呆进行性进展；③影像学表现大脑半球普遍萎缩；④排除其他原因所致的痴呆。确诊需依靠病理发现其特征性病理改变——老年斑和神经原纤维缠结。

（2）VaD　有卒中史，伴局灶性神经功能损害的表现，痴呆发病在卒中后 3 个月以内；多呈阶梯式进展，病程起伏，CT 或 MRI 呈现局灶性损害，单光子发射断层扫描有局灶性血流量减少，Loeb 评分大于 5 分。

（3）额颞叶痴呆　是一组以行为障碍为主，而记忆损伤次之的变性性痴呆。临床表现为行为障碍先于记忆力降低；且脑萎缩以大脑前部为主，局限于额颞叶。

（4）Lewy 体痴呆　是一种变性性痴呆，临床表现有三大症状：波动性的进行性痴呆，自发性帕金森综合征的运动特征和以视幻觉为突出代表的精神症状；确诊依靠病理发现大脑皮质及皮质下核团弥散分布的 Lewy 包涵体。

Loeb 评分表及其意义是什么？

答：Loeb 评分表（表 10-1）是改良的 Hachinski 缺血量表，用于血管性痴呆与阿尔茨海默病的鉴别。当 0～2 分为阿尔茨海默病，5～9 分为血管性痴呆，3～4 分不定。

表 10-1　Loeb 评分表

项　　　目	评　　分	项　　　目	评　　分
突然发病	2	CT 低密度灶（孤立）	2
卒中病史	1	或 CT 低密度灶（多发）	3
神经局灶症状	2	合计	9～10
神经局灶体征	2		

主任医师总结

（1）根据血管性痴呆 3 个基本要素确定血管性痴呆的诊断：①脑血管病；②痴呆；③痴呆的发生与脑血管病有一定关系，即痴呆发生在脑血管病后 3 个月以内。首先确定痴呆及痴呆的严重程度，其次询问脑血管病史，最后明确痴呆与脑血管病的关系。本病例痴呆诊断明确，既往脑血管病史及存在多种脑血管病的高危因素，结合头颅 MRI 影像学检查，临床考虑很可能 VaD。

（2）75 岁以上老年人中 70％发生痴呆，半数为多种原因导致的混合性痴呆。卒中后痴呆危险增加，尤其在较年轻的（60～75 岁）以及教育程度较低的老年人，卒中后 1 个月内有 10％～70％的人发生认知损害。64％以上的卒中患者存在一定程度的认知功能损害，而其中至少 1/3 患者发展为 VaD。

（3）引起血管性认知功能损害的各种血管性危险因素是可以预防和治疗的，卒中是重要的血管性危险因素之一。预防血管性认知功能损害的关键在于早期识别和控制危险因素。

（4）血管性痴呆的治疗包括：①胆碱酯酶抑制药（多奈哌齐）可用于治疗轻-中度 VaD 患者；②中-重度 VaD 可选用美金刚或与多奈哌齐、卡巴拉汀联合治疗；③在血管性痴呆治疗中应有效地控制各种血管性危险因素（抗高血压、抗血小板、控制糖尿病及调控血脂等）。

参 考 文 献

[1] 李大年. 现代神经内科学. 济南：山东科学技术出版社，2002：625-635.
[2] 贾建平，王荫华，李焰生，等. 中国痴呆与认知障碍诊治指南（二）：痴呆分型及诊断标准. 中华医学杂志，2011，91（10）：651-655.
[3] 血管性认知功能损害专家共识组. 血管性认知功能损害的专家共识. 中华内科杂志，2007，46（12）：1052-1055.
[4] Hachinski V, Iadecola C, Petersen RC, *et al*. National Institute of Neurological Disorders and Stroke-Canadian Stroke Network vascular cognitive impairment harmonization standards. *Stroke*，2006，37（9）：2220-2241.
[5] Barba R, Martinez-Espinosa S, Rodriguez-Garcia E, *et al*. Poststroke dementia: clinical features and risk factors. *Stroke*，2000，31（7）：1494-1501.
[6] Jin YP, Di Legge S, Ostbye T, *et al*. The reciprocal risks of stroke and cognitive impairment in an elderly population. *Alzheimer's & Dementia*，2006，2（3）：171-178.
[7] 贾建平，王荫华，李焰生，等. 中国痴呆与认知障碍诊治指南（五）：痴呆的治疗. 中华医学杂志，2011，91（14）：940-945.

（陈施艳）

第十一章　神经系统变性疾病

65 岁男性，头晕、动作缓慢 2 年余
——多系统萎缩

⊛ [实习医师汇报病历]

男性，65 岁，以"头晕、动作缓慢 2 年余"为主诉入院。2 年前无明显诱因逐渐出现头晕，程度较轻，无视物旋转、耳鸣、耳聋等，之后常诉全身紧绷感，行走不利，家人发现其动作缓慢、行走不稳，偶有摔跌。上述症状缓慢加剧，近半年来出现言语不流利，偶有尿失禁。在外院诊断为"帕金森病"，予"美多巴"等治疗无明显好转。既往体健，否认有家族史。

体格检查：神志清楚，面具脸，慌张步态，卧位血压 140/85mmHg，立位血压 100/65mmHg，心肺腹未见明显异常。神经系统查体：言语稍含糊，余脑神经正常。四肢肌张力增高，以左侧肢体较明显，四肢肌力正常，未见肌萎缩，四肢腱反射对称活跃，病理征未引出，指鼻试验基本正常，轮替动作笨拙，跟膝胫试验及直线行走较差，Romberg 征阴性，深浅感觉正常，脑膜刺激征阴性。

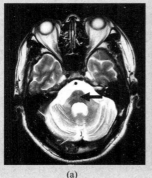
(a)

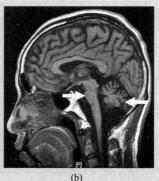
(b)

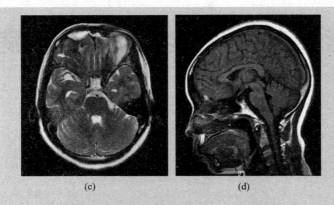

图 11-1 头颅 MRI

(a) 为 T2 显示桥脑萎缩，呈 "十" 字征，(b) 为 T1 从矢状位显示桥脑、小脑萎缩，[(a)、(b) 为患者，(c)、(d) 为正常对照]

辅助检查：三大常规及临床化学检验以及 AFP、CEA、CA19-9 等肿瘤标志物均正常。头颅 MRI 平扫提示小脑、脑桥萎缩（图 11-1）。

入院诊断：多系统萎缩（multiple system atrophy，MSA）。

治疗：暂予营养神经及对症等治疗。

 主任医师常问实习医师的问题

● **该患者的定位诊断是什么？**

答：患者主要表现四肢肌张力增高，有轻度的共济失调表现，初步定位于锥体外系及小脑系统，同时伴有尿失禁及直立性低血压等自主神经症状。

● **该患者的定性诊断是什么？**

答：患者同时具有锥体外系、小脑以及自主神经等三个系统的症状，慢性起病，逐渐进展，结合头颅 MRI 示该患者头颅 MRI 横断面显示桥脑存在 "十" 字征，矢状位显示桥脑橄榄球体明显萎缩，此为 MSA 特征性的表现。因此考虑 MSA。

主任医师常问住院医师和主治医师的问题

对该患者的诊断有无不同意见？ 如何进行鉴别诊断？

答：同意 MSA 的诊断。MSA 临床异质性较大，有些患者早期以帕金森病为突出症状，称为帕金森（MSA-P）型；有些患者则以共济失调为突出症状，称为小脑（MSA-C）型；还有一部分患者则自主神经症状较为突出，称为自主神经（MSA-A）型，本病在早期很容易被误诊为帕金森病及脊髓小脑性共济失调（SCA），直到数年后自主神经症状逐渐凸显出来后才被诊断为 MSA。目前评估 MSA 的严重程度和监测病情变化多采用欧洲 MSA 研究组于 2004 年建立的统一 MSA 评估量表（UMSARS）。帕金森病与 MSA 对多巴制剂反应存在明显差别，前者疗效较好，而后者则疗效较差，因此临床上对于多巴类药物效果欠佳的患者应注意寻找共济失调及自主神经系统的证据，以免造成漏诊。除了与帕金森病鉴别外，还须注意与特发性直立性低血压、进行性核上性麻痹鉴别。特发性直立性低血压仅有直立位血压改变而不伴其他自主神经及中枢神经系统症状，而对于 MSA，低血压只是其临床表现的一个方面。进行性核上性麻痹临床表现为站立或行走时身体后倾，逐渐出现视物模糊、双眼垂直运动麻痹、步态不稳、言语含糊及吞咽困难，可伴有认知功能障碍，神经影像学检查提示中脑顶盖部和四叠体区明显萎缩，临床上易与 MSA 混淆，但二者在细节上仍不难找到差别。

橄榄-桥脑-小脑萎缩(OPCA)、MSA 以及脊髓小脑性共济失调(SCA)有何区别？

答："OPCA"的概念最早由 Dejerine 和 Thomas 于 1900 年提出，以形象描述 1 例共济失调患者存在脑桥基底部、下橄榄体和小脑中脚变性的病理特征。关于 OPCA、SCA、MSA 的概念及鉴别一直存在争论，随着分子生物学技术在临床的应用，在疾病的命名与分类中逐渐引入基因突变检测这一工具，例如，根据遗传方式及突变基因的不同，SCA 可分为三十余种亚型。目前比较公认的观点是：对于共济失调且影像学符合 OPCA 的患者，如果存在基因突变则根据突变的基因而将其归为 SCA 的某一亚型，如果伴随有帕金森或自主神经症状，则诊断为 MSA，随着辅助检查手段特别是基因检测技术的发展，越来越多的 OPCA 病例被归入 MSA 及 SCA 中去，OPCA 的概念正在逐渐被淡化。

● 该病的最新诊断标准是什么？

答：目前 MSA 的最新标准多采用发表于 2008 年 Neurology 杂志上的 Gilman 标准，可分为确诊的 MSA、很可能的 MSA、可能的 MSA 几个层次的诊断。

（1）确诊的 MSA　需要在病理上证实神经少突胶质细胞胞浆中存在包涵体，在临床上很难做到。

（2）很可能的 MSA　成年（多在 30 岁以上）起病、病情进行性加重、大多为散发病例，并且有如下表现：①自主神经功能严重障碍，表现为尿失禁，男性患者尚有勃起功能障碍，或者站立 3min 收缩压下降至少 30mmHg 或舒张压下降至少 15mmHg；②帕金森症状如运动迟缓伴肌强直、震颤或姿势不稳，对左旋多巴不敏感；③小脑症状如共济失调步态伴小脑性构音障碍、肢体共济失调或小脑性动眼障碍。

（3）可能的 MSA　成年（多在 30 岁以上）起病、病情进行性加重、大多为散发病例，并且有如下表现：①帕金森症状（运动迟缓伴肌强直、震颤或姿势不稳）或小脑症状（共济失调步态伴小脑性构音障碍、肢体共济失调或小脑性动眼障碍）；②怀疑自主神经障碍的至少一项特征表现（不能用其他疾病解释的尿急、尿频、膀胱排空障碍，男性勃起障碍或站立 3min 后未达到很可能 MSA 水平的血压下降）；③至少有一项附加特征，MSA-P 与 MSA-C 的附加特征略有不同。可能 MSA-P 的附加征：快速进展的帕金森症状；左旋多巴不敏感；运动症状发作 3 年内出现姿势不稳；共济失调步态、小脑性构音障碍、肢体共济失调或小脑性动眼障碍；运动障碍发作 5 年内出现吞咽困难；MRI 表现壳核、小脑中脚、脑桥或小脑萎缩；FDG-PET 检查表现为壳核、脑干或小脑低代谢。可能 MSA-C 的附加征：帕金森症状；MRI 表现为壳核、小脑中脚或脑桥萎缩；FDG-PET 检查表现为壳核低代谢；SPECT 或 PET 表现为黑质纹状体突触前多巴胺能纤维去神经变。

● 本病在治疗上有什么进展？

答：由于 MSA 的致病机制尚不明确，目前缺乏特效的治疗手段。主要是针对帕金森症状和自主神经功能障碍进行对症治疗，以及精心护理。帕金森症状可试用左旋多巴制剂，直立性低血压可试用弹力袜、盐酸米多君，如有喘鸣的应及时气管切开。神经保护及干细胞治疗尚处于探索阶段。非药物治疗如肢体功能锻炼、语言训练、心理辅导、加强护理等显得尤为重要。

主任医师总结

许多 MSA 患者早期症状不典型，自主神经症状对 MSA 的诊断非常重要，早期表现常为尿频、尿急、尿不尽感、性功能障碍，以后可出现尿失禁、直立性低血压。对于帕金森或共济失调的患者，尤其是进展较快的，一定要详细询问病史并作全面体检，同时可辅助肛门括约肌肌电图检查等，寻找自主神经方面的证据，以免漏诊。目前很多神经退行性疾病的诊断都分确诊、很可能、可能等几个层次，确诊往往难以做到，临床医师尽量通过各种手段达到很可能的层次。目前的瓶颈问题在于治疗手段的匮乏，探索新的治疗方法将是本病今后的研究热点。

参　考　文　献

[1] Wenning GK，Tison F，Seppi K，*et al*. Development and validation of the Unified Multiple System Atrophy Rating Scale (UMSARS). *Mov Disord*，2004，19（12）：1391-1402.

[2] 顾卫红，王国相. 多系统萎缩量表评估. 中华神经科杂志，2007，40（12）：858-861.

[3] Gilman S，Wenning GK，Low PA，*et al*. Second consensus statement on the diagnosis of multiple system atrophy. *Neurology*，2008，71（9）：670-676.

[4] Lee PH，Kim JW，Bang OY，*et al*. Autologous mesenchymal stem cell therapy delays the progression of neurological deficits in patients with multiple system atrophy. *Clin Pharmacol Ther*，2008，83（5）：723-730.

（陈万金）

42 岁男性，渐进性行走不稳、言语含糊、吞咽呛咳 3 年余——脊髓小脑性共济失调(SCA)

⊗ [实习医师汇报病历]

男性，42 岁，以"渐进性行走不稳、言语含糊、吞咽呛咳 3 年余"为主诉入院。入院前 3 年余无明显诱因出现行走不稳、言语不清及吞咽不顺，症状持续进展，目前独立行走困难，且言语含糊，与他人交流困难。曾就诊我院，查头颅 MRI 示小脑、脑干萎缩，查基因分析示脊髓小脑性共济失调（Spinocerebellar ataxia，SCA）3 型致病基因 ATXN3 存在 CAG 重复序列的异常扩增突变（CAG 重复数为 81 个，图 11-2）。既往及个人史无特殊，家族中有 3 代 12 人存在相似病史，发病年龄有逐代提前现象。

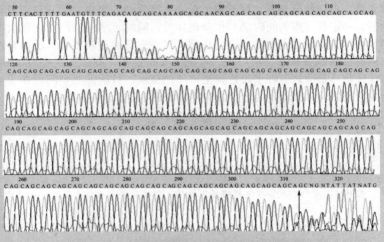

图 11-2　ATXN3 的 CAG 重复序列的测序图
两个黑色箭头之间的序列为 CAG 重复序列，包括期间的 2 个 CAA 及
1 个 AAG 在内，总共有 81 个 CAG 重复

体格检查：卧位血压 125/70mmHg，立位血压 128/72mmHg。心肺腹未及明显阳性体征。神经系统查体：神志清楚，可见双眼水平相眼震，余脑神经检查大致正常；颈软，无抵抗；四肢肌力及肌张力正常，双侧指鼻、轮替运动差，双侧跟膝胫试验阳性，直线行走困难，闭目难立征阴性；深浅感觉无异常；腱反射对称活跃，双侧病理征阳性；脑膜刺激征阴性。

辅助检查：血常规、临床生化检验、血清 RPR、TPPA、维生素及甲状腺功能检查大致正常。心电图、心脏彩超及上腹部彩超均未见异常。头颅 MRI（图 11-3）：小脑、脑干萎缩。

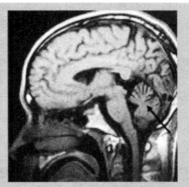

图 11-3　头颅 MRI 平扫

矢状位 T1 加权像示小脑蚓部体积缩小，蚓部脑沟增宽（见箭头处），提示小脑萎缩

入院诊断：SCA3 型。

治疗经过：入院后予胞二磷胆碱、甲钴胺、辅酶 Q10 等营养神经等支持对症处理，并予丁螺环酮 5mg tid 治疗共济失调症状。

❓ 主任医师常问实习医师的问题

● **该患者主要的临床表现及体征有哪些？ 这些表现及体征称为什么？**

答：主要表现为行走不稳、言语含糊，主要体征有眼震及四肢共济运动不良，这些表现及体征可统称为共济失调。

● **共济失调的定义是什么？ 其解剖分类有哪些？ 分别定位在哪里？**

答：共济失调指肌力正常的情况下运动的协调障碍，即肢体随意运动的幅度及协调发生紊乱，以及不能维持躯体姿势和平衡。共济失调在解剖上可分为：感觉性，定位在深感觉传导束；前庭性，定位在前庭系统；额叶性，定位在额叶前部；小脑性，定位在小脑系统。

● **该患者的定位诊断是什么？**

答：（1）小脑与脑干。

（2）依据　①小脑：双眼水平相眼震，双侧指鼻、轮替运动差，双侧跟膝胫试验阳性，直线行走困难；②双侧皮质脊髓束：四肢腱反射对称活跃，双侧病理征（＋）；③双侧皮质核束：言语含糊，吞咽呛咳。

● **该患者的定性诊断是什么？　依据是什么？**

答：SCA。依据：患者为中年人，慢性进展性病程，主要表现为共济失调及锥体束征阳性，家族中有类似病史并有遗传早现现象，头颅 MRI 提示小脑、脑干萎缩，基因检查发现有 SCA3 型致病基因 ATXN3 存在异常扩增突变。

❓ 主任医师常问住院医师和主治医师的问题

● **该患者 ATXN3 的基因分析异常，可诊断为 SCA3 型，那么 SCA 的基因分型有哪些？**

答：SCA 共 37 个亚型，即 SCA1～36 及齿状核红核苍白球路易体萎缩（Dentatorubral-pallidoluysian atrophy，DRPLA）。DRPLA 因其临床表现、遗传特点同 SCA 常见亚型类似而被归为 SCA 的一种亚型（表 11-1）。SCA1～36 是根据研究者对致病基因定位的时间顺序，由国际人类基因组组织命名委员会［The Human Genome Organisation（HUGO）Gene Nomenclature Committee］进行统一命名。37 个亚型中以 SCA1、2、3、6、7、17 及 DRPLA 等 7 种最为常见。这 7 种亚型的致病基因的编码区域内都有一段 CAG 重复序列，其可发生扩增突变，当拷贝数超过一定范围时可产生毒性多聚谷氨酰胺链而致病。

表 11-1　SCA 的基因型分型及各型临床特点

基因分型	染色体定位	致病基因	突变方式或核苷酸重复	临床特点
SCA1	6p23	ATXN1	CAG(N<39,P≥45)	锥体束征，周围神经病，扫视过度
SCA2	12q24	ATXN2	CAG(N<32,P≥32)	慢眼动，腱反射减弱，帕金森综合征
SCA3	14q21	ATXN3	CAG(N<45, P≥51)	眼震，突眼，面舌肌束颤，痉挛
SCA4	16q22			腱反射减弱，深浅感觉减退
SCA5	11q13	SPTBN2	缺失突变或点突变	眼震，震颤，进展缓慢
SCA6	19p13	CACANIA	CAG(N<18,P≥20)	进展缓慢，有时呈发作性共济失调
SCA7	3p21-p12	ATXN7	CAG(N<19,P≥37)	视网膜色素变性致视力下降，红绿色盲

续表

基因 分型	染色体 定位	致病 基因	突变方式或 核苷酸重复	临床特点
SCA8	13q21	AXTN8	CTG （N<50,P≥80）	腱反射亢进,振动觉减退,认知缺损
SCA9	未定位			
SCA10	22q13	ATXN10	ATTCT （N<30,P≥850）	进展缓慢,常有癫痫发作
SCA11	15q15	TTBK2	缺失突变或插入突变	纯小脑共济失调,症状轻
SCA12	5q32	PPP2R2B	CAG（N<33, P≥63）	早期有震颤,晚期有痴呆,精神异常
SCA13	19q13	KCNC3	点突变	轻微精神发育迟缓,短小身材
SCA14	19q13	PRKCG	点突变	早发病例伴有肌阵挛,认知功能减退
SCA15	3p26	ITPR1	缺失突变	进展极为缓慢,震颤,腱反射亢进
SCA16	3p26	ITPR1	缺失突变	其与 SCA15 属同种亚型
SCA17	6q27	TBP	CAG/CAA （N<42,P≥49）	精神异常,舞蹈症,张力失常,癫痫发作
SCA18	7q22-q32			腱反射减弱,深浅感觉减退,肌肉萎缩
SCA19	1p21-q21			认知障碍,肌阵挛,震颤
SCA20	11q12			构音障碍,腱反射亢进,运动徐缓
SCA21	7p21-p15			轻微认知缺损
SCA22	1p21-q21			进展缓慢,腱反射减弱
SCA23	20p13	PDYN	点突变	感觉减退,锥体束征
SCA24	1p36			感觉减退,周围神经病
SCA25	2p21-p13			感觉神经病,反射消失
SCA26	19p13			纯小脑共济失调,进展缓慢
SCA27	13q34	FGF14	点突变或缺失突变	早发性震颤,运动障碍,认知缺损
SCA28	18p11	AFG3L2	点突变	眼球震颤,上睑下垂,腱反射增强
SCA29	3p26			眼震,构音障碍,症状不进展
SCA30	4q34-q35			纯小脑共济失调,进展缓慢
SCA31	16q21	BEAN	插入突变	纯小脑共济失调,腱反射活跃,听力下降
SCA32	7q32-q33			智能损害,睾丸萎缩
SCA33	未定位			—
SCA34	6p12-q16			纯小脑共济失调,青少年期自限性皮疹
SCA35	20p13	TGM6	点突变	震颤,腱反射亢进,进展缓慢
SCA36	20p13	NOP56	插入突变	运动神经元受损
DRPLA	12p13	ATN1	CAG（N<36,P≥37）	舞蹈样动作,癫痫,肌阵挛

● 什么是遗传早现现象及其原因？

答：遗传早现（anticipation）现象是指在某个遗传病家系的连续几代人中，发病年龄逐代提前，症状逐代加重。这种现象在父系遗传的 SCA3、7 中表现更为明显。其原因为扩增突变的 CAG 重复序列在传代过程中可发生进一步的扩增。由于 CAG 重复数目同发病年龄及临床表现严重程度有关，故最终导致遗传早现的发生。

● SCA 的主要临床表现有哪些？

答：SCA 患者主要在中年发病，也有婴儿期及老年期发病的病例报道，症状依各亚型及 CAG 重复数的不同而不同。下肢的共济失调常为首发症状，表现为走路摇晃、易跌倒，逐渐出现双手笨拙、视物重影、言语含糊、饮水易呛等；体检可见眼球震颤、腱反射异常、病理征阳性、小脑征、痉挛步态、深感觉异常等。头颅 CT 或 MRI 显示小脑明显萎缩，有时可见脑干萎缩，PET 检查可发现无症状 SCA3 致病基因携带者的小脑、脑干和枕叶代谢降低，而顶、颞叶升高；脑干诱发电位可出现异常，肌电图可显示周围神经损害；脑脊液检查正常。除以上常见的共同表现外，SCA 各亚型还有各自的特点。如视网膜色素变性导致的视力下降是 SCA7 的特征性表现，明显的慢眼动、帕金森综合征常提示为 SCA2，舞蹈样动作、癫痫见于 DRP-LA，精神异常、舞蹈症等 Huntington 病样表现、张力失常、癫痫发作见于 SCA17。除了视网膜色素变性只见于 SCA7 外，以上各亚型的特点或多或少也见于其他亚型（表 11-1）。因此 SCA 临床表现复杂多变，各亚型间的表现多有重叠，不易分辨。此外 SCA 的临床表现异质性明显，在不同亚型间、同一亚型的不同家系间及同一家系的不同成员间的临床表现均可不一致。

● SCA 的诊断策略是什么？

答：首先需根据临床表现、体征确定为小脑性共济失调，再排除可导致共济失调的继发性原因后可诊断为 SCA，最后进行相关基因分析确定基因型。具体过程如下。

（1）确认为小脑性共济失调　典型病例为中年起病，表现进行性步态不稳，伴四肢笨拙、言语障碍、眼震、吟诗样语言、辨距不良、震颤和步态共济失调为主要的小脑体征，指鼻试验及跟膝胫试验等共济运动试验多为阳性，并常伴痴呆、锥体束征、锥体外系征及脊髓、周围神经体征。

（2）排除继发性因素引起的共济失调综合征　应首先排除由常规辅助检查如影像学和实验室检查即可检测出的继发因素引起的共济失调综合征，对没有家族史的散发病例更应如此。如乙醇（酒精）、重金属、农药及一些抗癫痫药物的贮积都可造成共济失调综合征；一些内分泌障碍疾病（如甲状腺功能减退症、糖尿病等）可伴有共济失调综合征；副肿瘤综合征及一些神经系统疾病（如多系统萎缩、多发性硬化、多发性脑梗死、酒精性脑病、小脑肿瘤等）也可以合并共济失调症状；此外，一些因吸收障碍导致维生素缺乏的疾病［如共济失调伴维生素 E 缺乏（Ataxia with vitamin E deficiency，AVED）、无 β 脂蛋白血症等］也可表现为小脑性共济失调。

（3）确定特异基因型　排除以上常见及其他继发因素导致的共济失调综合征后，则可进行基因筛查以助确诊。

● SCA 的基因分型原则及基因分型的意义是什么？

答：首先应依据 SCA 各亚型临床症状和体征特点来选择基因筛查顺序。但在多数情况下，临床表现没有特异性。这时就需要根据不同种群 SCA 各亚型的发病率高低来选择基因筛查顺序。中国人 SCA 的发病率从高到低依次为 SCA3、SCA2、SCA1、SCA6、SCA7、SCA17、SCA12、DRPLA，其中 SCA3 的发病率最高，超过 50%。确切的基因分型并无助于治疗，其意义主要在于：首先对疾病的确诊可减少患者及其家属的心理负担，也减少患者要求确诊而继续四处求医的经济负担；其次可对患者及其家属提供遗传咨询；再次可对患者的家系成员进行症状前诊断或产前诊断。

● SCA 的治疗原则有哪些？

答：目前还没有任何药物对 SCA 有特效或可以延缓其进程。但对患者进行合理适当的干预可减轻其症状并提高生活质量。

（1）药物干预　对共济失调症状可试用丁螺环酮、乙酰唑胺以及加巴喷丁与普加巴林的联合运用，这些药物能改善部分患者的共济失调症状。左旋多巴或多巴胺受体激动药在某种程度上能控制 SCA 的帕金森样症状。震颤症状可试用抗胆碱能药、氯硝安定等。肌张力不全可用抗胆碱能药、肉毒杆菌毒素，运动迟缓及因吞咽困难造成的流涎也可试用抗胆碱能药治疗。此外，拉莫三嗪能改善 SCA3 的步态异常。

（2）非药物干预　对 SCA 的对症治疗同样也很关键：①功能锻炼有助于改善患者的行走困难和步态不稳等症状；②构音障碍及吞咽困难在 SCA 患者中很普遍，患者可在专业人员的指导下，进行发音和进食的训练；③对视力下降、视物重影等症状可由眼科进行干预。

主任医师总结

该患者主要表现为进行性行走不稳、言语含糊及吞咽困难，体征为小脑征阳性，结合其家族史阳性及头颅 MRI 提示小脑萎缩，故可诊断为 SCA。ATXN3 的基因分析示 CAG 重复数达 81 个，超过异常重复范围的下限（52 个重复），故 ATXN3 基因分析阳性，SCA3 诊断明确。SCA 是一组以慢性进行性小脑性共济失调为特征的神经系统遗传变性病，主要呈常染色体显性遗传，也有部分散发性病例。家族史、渐进性小脑性共济失调为主的临床表现及脊髓、小脑、脑干损害为主的病理改变是本病的三大特征。在临床上，对中年起病的主要表现为渐进性小脑性共济失调的病例，在排除继发性因素引起的共济失调综合征后，可临床诊断为 SCA，但确切的基因分型有待基因分析确定。虽然迄今为止还没有任何药物能延缓 SCA 的发展，但临床上积极的对症处理还是能够改善患者的部分症状及提高生活质量。

参 考 文 献

[1] 王国相，周永兴，刘兴洲，等. 遗传性共济失调. 见：梁秀龄主编：神经系统遗传性疾病. 北京：人民军医出版社，2001：79-108.

[2] Tang B, Liu C, Shen L, et al. Frequency of SCA1，SCA2，SCA3/MJD，SCA6，SCA7，and DRPLA CAG trinucleotide repeat expansion in patients with hereditary spinocerebellar ataxia from Chinese kindreds. Arch Neurol，2000，57（4）：540-544.

[3] Schols L, Bauer P, Schmidt T, et al. Autosomal dominant cerebellar ataxias：clinical features，genetics，and pathogenesis. Lancet Neurol，2004，3（5）：291-304.

[4] NCBI Bookshelf-GeneReviews-Spinocerebellar Ataxia Type 3 [http：//www. ncbi. nlm. nih. gov/bookshelf/br. fcgi？book＝gene＆part＝sca3]

[5] http：//www. ataxia. org/？itool＝books＆referralid＝gnd. section. 218

（甘世锐）

58 岁男性，右上肢无力 4 年，左上肢及双下肢无力 1 年，言语含糊 7 个月——运动神经元病

[实习医师汇报病历]

男性，58 岁，以"渐进性四肢无力 4 年，言语含糊 7 个月"为主诉入院。入院前 4 年逐渐出现右手无力、萎缩，持物不稳，随后出现右上臂上抬困难。1 年前左上肢亦出现类似症状，同时觉双下肢无力、僵硬感，逐渐出现上楼及下蹲起立困难。7 个月前出现言语含糊，偶有饮水呛咳，平卧时头部抬起困难。大小便正常。既往体健，否认有家族史。

体格检查：神志清楚，心肺腹未见明显异常。神经系统查体：言语含糊，舌肌无明显萎缩，颈屈肌肌力 3 级，余脑神经正常。双上肢肌张力正常，双下肢肌张力轻度增高，右手大鱼际肌萎缩，双上肢近端肌力 3 级，远端 4 级，双下肢近端肌力 4 级，远端 5$^-$级，双上肢腱反射对称迟钝，双下肢对称亢进，双侧踝阵挛阳性，病理征未引出，共济运动基本正常，深浅感觉正常，脑膜刺激征阴性。

辅助检查：血、尿、粪常规正常，血清肌酸激酶及乳酸脱氢酶正常，AFP、CEA、CA19-9 等肿瘤标志物均正常。

头颅及颈椎 MRI 平扫未见明显异常。

入院诊断：运动神经元病：肌萎缩侧索硬化症（amyotrophic lateral sclerosis，ALS）。

治疗：暂予营养神经及对症处理等治疗。

主任医师常问实习医师的问题

● 该患者的定位诊断是什么？

答：患者主要表现为进行性肢体无力，并出现言语含糊，查体可见四肢及颈屈肌肌力下降，以上肢更明显，右手大鱼际肌尚有萎缩，双上肢腱反射迟钝而下肢亢进，且双侧踝阵挛阳性，似乎符合下颈段脊髓及脑干病变的表现，但患者无感觉及大小便障碍，符合脊髓侧索及前角病变的特点。

● **该患者的定性诊断是什么？**

答：患者慢性进行病程，结合病史特点及体检发现，符合运动神经元病的特点。

※ ［住院医师或主治医师补充病历］

> 追问病史，患者自觉 1 年前双上肢常有肌肉不自主跳动。我院肌电图显示插入电位延长，可见巨大动作电位及纤颤电位，颈、胸、腰骶段均有受累，提示广泛神经源性损害。

？ 主任医师常问住院医师和主治医师的问题

● **对该患者的诊断有无不同意见？**

答：结合临床表现及辅助检查特别是肌电图的结果，同意运动神经元病：ALS 的诊断。

● **该病应与何种疾病鉴别？**

答：ALS 需与下列疾病鉴别：颈椎病、脊髓空洞症以及运动神经元综合征如多灶性运动神经病、进行性脊肌萎缩症、运动轴索性周围神经病、副肿瘤综合征、青年良性远端手肌萎缩症（平山病）、脊髓灰质炎后遗症等。可通过肌电图检查（包括运动和感觉神经传导速度和阻滞测定）、脊髓和脑干 MRI 检查来帮助鉴别。

● **该病的最新诊断标准是什么？**

答：1994 年的 ALS El Escorial 诊断标准已被广泛接受，2000 年世界神经病学联盟运动神经元病研究委员会对其进行了修订，至今未再进一步更新。其内容大体如下。①临床确诊 ALS：在脑干、颈、胸或腰骶部脊髓共 4 个区域中有 3 个出现上运动神经元（UMN）和下运动神经元（LMN）变性的临床证据。②临床很可能 ALS：UMN 体征和 LMN 体征在至少 2 个区域内出现，而且在 LMN 体征的头侧必须存在一些 UMN 体征。③实验室支持的临床很可能 ALS：UMN 和 LMN 功能障碍的临床体征只在 1 个区域内出现，或当 UMN 体征单独在 1 个区域内出现，LMN 征象符合肌电图标准且至少在 2 个区域内出现。④临床可能 ALS：UMN 和 LMN 体征只同时出现在 1 个区域内或 UMN 体征单独出现在 2 个或更多区域，或 LMN 体征出现在 UMN 体征的头侧。

与 1994 年的标准相比，1998 年的标准删除了临床可疑的 ALS 这个级别的诊断，增加了"实验室支持的临床很可能 ALS"这个诊断。

此外，中华医学会神经病学分会参照 El Escorial 诊断标准，于 2001 年也发表了中国 ALS 的诊断标准，具体内容如下。①ALS 必须有下列神经症状和体征：下运动神经元病损特征（包括目前临床表现正常、肌肉的肌电图异常）；上运动神经元病损特征；病情逐步进展。根据上述 3 个特征，可作以下 3 个程度的诊断。肯定 ALS：全身 4 个区域（脑、颈、胸、腰骶神经支配区）的肌群中，3 个区域有上、下运动神经元病损的症状和体征。拟诊 ALS：在 2 个区域有上、下运动神经元病损的症状和体征。可能 ALS：在 1 个区域有上、下运动神经元病损的体征，或在 2～3 个区域有上运动神经元病损的体征。②ALS不应有下列症状和体征：感觉障碍体征；明显括约肌功能障碍；视觉和眼肌运动障碍；自主神经功能障碍；锥体外系疾病的症状和体征；Alzheimer 病的症状和体征；可由其他疾病解释的类 ALS 综合征症状和体征。

● 本病在治疗上有什么进展？

答：目前关于该病治疗方面的研究和措施主要集中在以下几个方面：对症治疗、神经营养治疗、清除自由基以及抗氧化、细胞移植治疗、基因治疗。利鲁唑（riluzole）是目前证明有效并得到各国允许应用的药物。利鲁唑为一种谷氨酸拮抗药，它通过阻断加速神经元变性过程的"谷氨酸能回路"的兴奋毒性作用，从而延缓疾病的发展或限制神经元的死亡。临床试验证明其可以延长患者平均大约 3 个月的生命，可以推迟气管造口术和机械通气等辅助通气的使用。研究还报道了很多药物包括抑制或阻止细胞破坏药如抗氧化剂、神经营养药、加强细胞修复药物、神经生长因子、抗炎药物等都具有一定神经保护作用，这些药物目前都在进一步的研究中。细胞移植及基因治疗为本病的治疗带来了曙光，但离临床应用尚相距甚远。

主任医师总结 ················

（1）该患者早期仅表现为单侧肢体无力、萎缩，随后波及四肢及延髓，仅凭临床症状、体征容易误诊为颈椎病。该患者如早期进行肌电图检查，也许能为挽救濒死的运动神经元赢得时机，该病例对临床医师是一个很好的借鉴。

（2）本病目前尚没有确切有效的治疗手段，临床上应早期发现、早期诊断、早期应用利鲁唑进行治疗，应重视肌电图在 ALS 早期发现中的作用。营养支持、经皮胃造瘘、及时应用无创呼吸机、康复等综合治疗可有效地延长患者的生命时间，提高生存质量。

参 考 文 献

[1] Brooks BR, Miller RG, Swash M, *et al*. World Federation of Neurology Research Group on Motor Neuron Diseases. El Escorial revisited: revised criteria for the diagnosis of amyotrophic lateral sclerosis. *Amyotroph Lateral Scler Other Motor Neuron Disord*, 2000；1 (5)：293 - 299.

[2] 中华医学会神经病学分会. 肌萎缩侧索硬化的诊断标准（草案）. 中华神经科杂志，2001，34 (3)：190.

[3] Miller RG, Mitchell JD, Lyon M, *et al*. Riluzole for amyotrophic lateral sclerosis (ALS) /motor neuron disease (MND). *Cochrane Database Syst Rev*, 2007：CD001447.

[4] Bhatt JM, Gordon PH. Current clinical trials in amyotrophic lateral sclerosis. *Expert Opin Investig Drugs*, 2007，16 (8)：1197-1207.

（陈万金）

52 岁女性，渐进性四肢舞动伴智能减退、言语不清、行走不稳十余年 ——Huntington 病

❀［实习医师汇报病历］

女性，52 岁，以"渐进性四肢舞动伴智能减退、行走不稳十余年"为主诉入院。入院前十余年无明显诱因出现双上肢不自主运动，呈舞动样，后症状逐渐波及双下肢及头颈部。伴有智能下降，主要表现为记忆力下降、注意力减退等，并伴有言语不清及行走不稳，易跌倒。既往及个人史无特殊，家族中有 3 代 6 人存在相似病史，男女均有发病，发病年龄有逐代提前现象。

体格检查：生命征平稳，心肺腹未及明显阳性体征。神经系统查体：神志清楚，构音障碍，余脑神经检查大致正常；四肢及头颈部见不自主舞蹈样动作，四肢肌力5ˉ级、肌张力下降；深浅感觉无异常；腱反射对称亢进；指鼻及跟膝胫试验阳性，闭目难立征阳性；病理征未引出；脑膜刺激征阴性。

辅助检查：血常规、临床生化检验、血沉、类风湿因子、铜蓝蛋白、ASO检查大致正常。心电图、心脏彩超及上腹部彩超均未见异常。查基因分析示Huntington病致病基因IT15存在CAG重复序列的异常扩增突变（CAG重复数为45个）（图11-4）。

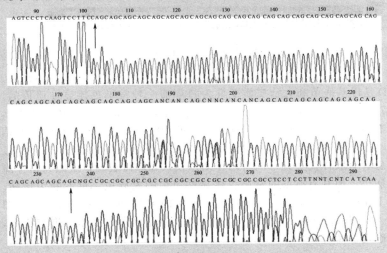

图11-4　IT15的CAG重复序列的测序图
两个黑色箭头之间的序列为CAG重复序列，总共有45个CAG重复

入院诊断：Huntington病（Huntington Disease，HD）。

治疗经过：入院后予甲钴胺、辅酶Q10等营养神经，并予奥氮平5mg qn治疗舞蹈样不自主运动。

主任医师常问实习医师的问题

该患者的定位诊断是什么？

答：患者的主要症状体征为四肢、头颈部的舞蹈样动作及智能减退。四肢、头部的舞蹈样动作为锥体外系症状，故可定位于基底节，由于患者表现为运动过多、肌张力减低，故可更具体定位于基底节的尾状核及壳核。此外智能减退表现可大致定位于皮质。

该患者的定性诊断是什么？

答：患者主要表现为四肢、头颈部不自主动作，为随意运动调节功能障碍所致，结合其阳性家族史，定性考虑为遗传性运动障碍疾病。

 主任医师常问住院医师和主治医师的问题

该患者的具体诊断及诊断依据是什么？

答：具体的诊断应为 Huntington 病（HD），也可称为亨廷顿病。HD 是以基底节和大脑皮质变性为特征的一种常染色体显性遗传病。1872 年 George Huntington 首次对其进行了全面系统的描述并指出其具有遗传特性，该病因此得名。该病的诊断依据主要有特征性的舞蹈样动作、精神障碍及痴呆等临床表现及常染色体显性遗传的家族史。该患者有肢体及头颈部的舞蹈样动作及认知障碍表现，虽然无精神障碍病史，但其有典型的常染色体显性遗传的家族史，可诊断为该病。且 IT15 基因分析发现 CAG 重复序列的 CAG 重复数为 45 个（图 11-4），根据美国医学遗传学会制定的 HD 基因测试技术标准与指南，可确定诊断为 HD。

Huntington 病的病因及机制是什么？

答：HD 为一种常染色体显性遗传性疾病，其致病基因为 IT15，由 HD 协作研究组（Huntington Disease Collaborative Research Group）在 1993 年克隆。IT5 定位于 4p16.3，在其 1 号外显子上存在一段 CAG 重复序列，这段 CAG 重复序列可发生扩增突变，当重复序列超过一定范围时就可导致 HD 的发生。这种发生在致病基因编码区域内的 CAG 扩增突变，可产生毒性多聚谷氨酰胺链而致病，由此种突变造成的疾病统称为多聚谷氨酰胺（poly glutamine，PolyQ）疾病。包括 HD 在内，目前已发现的 9 种 PolyQ 疾病，另外 8 种疾病分别为齿状红核苍白球路易氏体萎缩症（dentatorubropallidoluysian atrophy，DRPLA)，脊髓延髓肌萎缩症（spinobulbar muscular atrophy，SBMA）与 SCA1、SCA2、SCA3、SCA6、SCA7 和 SCA17 型。IT15 编码的蛋白称为 Htt，CAG 重复序列的扩增突变会导致 Htt 构象的改变，从而导致疾病的产生，但具体的发病机制目前仍未阐明，可能与异常蛋白的毒性功能获得（toxic gain of function）及蛋白的异常聚集有关。

Huntington 病主要的病理改变如何？

答：病理改变上 HD 可见基底节显著萎缩，其中尾状核的萎缩最为明显，壳核、苍白球也有不同程度的萎缩。神经元的丧失主要见于基底节，其中尾状核和壳核受累的多棘神经元与舞蹈样动作有关，而皮质的神经元受累可能与痴呆的出现有关。

Huntington 病的临床表现有哪些？

答：HD 多见于 30～50 岁，也可见于儿童及老年人，男女性别无明显差异。绝大多数有阳性家族史，偶可见散发病例。主要临床特征为舞蹈样动作为主的运动障碍、精神异常及认知障碍，这些临床表现的发生时间在不同家系，甚至同一家系不同患者中可有所不同。

（1）运动障碍　可包括全身舞蹈样动作、肌张力不全、运动迟缓、肌强直、肌阵挛等，以前者最具诊断价值。舞蹈样动作多始于颜面部及上肢，后渐扩展至全身。动作多较快速，幅度大，无目的，表现为不自主张口、噘嘴、扮鬼脸、头前倾后仰、手足舞动等舞蹈样动作。在疾病晚期，舞蹈样动作逐渐减少。

（2）精神异常　主要包括抑郁、强迫行为、易激惹、烦躁等人格改变。这些改变多于舞蹈样动作后出现。但少数患者可先出现精神异常。随疾病进展，部分患者可出现自杀倾向。

（3）认知障碍　初期表现为注意力减退，记忆力、计算力及定向力低下，谈话流畅性减退，对事物缺乏批判能力，随疾病进展渐发展为痴呆。至疾病晚期，静卧不动、吞咽困难，呈植物人状态，最终死于并发症。

如何鉴别 Huntington 病？

答：Huntington 病的特征性表现为四肢及头颈部的舞动样动作，

故其常需与有类似异常运动的疾病进行鉴别。

(1) 小舞蹈病　该病具有典型的舞蹈样动作及肌张力降低，与HD相似。但该病的舞动样动作更加快速，无精神异常及智能障碍，且多见于儿童及青少年，无家族史等，可与HD鉴别。

(2) 良性家族性舞蹈症　虽然该病也有家族史（为常染色体显性或隐性遗传），但常见于婴幼儿，症状不见进行性发展，且不伴精神及智能障碍，可与HD鉴别。

(3) 肝豆状核变性　该病可有舞蹈样动作、精神症状及家族史（常染色体隐性遗传），但铜蓝蛋白明显降低、尿铜增高、角膜 K-F 环阳性及头颅 MRI 特征性改变等异常可与 HD 鉴别。

● Huntington 病的治疗原则是什么？

答：同大多神经变性疾病一样，目前 HD 同样缺乏特异性的有效治疗方法。虽然目前的治疗药物无一能延缓 HD 的发展，但舞蹈样动作、精神障碍等 HD 常见症状通过合理的药物治疗都能得到不同程度的改善，且合理的对症治疗可以提高 HD 患者的生活质量及防止并发症的发生。HD 的对症治疗主要可分为对舞蹈样动作及神经精神症状的治疗。

(1) 对舞蹈样动作的治疗　目前有多种药物对舞蹈样动作有疗效。如多巴胺耗竭药丁苯那嗪（tetrabenazine）可通过耗竭大脑内神经末梢内的多巴胺来控制 HD 的舞蹈样动作，但因其可产生较多的副作用（如失眠、焦虑、吞咽困难等）而影响临床应用。抗精神病药是另一类对 HD 舞蹈样动作具有疗效的药物。如氯氮平（clozapine）、奥氮平（olanzapine）、利培酮（risperidone）等对舞蹈样动作有不同程度的减轻。此外 N-甲基-D-天冬氨酸受体拮抗药（NMDA-receptor antagonists）［如金刚烷胺（amantadine）］也有一定的疗效。

(2) 对神经精神症状的治疗　对各种人格改变症状使用氟西汀（fluoxetine）、舍曲林（sertraline）、米氮平（mirtazapine）、奥氮平（olanzapine）联合丙戊酸盐（valproate）等抗精神病药可获得一定的效果。而对 HD 的智能障碍的治疗却没有什么好的方法，有研究报道非饱和脂肪酸（saturated fatty acid）、利鲁唑（riluzole）及米诺环素（minocycline）似有一定的改善作用。对 HD 各种临床表现的对症治疗药物如下图 11-5。

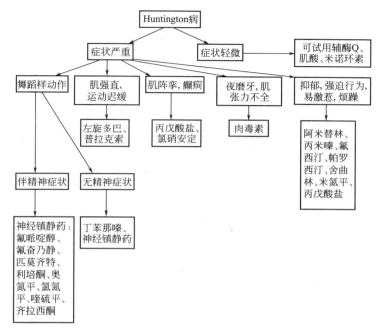

图 11-5 HD 的对症治疗

主任医师总结

（1）该患者主要表现为慢性进展的四肢不自主舞动伴有智能减退，四肢不自主舞动为肌张力障碍的表现，应以肌张力障碍为主要症状进行鉴别诊断。肌张力障碍按部位分类，可分为局限性肌张力障碍和全身性肌张力障碍。按病因分类，可分为原发性（即原因不明）和继发性肌张力障碍。继发性肌张力障碍常见于中毒、外伤、脑炎、肿瘤和遗传代谢异常导致的运动功能障碍。如患者家族中有类似病史，呈慢性进展性病程，要注意遗传代谢性疾病引起的肌张力障碍的可能性，如肝豆状核变性、HD、多巴反应性肌张力障碍、变形性肌张力障碍等。该患者主要表现为进行性四肢及头颈部的舞蹈样动作及认知障碍表现，结合其典型的常染色体显性遗传的家族史及 IT15 基因分析示 CAG 重复数为 45 个，超过异常重复范围的下限（40 个重复）（图 11-4），故 HD 诊断明确。

（2）治疗上目前无任何特效的药物能延缓 HD 的发展，但合理的对症药物治疗可不同程度地改善舞蹈样动作、精神异常等症状体征。

参 考 文 献

[1] Adam OR，Jankovic J. Symptomatic treatment of Huntington disease. *Neurotherapeutics*，2008，5（2）：181-197.

[2] Novak MJ，Tabrizi SJ. Huntington's disease. *BMJ*，2010，340：c3109.

[3] Potter NT，Spector EB，Prior TW. Technical standards and guidelines for Huntington disease testing. *Genet Med*，2004，6（1）：61-65.

（甘世锐）

第十二章 其他病例

38岁男性，煤气中毒1个月，精神异常1周——一氧化碳中毒性脑病

⊛ [实习医师汇报病历]

男性，38岁，以"煤气中毒1个月，精神异常、肢体抖动1周"为主诉入院。入院前1个月在锅炉旁被发现人事不省，呼之不应，小便失禁，四肢抽动，当地医院诊断"一氧化碳中毒性脑病"，予"高压氧、脱水"等治疗1周后神志转清，可下床行走。入院前1周，出现精神异常，胡言乱语，四肢不自主抖动，生活不能自理，就诊我院。既往史：有"胃溃疡"病史十余年，治疗后已好转。

体格检查：神志清楚，心肺腹未见异常，持续导尿。神经系统查体：鼻唇沟均等，伸舌欠合作；四肢肌张力明显增高，四肢肌力检查欠合作；对痛觉刺激有收缩反应；腱反射对称亢进，双病理征阳性；颈抵抗，颏胸距4横指，记忆力、计算力、定向力下降，余神经系统查体欠合作。

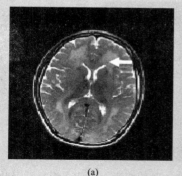 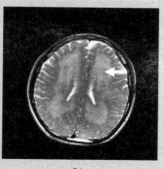

(a)   (b)

图 12-1　头颅 MR 平扫（治疗前）

T2WI 见双侧脑室旁白质异常信号

辅助检查：血常规正常。生化全套示胆固醇 5.5mmol/L，甘油三酯 2.26mmol/L，余正常。因条件限制无法检查 HbCO。动态脑电图：重度弥漫性异常。头颅 MRI 平扫（图 12-1、图 12-2）：胼胝体、双侧额颞顶叶白质异常信号。

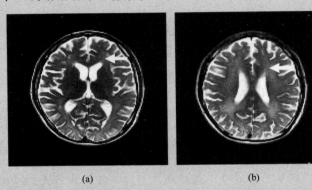

(a)　　　　　　　　　　　　(b)

图 12-2　头颅 MRI 平扫（治疗后）
T2WI 脑室旁白质异常信号较前好转

入院诊断：急性一氧化碳中毒后迟发性脑病。

治疗：予高压氧、激素、营养神经、康复训练等治疗。2 个月后患者精神症状好转，能自行行走，计算力基本正常。

❓ 主任医师常问实习医师的问题

● 一氧化碳中毒后为什么会产生缺氧症状？

答：一氧化碳（CO）进入体内迅速与血红蛋白形成 HbCO，CO 和血红蛋白的亲和力是 O_2 的 200～300 倍，而 HbCO 的解离速度仅为氧合血红蛋白的 1/3600，HbCO 不但影响血红蛋白的携氧，它还影响 HbO_2 的解离，从而导致机体的缺氧。

● 一氧化碳中毒迟发性脑病的概念是什么？

答：急性一氧化碳中毒后经过一段假愈期（2～60 天）后又出现一系列神经精神功能障碍称为急性一氧化碳中毒后迟发性脑病（delayed encephalopathy after acute carbon monoxide poisoning，DEACMP）。

⊛ ［住院医师或主治医师补充病历］

> 患者发病前无上呼吸道感染病史，无接触重金属、毒品等病史，发病早期于当地医院查"头颅CT提示脑肿胀"，高压氧治疗3天神志转清，继续治疗1周后即停止。

主任医师常问住院医师和主治医师的问题

● 缺氧时脑部易受累的部位有哪些？

答：脑组织对缺血或缺氧较敏感，不同脑组织对缺氧的敏感性不同，额叶和颞叶海马对缺氧最敏感，最容易受累，其次是顶叶、基底节、小脑（皮质和小脑病变较白质及基底节区少见），而脑干核团和脊髓对缺氧较耐受，一般最后受累。缺血损害一般与缺氧表现相似，但全身性血压下降引起的脑缺血损害，一般位于主要供血动脉的分水岭区，如大脑中动脉和大脑前动脉的交界区、大脑中动脉和大脑后动脉的交界区等。

● 急性一氧化碳中毒后迟发性脑病（DEACMP)的发病机制是什么？

答：DEACMP的发病机制较为复杂，目前考虑为缺氧损伤、自由基毒性、神经递质分泌异常、自身免疫反应的多因素综合作用。主要有以下几种机制。

（1）缺氧损伤 缺氧后血管内皮细胞损失，导致凝血系统激活，形成血管内微栓子，加重组织的缺血缺氧；缺氧影响脑细胞能量代谢。

（2）自身免疫反应 缺氧后脑白质广泛脱髓鞘，而髓鞘蛋白是自身隐蔽抗原，释放后可引起自身免疫反应，一些研究发现脑脊液中的IgA、IgG、IL等升高，Treg（调节性T淋巴细胞）可减轻CO中毒后损伤等支持这种学说。

（3）自由基损伤 缺氧后再灌注可产生大量的自由基，自由基可对脑组织产生损伤。

（4）其他还有神经递质分泌异常、兴奋性氨基酸的毒性作用等。

DEACMP 的临床表现有哪些？

答：DEACMP 常见的临床表现为急性痴呆、帕金森综合征、震颤、肌张力障碍、四肢不自主舞动、癫痫发作、行为异常、失语、感觉障碍，极个别可出现周围神经症状（如四肢远端麻木、无力等）。

如何治疗 DEACMP？

答：(1) 高压氧治疗　目前仍认为是关键治疗。急性中毒时，高压氧治疗一般应维持 4 周，出现 DEACMP 后应及早、足量、足疗程给予高压氧治疗，维持时间 1～3 个月。

(2) 肾上腺糖皮质激素　激素可减轻脑水肿、抑制炎症反应，早期可应用。

(3) 改善循环药物　由于缺氧后继发的血管内血栓是 DEACMP 的发病机制之一，故部分学者认为应用低分子肝素治疗可取得一定的疗效。

(4) 纳洛酮　可拮抗吗啡受体，改善局部血供、清除氧自由基等。

(5) 丙种球蛋白　可中和自身免疫性抗体，达到治疗效果。

(6) 清除氧自由基药物，如依达拉奉。

(7) 其他　对症治疗、康复治疗。

主任医师总结

(1) DEACMP 是急性一氧化碳中毒后多因素综合作用产生的一种迟发性神经精神功能障碍，由于存在一定的假愈期，故容易为医师们所忽略。有研究报道 DEACMP 的早期预测因素：老年人、脑力劳动者、急性中毒昏迷持续时间＞72h、中间清醒期、急性中毒时头颅影像学提示脑肿胀、脑白质病变者，以上因素应引起我们的重视。高压氧治疗开始时间及持续时间是否与 DEACMP 有关存在争议。

(2) DEACMP 的影像学表现　①头颅 CT：双侧脑室旁白质和基底节区对称性低密度灶。②头颅 MRI：双侧脑室旁白质对称性融合病灶（T1WI 低信号影、T2WI 高信号影）；双基底节区弥漫性 T2 低信号，考虑与缺氧后铁转运障碍，铁在局部沉积有关；双基底节区缺血和坏死。

(3) DEACMP 的治疗　以高压氧治疗为主，早期可酌情配合肾上腺糖皮质激素治疗。

参 考 文 献

[1] 王维治主编. 神经病学. 人民卫生出版社，2006：1463.
[2] 王烨，李思，刘青蕊. 急性一氧化碳中毒迟发性脑病发病机制的研究进展. 临床荟萃，2011，25（21）：1928-1929.
[3] 曾员英，胡慧军，潘晓雯. 急性一氧化碳中毒迟发性脑病免疫机制的研究进展. 北京医学，2008，30（1）：43-45.
[4] 陈金梅，田发发，韦有仕，等. 急性一氧化碳中毒迟发性脑病预后的早期预测因素. 中风与神经疾病杂志，2005，22（6）：556-557.
[5] Hu H, Pan X, Wan Y, et al. Factors affecting the prognosis of patients with delayed encephalopathy after acute carbon monoxide poisoning. *Am J Emerg Med*，2011，29（3）：261-264.
[6] Otubo S, Shirakawa Y, Aibiki M, et al. Magnetic resonance imaging could predict delayed encephalopathy after acute carbon monoxide intoxication. *Chudoku Kenkyu*，2007，20（3）：253-261.
[7] Chang KH, Han MH, Kim HS, et al. Delayed encephalopathy after acute carbon monoxide intoxication：MR imaging features and distribution of cerebral white nlatter lesions. *Radiology*，1992，184（1）：117-122.

（许国荣）

52 岁男性，头晕 8 天，意识不清 6 天
——Wernicke 脑病

❀ ［实习医师汇报病历］

男性，52 岁，以"头晕 8 天，人事不省 6 天"为主诉入院。入院前 8 天，患者在当地医院外科住院期间，出现头晕、视物晃动、耳听力过敏、行走不稳，无视物旋转、肢体无力、言语困难等。治疗不详。6 天前患者逐渐出现意识不清，刚开始出现胡言乱语，不认识自己的亲人，不知道自己在哪里，后来逐渐人事不省，呼之不应，发热，体温在 37.5～38.6℃，无肢体抽搐。2 天前转我院急诊，给予"维生素 B_1、甲钴铵、醒脑静等"治疗，患者意识逐渐转清醒。既往史：入院前 2 个月，患者因腹胀、恶心、呕吐，无法进食，经内科非手术治疗无效，1 个月前在当地医院经肠镜检查考虑"结肠癌"，并行根治性切除术。术后患者因出现手术切口

感染、发热，几乎不进食，未行鼻饲，静脉用药不详。患者有长期饮酒史三十余年，平均每日白酒1斤。

体格检查：T 37.8℃，P 110 次/分，R 18 次/分，BP 106/65mmHg，体型瘦，双肺呼吸音粗，双肺底少许湿啰音，心率110次/分，心律齐，无杂音。腹部正中线有一个纵形手术切口，长约20cm，上下各一处敞开切口，长约3cm，敞开处已拆线，有脓性分泌物渗出，左下腹有一个约1cm手术切口，无分泌物。神经系统查体：神志清楚，言语困难，不能发音，能通过闭目、摇头等方式交流，双瞳孔等大等圆，直径3mm，直接、间接对光反应灵敏，双眼球外展不充分，双眼向上视运动不能，无复视，双眼左右水平方向眼震明显，双侧闭目、鼓腮力弱，双侧鼻唇沟对称，伸舌不能出口。感觉检查欠合作。双上肢肌力4级，双下肢肌力3级。双上肢指鼻试验不准确，双下肢共济检查不合作。双下肢腱反射增高，双侧踝阵挛（＋），双侧掌颏反射（＋），双上肢 Rossolimo 征（＋），右侧 Hoffmann 征（＋），左侧 Hoffmann 征（－），双下肢 Babinski 征和 Chaddock 征（－）。颈软，双侧 Kernig 征（－）。

辅助检查：入院前26天，当地医院术后病理诊断：结肠腺癌。入院前20天，当地医院查血生化：白蛋白30g/L，Na⁺ 125mmol/L，Cl⁻ 93mmol/L，K⁺ 3.34mmol/L，Glu 8.18mmol/L，余正常。入院前5天，当地医院行头颅 MRI 平扫（图12-3）："双侧顶叶皮质斑片状异常信号，脑干双侧丘脑内侧异常信号"。入院前4天，当地医院查脑脊液示：压力150mmH₂O，外观无色透明，WBC 3×10⁶/L，潘氏试验（＋），Pro 640mg/L，Glu 4.3mmol/L，Cl 114mmol/L，LDH 196U/L。

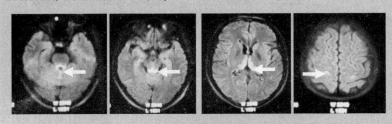

图12-3　头颅 MRI
Flair 序列示第三、第四脑室旁，导水管周围
和双侧大脑皮质异常信号

入院后查 WBC $11.30 \times 10^9/L$，N 82%，Hb 95g/L，RBC $3.23 \times 10^{12}/L$，HCT 0.32，PLT $235 \times 10^9/L$。尿常规正常。血生化：TP 46g/L，白蛋白 28g/L，ALT 68U/L，GGT 120U/L，BUN 7.6mmol/L，GLU 6.2mmol/L，Na^+ 131mmol/L。维生素 B_{12} 水平、叶酸水平、RPR、TPPA、HIV 抗体均正常。查动态脑电图：中度异常 AEEG，弥漫性慢波活动。头颅 MRV：未见明显异常。

入院诊断：①Wernicke 脑病；②肺炎；③结肠癌术后；④低白蛋白血症；⑤低钠血症。

治疗：给予维生素 B_1、甲钴铵、维生素 B_6、脑复康营养神经、醒脑静促醒及抗感染，维持水电解质平衡，营养支持等治疗。

 主任医师常问实习医师的问题

● **该患者的定位诊断是什么？**

答：（1）定位于双侧丘脑、延髓至中脑被盖部、小脑蚓部及双侧大脑皮质。

（2）具体分析如下。①中脑上丘：患者双眼上视运动障碍。②前庭小脑系统：患者病程中有眩晕、眼震、恶心、走路不稳等表现，考虑为前庭小脑系统中枢受累，如前庭核、小脑等，结合头颅 MRI 脑桥被盖部及小脑蚓部有病变，故定位于此。③双侧展神经核及核下纤维、双侧面神经核下纤维：双眼外展欠充分考虑展神经核或核下纤维可能受累；双侧闭目、鼓腮力弱考虑双侧面神经核下纤维可能受累；结合头颅 MRI 脑桥被盖部病变，展神经核及面神经核发出的纤维符合该分布范围。④双侧皮质：患者病程中有胡言乱语、定向力障碍等表现，结合头颅 MRI 示双侧皮质有点片状异常信号，故定位于此。⑤双侧锥体束：双侧膝腱、跟腱反射活跃，双侧踝阵挛（+），双上肢 Rossolimo 征（+），右侧 Hoffmann 征（+），定位于双侧皮质脊髓束；双侧掌颏反射（+），定位于双侧皮质核束。⑥双侧丘脑及脑干被盖部：病程中有意识障碍，考虑为网状结构上行纤维受累，结合头颅 MRI 示双侧丘脑内侧及脑干被盖部病变，故定位于此。

● **该患者的定性诊断是什么？**

答：①Wernicke 脑病可能性大；②肺炎；③结肠癌术后。

诊断 Wernicke 脑病依据是什么？ 还可以进一步行哪些检查？

答：患者长期大量饮酒史，存在着营养吸收障碍的可能性。同时，患者近 2 个月进食差，结肠癌术后出现眩晕、行走不稳、听力过敏、眼震、定向力障碍、认知功能障碍并较快速出现意识障碍等表现，头颅 MRI 示双侧大脑皮质、第四脑室、导水管、第三脑室及侧脑室周围的脑干被盖部及双侧丘脑内侧有病变。在补充维生素 B_1 后症状改善明显，故考虑 Wernicke 脑病可能性大。

该患者在补充维生素 B_1 前，还可以进一步行血维生素 B_1、丙酮酸水平检查，如血维生素 B_1 水平降低、丙酮酸水平增高则支持 Wernicke 脑病诊断。

主任医师常问住院医师和主治医师的问题

对该患者的诊断有无不同意见？ 如何进行鉴别诊断？

答：（1）该患者有长期大量饮酒史，在长期禁食后出现眩晕、共济失调、听觉过敏、眼球运动障碍，并迅速出现精神症状和意识障碍，结合其头颅 MR 显示主要在第四脑室、导水管、第三脑室及侧脑室周围的脑干被盖部及双侧丘脑内侧病变，为 Wernicke 脑病特征性 MRI 表现，尤其是在予维生素 B_1 治疗后症状迅速好转，故诊断 Wernicke 脑病可能性大。

（2）该患者需要与以下疾病进行鉴别诊断 ①病毒性脑炎：可以急性起病，出现发热、精神症状、意识障碍，脑电图表现为弥漫性慢波活动。但该患者腰穿脑脊液细胞数不增高，经维生素 B_1 治疗后病情迅速改善，均不支持病毒性脑炎诊断。②颅内静脉（窦）血栓形成：大脑大静脉血栓形成，可以累及双侧间脑、中脑、基底节，出现发热、意识障碍、眼球运动障碍等表现，但该患者行头颅 MRV 可排除颅内静脉（窦）血栓形成。③脑梗死（基底动脉尖综合征）：基底动脉尖综合征可以累及中脑、丘脑、小脑上部、颞叶内侧和枕叶，临床可以表现为眩晕、共济失调、眼球运动障碍、精神症状和意识障碍，又较快恢复，可没有明显运动和感觉障碍，基底动脉尖综合征常有瞳孔改变，且不累及双侧顶叶皮质，而该患者无瞳孔改变，并且出现双侧顶叶皮质病灶超出基底动脉尖综合征范围，故不支持该诊断。

④脑桥中央髓鞘溶解症：脑桥中央髓鞘溶解症可以累及脑桥以外，如小脑、丘脑、丘脑下部、皮质下白质，有时脑桥可未发现病灶，可出现共济失调、精神症状及意识障碍等临床表现。而水电解质紊乱（尤其是低钠血症过快纠正）、慢性酒精中毒均可以是脑桥中央髓鞘溶解症的病因。患者在发病前曾出现低钠血症等电解质紊乱，并且有长期大量饮酒史，应高度注意该病可能性。但脑桥中央髓鞘溶解症 MR 多在发病后 1～2 周才显示病灶，脑桥病灶主要在脑桥基底部，没有大脑皮质受累病灶。而该患者 MR 显示病灶出现时间较早，脑干病灶主要分布于脑桥中被盖部脑室及导水管周围，并且存在有双侧大脑顶叶皮质病灶，与脑桥中央髓鞘溶解症影像学表现不同，故不支持该诊断。

什么是 Wernicke 脑病？ 其诊断标准是什么？

答：Wernicke 脑病是一种急性或亚急性起病的维生素 B_1 缺乏引起的中枢神经系统营养障碍性疾病，可导致严重神经功能缺失甚至危及生命。维生素 B_1 是一种必须从食物中获得的水溶性维生素，进入人体内的约 80% 主要为焦磷酸硫胺素，参与三羧酸循环中进行糖代谢。维生素 B_1 缺乏可以通过多种机制引起脑损害。Wernicke 脑病受损部位主要分布在乳头体、丘脑下部、丘脑、中脑导水管周围灰质、第三脑室壁、第四脑室底及小脑等部位，镜下病理表现神经元和髓鞘的变性、坏死、缺失，神经胶质细胞增生，细胞毒性及血管源性水肿。长期饮酒和营养不良是引起维生素 B_1 缺乏，发生 Wernicke 脑病的最常见原因。非饮酒患者多见于重度妊娠反应、长期感染性发热状态、胃切除术、空肠切除、胃肠造瘘术后、消化道肿瘤、肠梗阻、禁食、长期透析、尿毒症、神经性厌食、肝病、恶性贫血、慢性腹泻、部分重症胰腺炎、甲状腺功能亢进症及缺乏硫胺的非肠道营养与长期补液、镁缺乏等。近年来，白血病、淋巴瘤、肾衰血透等恶性消耗性疾病患者的 Wernicke 脑病发生率增高。其典型表现为眼球运动障碍、小脑性共济失调、精神意识障碍三联征，常伴有多发性神经病。

Wernicke 脑病因缺乏客观指标，故导致诊断困难。主要诊断依据：①符合 Wernicke 脑病的主要临床表现；②头颅 MR 检查提示中线结构的对称性异常信号；③实验室检查提示血丙酮酸含量增高和（或）维生素 B_1 降低；④维生素 B_1 治疗临床症状明显改善；⑤排除了其他原因引起的中枢神经系统损害。

● **Wernicke 脑病影像学有哪些特征性改变？**

答：由于 CT 的分辨率有限，对 Wernicke 脑病的检出率很低。目前 MRI 是 Wernicke 脑病的首选影像学检查方法，对早期诊断 Wernicke 脑病有很大价值。Wernicke 脑病的 MRI 表现颇具特征性，并与其脑部病理解剖显示的受累范围一致。第三、第四脑室旁，导水管周围，乳头体，四叠体，丘脑为常见受累部位，MRI 上可见上述部位病变导致的异常信号，在 T1 加权像上呈低信号，T2 加权像上呈对称性高信号，Flair 序列上呈明显高信号。特征性的 MRI 表现为第三、第四脑室和导水管四周有对称性异常信号影；而乳头体改变被认为是 Wernicke 脑病特征性神经病理改变，急性期较明显增强，慢性期则明显萎缩。另外，小脑齿状核、脑桥被盖、红核、中脑顶盖、尾状核及大脑皮质等少见部位也可受累。急性期 Wernicke 脑病在 DWI 上亦呈明显高信号，提示神经元的细胞毒性水肿，并认为可能提早发现病灶。通过对 DWI、Flair 序列的动态观察分析，区别可逆性和不可逆性脑组织损伤，这对疾病的早期诊断及预后有重要意义。Wernicke 脑病在 MRI 上的这种病变部位分布的特异性对该病的早期诊断及干预有重要价值。

● **如何治疗 Wernicke 脑病？**

答：由于 Wernicke 脑病是维生素 B_1 缺乏所引起，因此在诊断或怀疑 Wernicke 脑病后应立即予维生素 B_1 治疗。早期维生素 B_1 治疗对康复和阻止永久性的神经功能缺陷十分重要。细胞死亡达到一定程度，神经功能缺陷将是不可逆的。维生素 B_1 可口服和肌内注射。由于患者经常存在口服吸收障碍，故一般推荐肌内注射，可以予以维生素 B_1 注射液 100mg im qd。同时注意平衡饮食，应补充其他 B 族维生素，切勿在应用维生素 B_1 治疗前使用大量的葡萄糖和肾上腺皮质激素。因为前者能使丙酮酸氧化脱羧反应减慢，维生素 B_1 耗尽，导致患者意识障碍加深；后者可阻碍丙酮酸氧化，使病情进一步恶化。

主任医师总结

（1）Wernicke 脑病是一种维生素 B_1 缺乏引起的严重代谢性脑病，导致严重神经功能缺失甚至危及生命。而早期诊断和维生素 B_1 治疗尤为重要，可以极大地改善预后。典型的 Wernicke 脑病患者可有"三联征"（即眼球运动障碍、小脑性共济失调、精神意识障碍）或"四联征"（"三联征"再加多发性神经病），但多数患者并发于各种相关疾病的晚期，临床表现多不典型，临床误诊率高。在临床上对于有长期饮酒，胃肠道疾病、禁食、外科术后长期胃肠外营养、重度妊娠呕吐，长期透析、长期营养不良的患者，若出现三联征中的任何一种或其他神经系统症状，应当要注意到 Wernicke 脑病可能，并行相关实验室及头颅 MRI 检查。

（2）在缺乏血清维生素 B_1 水平检查条件的情况下，头颅 MRI 对 Wernicke 脑病具有很高的诊断价值并具有特征性表现。乳头体、第三脑室旁、第四脑室旁、四叠体、导水管周围对称性异常信号是 Wernicke 脑病的特征，DWI、Flair 序列上述区域信号异常可早期出现对早期诊断有帮助，急性期乳头体可出现强化对早期诊断亦有帮助。需要注意的是 MR 的特异性高，但敏感性低仅 50％左右，因此头颅 MR 阴性不能排除 Wernicke 脑病。

（3）当确诊甚至仅是怀疑 Wernicke 脑病时就应该应用维生素 B_1 治疗。及时的维生素 B_1 治疗不仅可以阻止疾病进一步进展，部分或完全逆转 Wernicke 脑病的临床表现，而且也不失为一个可靠的诊断方法。在补充维生素 B_1 之前避免应用葡萄糖和肾上腺皮质激素。

参 考 文 献

[1] 樊建中，张蓓，徐芳，等. Wernicke 脑病的 MRI 表现及临床分析. 中国临床医学影像杂志，2008，19（12）：895-896.

[2] Mascalchi M，Simonelli P，Tessa C，et al. Do acute lesions of Wernicke's enceph-alopathy show contrast enhancement? Report of three cases and review of the litera-ture. *Neuroradiology*，1999，41：249.

[3] Liu YT，Fuh JF，Lirng JF，et al. Correlation of magnetic resonance images with neuropathology in acute Wernicke's encephalopathy. *Clin Neurol Neurosury*，2006，108（7）：682-687.

[4] 陈锶，陶子荣，肖波，等. Wernicke 脑病的临床特点分析. 中国神经精神疾病杂志，2009，35（1）：18-21.

[5] 顾翠，张锐. Wernicke 脑病. 中国临床神经科学，2009，17（3）：328-331.

[6] 韩顺昌，薄传强，黄旭升，等. Wernicke 脑病的临床、影像学及病理特点. 临床神经病学杂志，2006，19（3）：167-169.

[7] Bae SJ，Lee HK，Lee JH，et al. Wernicke's encephalopathy：a typical manifes-tation at MR imaging. *AnlJ Neuroradiol*，2001，22（8）：1480.

[8] Bergui M，Bradac GB，Zhong JJ，et al. Difusion-weighted MR in reversible We-

mieke encephalopathy. *Neuroradiology*，2001，43：969-972.

[9] 杨明秀，周莹，陈红. 颅脑 MRI 检查对 Wernicke 脑病的诊断价值. 临床神经病学杂志，2008，21（2）：97-99.

[10] 付少红，贺斌. 慢性酒精中毒性脑病 18 例临床分析. 中华神经科杂志，2006，23（2）：501-502.

（陈龙飞）

38 岁女性，反复头痛 3 年，饮水呛咳 2 周——特发性肥厚性硬脑膜炎

 [实习医师汇报病历]

女性，38 岁，以"反复头痛 3 年，饮水呛咳 2 周"为主诉入院。入院前 3 年开始出现头痛，位于全头部或双颞侧，呈持续性胀痛，无发热，于当地医院查"头颅 MR 平扫未见异常"，拟"血管性头痛"，予治疗后症状时有反复。入院前 2 周出现饮水呛咳，行走稍不稳，遂转诊我院。既往史：无特殊。

体格检查：BP 130/80mmHg，神志清楚，心肺腹未见异常。神经系统查体：双侧视乳头边界清楚，双侧软腭上抬力弱，双侧咽反射迟钝，余脑神经正常；四肢肌力、肌张力正常，双侧跟膝胫试验欠稳；闭目难立征可疑阳性；深浅感觉正常；腱反射对称，双侧病理征未引出；颈稍抵抗，颏胸距 1 横指，双侧凯尔尼格征阴性。

辅助检查：血沉 33mm/h，CRP 24.3mg/L，血常规正常，ANCA、RF、ASO、ANA、ds-DNA 均正常。

入院诊断：头痛原因待查：结核性脑膜炎？肥厚性硬脑膜炎？

主任医师常问实习医师的问题

头痛的常见致敏结构有哪些？

答：（1）颅内 ①硬脑膜：小脑幕、大脑镰、前后颅凹处硬脑膜。②血管：颈内动脉的颅内段，Willis 环，大脑前、中及后动脉的近端，硬膜动脉、椎动脉和基底动脉主干，静脉窦。③神经：三叉神经、面神经、舌咽、迷走神经。

（2）颅外 动脉最敏感，其他包括肌肉、神经、五官（外耳、中

耳、鼻旁窦、牙、口腔黏膜）。

⊛ ［住院医师或主治医师补充病历］

　　PPD试验（1∶2000）阳性，腰穿测压为190mmH₂O，脑脊液白细胞8×10⁶/L，总蛋白、葡萄糖、氯化物正常，涂片未检出隐球菌、抗酸杆菌，细菌培养无细菌、真菌生长。双侧肺CT平扫正常，头颅MRI平扫＋增强（图12-4）：双侧天幕、大脑镰硬脑膜增厚，强化明显。修正诊断：特发性肥厚性硬脑膜炎，予激素冲击治疗后口服泼尼松维持，2周后症状好转，随访1年无再头痛。

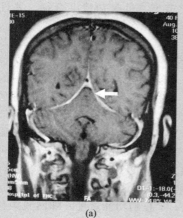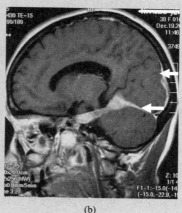

(a)　　　　　　　　　　　　(b)

图12-4　头颅MRI增强
小脑幕、大脑镰硬脑膜增厚强化

❓ 主任医师常问住院医师和主治医师的问题

● 哪些症状是提示继发性头痛的预警信号？

　　答：继发性头痛的预警信号：50岁后首发头痛；突发未曾经历过的头痛；亚急性或进行性头痛达数日至数月；头痛频率改变、性质加重；伴有神经系统阳性体征的头痛（意识水平及认知能力下降、脑膜刺激征、视盘水肿）；头痛可因咳嗽、喷嚏、愤怒、体位、头位、运动、性交而恶化；因夜间头痛或早晨头痛而痛醒；有HIV或肿瘤、外伤史者发生的头痛；有发热、皮疹、张口困难、体重减轻、肌痛等症状。

● 肥厚性硬脑膜炎的分类及病因包括哪些？

答：肥厚性硬脑膜炎指的是各种原因导致的硬脑膜增生变厚引起的以头痛、脑神经麻痹等为临床表现的一系列疾病。可分为特发性和继发性。特发性原因未明，考虑与自身免疫反应有关；继发性常继发于感染，如鼻窦炎、中耳炎等可通过局部蔓延至硬脑膜引起炎症，常见病原菌有结核杆菌、铜绿假单胞菌、金黄色葡萄球菌、黄曲霉菌、梅毒等，可通过脑膜活检和细菌学检查协助诊断，少见原因有自身免疫疾病如韦格纳肉芽肿、类风湿关节炎、贝赫切特综合征、恶性肿瘤、低颅内压、脑膜瘤等。

● 肥厚性硬脑膜炎的临床表现有什么？

答：多数患者的首发症状为头痛，甚至有些人头痛是唯一的症状，部位为全头部或枕部、双颞部，性质多为阵发性或持续性钝痛或胀痛，一般表现为慢性病程。其次症状为脑神经症状，常见有Ⅱ、Ⅲ、Ⅵ、Ⅷ脑神经受累，Ⅶ、Ⅸ、Ⅹ脑神经少见，表现为复视、眼球运动障碍、视力下降、面瘫、听力下降、吞咽困难等。部分患者可因小脑幕受压出现共济失调、邻近脑实质受累出现相应症状（如偏瘫、癫痫发作等）；海绵窦附近的病变累及垂体可出现闭经、泌乳等症状；静脉窦受压，出现静脉窦血栓形成；下丘脑功能紊乱、蛛网膜颗粒吸收亢进，引起低颅压综合征。

● 肥厚性硬脊膜炎的临床表现有什么？

答：肥厚性硬脊膜炎指的是脊髓的硬脊膜发生增厚、慢性炎症，好发于颈髓和上胸髓的背侧硬膜，常见由后颅窝的硬脑膜炎蔓延所致，表现颈背部持续性疼痛，严重者可有四肢瘫痪、小便障碍等。Charcot 和 Joffroy 把硬脊膜炎临床表现分为三个阶段：第一阶段症状局限，出现神经根痛；第二阶段出现神经根受压体征；第三阶段出现脊髓受压的表现。如果同时有硬脑膜及硬脊膜肥厚性慢性炎症，称为肥厚性硬膜炎。

● 肥厚性硬脑膜炎的脑脊液改变有哪些？

答：特发性一般压力正常，细胞数正常或轻度升高，淋巴细胞为主, 蛋白正常或轻度升高, 糖、氯化物正常; 继发性因为病因不同, 可出现不同的表现。

肥厚性硬脑膜炎的影像学表现有哪些?

答: 影像学尤其是 MRI 增强是肥厚性硬脑膜炎诊断的重要手段。

(1) 颅底区、小脑幕及大脑镰多部位硬脑膜受累, 呈条带状或斑块状增厚。

(2) 肥厚的硬脑膜 T1WI 呈等、略低信号, T2WI 呈明显低信号, 部分病例蛛网膜侧的硬脑膜尚可见高信号。

(3) 增强后明显强化, 一般以硬脑膜的蛛网膜侧强化最明显 (图 12-5)。

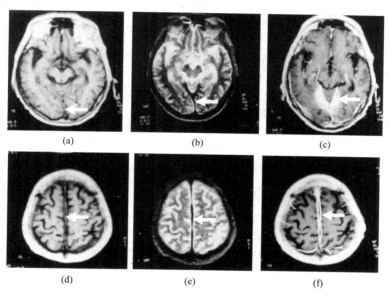

(a)　　　　　　　(b)　　　　　　　(c)

(d)　　　　　　　(e)　　　　　　　(f)

图 12-5　头颅 MRI

(a)、(d) 为 T1WI, 见硬脑膜增厚, 呈等或稍低信号; (b)、(e) 为 T2WI, 硬脑膜呈低信号; (c)、(f) 为增强, 见小脑幕、大脑镰硬脑膜强化

(4) 邻近组织炎症 (鼻窦炎或乳突炎) 的存在对探讨本病的致病因素可能有帮助。

(5) 激素治疗后, 病变硬脑膜变薄, 范围缩小, 强化减轻。

● 肥厚性硬脑膜炎的病理表现是什么？

答：脑膜活检是肥厚性硬脑膜炎确诊的重要手段。病理表现为硬脑膜明显增厚，纤维组织增生明显，伴慢性炎症细胞浸润，包括淋巴细胞、浆细胞、巨噬细胞、上皮样细胞等，部分表现为慢性非特异性肉芽肿，一般软脑膜及蛛网膜不受累或仅有轻微改变。继发性肥厚性硬脑膜炎部分可发现结核分枝杆菌、真菌、肿瘤细胞等，有助于诊断及治疗。

● 肥厚性硬脑膜炎应注意与哪些疾病进行鉴别诊断？

答：（1）软脑膜炎　多数呈急性或亚急性病程，有发热，MR增强见软脑膜沿脑回、脑沟强化，而硬脑膜炎强化局限于硬脑膜。

（2）硬脑膜肿瘤　多数头痛进行性加重，MR增强见硬脑膜局限性增厚，呈新月形，增厚硬脑膜呈 T1WI 等信号、T2WI 等或高信号影。

（3）结节病　也可出现头痛、脑神经麻痹，而脑神经麻痹以面神经多见，脑膜强化沿颅底、蛛网膜下腔播散，肺部可见结节灶，血管紧张素转化酶可阳性。

（4）低颅压综合征　也可出现头痛、硬脑膜强化，但头痛呈明显体位相关性，腰穿颅内压减低，可供鉴别。

本病例有慢性持续头痛、有吞咽困难等脑神经受累表现，有轻度小脑性共济失调，头颅 MR 硬脑膜增厚强化明显，未找到其他感染的证据，故诊断为特发性肥厚性硬脑膜炎。

● 肥厚性硬脑膜炎的治疗包括哪些方面？

答：特发性的发病机制主要考虑自身免疫反应，故免疫抑制药治疗是首选。初始治疗可应用皮质类固醇冲击治疗，如甲泼尼龙 500～1000mg/d，3～5 天后逐渐减量改为泼尼松 40～60mg/d 口服，长期维持可减少复发。如对皮质类固醇无效或依赖者，可应用其他免疫抑制药如环磷酰胺、甲氨蝶呤、硫唑嘌呤等。继发性主要根据不同感染进行病因治疗，如应用抗结核药物、抗生素，结合皮质类固醇治疗。手术治疗指对脑实质或脑神经受压严重者，行颅骨切开减压，切除增厚的硬脑膜，手术治疗应配合抗菌治疗及皮质类固醇治疗。

主任医师总结 ·······

（1）肥厚性硬脑膜炎常见慢性频繁头痛、脑神经麻痹、小脑性共济失调等，临床上如慢性频繁头痛伴脑神经麻痹者，应注意该病的可能。

（2）MRI 增强是诊断的重要手段。怀疑肥厚性硬脑膜炎者，均应行头颅 MRI 增强扫描。硬脑膜活检是确诊的手段，而且有助于对继发性硬脑膜炎的病因判断，可选择进行，但该操作存在一定的创伤，应用受限。Kupersmith 等推荐如治疗过程中临床症状及影像学表现仍持续恶化可进行硬脑膜活检协助诊治。

（3）诊断肥厚性硬脑膜炎后应积极寻找继发因素，如感染，针对病因治疗，才能获得较好的临床疗效。结核感染是常见的继发因素，由于结核感染的不典型性，很多患者细菌学检查甚至活检无法找到结核感染的依据，如临床上予大剂量激素治疗后无效者，可试验性抗结核治疗。

参 考 文 献

［1］ Kupersmith MJ，Martin V，Heller G，*et al*. Idiopathic hypertrophic pachymeningitis. *Neurology*，2004，62（5）：686-694.

［2］ Riku S，Kato S. Idiopathic hypertrophic pachymeningitis. *Neuropathology*，2003，23（4）：335-344.

［3］ 黄光，刘兴洲. 特发性肥厚性硬脑膜炎. 中华内科杂志，2006，45（1）：67-68.

［4］ Ranasinghe MG，Zalatimo O，Rizk E，*et al*. Idiopathic hypertrophic spinal pachymeningitis. *J Neurosurg Spine*，2011，15（2）：195-201.

［5］ 曹代荣，慕容慎行，倪希和，等. 肥厚性硬脑膜炎 12 例临床表现和影像特征. 中华神经科杂志，2005，38（3）：171-174.

［6］ 解龙昌，黄如训. 肥厚性硬脑膜炎. 中国神经精神疾病杂志，2003，29（2）：155-157.

（许国荣）

70 岁女性，发作性头晕、视物旋转 12 天——良性发作性位置性眩晕(BPPV)

❀ ［实习医师汇报病历］

女性，70 岁，以"反复发作性头晕、视物旋转 12 天"为主诉入院。入院前 12 天夜间卧床睡眠时突然出现头晕、视物旋转，有坠入深渊的感觉，伴恶心、呕吐，无肢体活动障碍、吞咽困难，无人事不省、肢体抽搐，持续数秒钟后缓解。此后症状反复，多于体位变动时出现，持续时间数秒钟，不敢活动，长期卧床。既往史：有高血压病史 2 年，规则服用"苯磺酸氨氯地平（安内真）"治疗，血压控制良好。

体格检查：BP（卧位 110/70mmHg，立位 105/60mmHg），神志清楚，心肺腹未见异常。神经系统查体：脑神经正常；四肢肌力、肌张力及共济运动正常；深浅感觉正常；腱反射对称，双侧病理征未引出；脑膜刺激征阴性。

辅助检查：血常规、凝血全套、CRP 正常。临床化学检验正常。TCD 示正常。心脏彩超正常。颈动脉彩超：双颈动脉硬化。纯音测听：未见异常。头颅 MR 示双基底节区多发腔隙灶，脑萎缩。头颅 CTA：脑动脉硬化，未见血管狭窄及畸形。

入院诊断：眩晕原因待查：短暂性脑缺血发作？良性发作性位置性眩晕？

❓ 主任医师常问实习医师的问题

● 如何鉴别眩晕、头晕、头昏？

答：（1）眩晕　内耳迷路半规管壶腹嵴神经末梢、神经传入径路或大脑皮质投影区遭受病变或人为刺激（如转体、乘车、乘船或乘机等）导致人体自身的空间定向和平衡功能障碍所引发的一种运动性幻觉。

（2）头晕　间歇性或持续性头重脚轻和摇晃不稳感，多于用眼或行、立、坐、卧中出现。

（3）头昏　持续性头脑昏昏沉沉不清晰感，多伴有头重、头闷和其他神经症和（或）慢性躯体性疾病的症状，劳累和紧张时加重，休息和心情轻松时减轻。

● 如何区别真性眩晕和假性眩晕？

答：（1）真性眩晕　运动幻觉（旋转感、晃动感、漂浮感）、平衡障碍、迷走神经刺激症状（恶心、呕吐、心率快）。

（2）假性眩晕　无运动幻觉、头麻、头闷、头胀、健忘、乏力、空虚、不稳、眼花、脚轻浮，常伴有全身慢性疾病或精神因素。

通常我们把眩晕定为真性眩晕，头晕、头昏定为假性眩晕。本患者发作时有视物旋转、恶心、呕吐，可定为真性眩晕。

● 什么是平衡三联？

答：视觉、本体感觉、前庭系统是人体维持平衡的三大系统，称为平衡三联，其中以前庭系统起主要作用。

◈ [住院医师或主治医师补充病历]

该患者于当地医院拟"腔隙性脑梗死"，予营养神经、改善循环等治疗，并嘱多卧床休息，患者长期卧床，不敢活动，稍动即眩晕。入院后予行 Dix-Hallpike 试验示右侧阳性，左侧阴性，Supine-Roll 试验左右均正常，诊断：良性发作性位置性眩晕（Benign paroxysmal positional vertigo，BPPV），右后半规管，予 Epley 手法❶复位 2 次，鼓励其行前庭功能康复训练，3 天后眩晕好转，能下地行走。

？ 主任医师常问住院医师和主治医师的问题

● 该患者为什么考虑 BPPV？ 鉴别诊断应注意哪些疾病？

答：（1）该患者为老年女性，发作性真性眩晕，发作与体位变动关系密切，神经系统查体无阳性体征，Dix-Hallpike 试验阳性，予手法复位和前庭功能训练后症状好转，影像学检查无后循环梗死、后颅窝肿瘤的表现，故诊断为 BPPV。

（2）鉴别诊断 ①短暂性脑缺血发作（TIA）：患者为老年人，有高血压病，急性起病，应注意后循环 TIA，但患者发作时无吞咽困难、四肢瘫、黑矇、共济失调等后循环病变的症状及体征，而单纯以眩晕发作为症状的后循环 TIA 极少见，故可能性小，结合患者行头颅 MR 未见新发梗死灶，头颅 CTA 未见后循环血管异常，经改善循环等治疗效果差，可排除 TIA。②梅尼埃病：也可出现反复眩晕，但多数有耳蜗症状（如耳鸣、耳胀、听力下降），眩晕持续时间长可

---

❶ Epley 手法是 1992 年 Epley 根据半规管耳石症的假说，提出半规管耳石复位操作（canalith repositioning procedure，CRP）治疗 BPPV，现今广泛应用。

达半小时至数小时，与体位变动关系不大，根据上述特点，本患者可排除梅尼埃病。③偏头痛性眩晕：多数眩晕发作时间长，有符合国际头痛分类标准的偏头痛，至少两次眩晕发作中有一次伴有偏头痛症状：搏动样头痛、畏光、畏声、视觉先兆等，与本患者不似，可排除。

眩晕症状的诊断思路是什么？

答：（1）根据是否有视物旋转和迷走神经刺激症状分为真性眩晕和假性眩晕。

（2）真性眩晕根据有无神经系统定位症状和体征，分为前庭周围性眩晕和前庭中枢性眩晕。

（3）前庭中枢性眩晕常见于后循环 TIA 和梗死、出血。

（4）前庭周围性眩晕根据有无耳蜗症状（如耳鸣、听力障碍）分为有耳蜗症状和无耳蜗症状。有耳蜗症状常见于梅尼埃病、迷路炎；无耳蜗症状常见于 BPPV、前庭神经炎。

（5）假性眩晕可分为头昏和头晕。头昏常见于精神疾病、全身疾病；头晕常见于视觉性、深感觉性、小脑性疾病。

BPPV 的病因是什么？

答：BPPV 可分为原发性和继发性两种类型。原发性的病因目前主要认为与耳石有关。多数认为内耳的椭圆囊和球囊囊斑表面存在有碳酸钙结晶形成的耳石颗粒。在某些原因的作用下，囊斑表面的耳石颗粒脱落进入半规管，随着头位的变动，耳石颗粒撞击半规管产生眩晕。继发性的病因常见有头部外伤、突发性聋、前庭神经炎、梅尼埃病等。

BPPV 的临床表现有哪些？

答：BPPV 占眩晕门诊的一半，是周围性眩晕最常见的病因，好发于中老年人，50～80 岁，表现为头位变动或某一运动诱发的发作性眩晕，有短暂的眼震，持续时间 5s 至 1min，水平半规管耳石眩晕持续时间较长，发作时可伴有恶心、呕吐、濒死感，发作后可有头昏、不稳感、焦虑等。BPPV 常见为后半规管耳石，其次为水平半规管耳石，前半规管耳石极少见。

● **如何诊断 BPPV？**

答：主要靠病史和位置试验。位置试验常用有 Dix-Hallpike 试验和仰卧转头试验（也称 Supine-Roll 试验）。

（1）右侧 Dix-Hallpike 试验是患者坐于检查床上，头向前，检查者将患者头向右侧转 45°［图 12-6（a）］，迅速由坐位转为平卧位，头后仰 20°［图 12-6(b)］，经 1～5s 潜伏期后出现眩晕和向地旋转性眼震，可判断为右侧后半规管耳石。左侧 Dix-Hallpike 试验则是将患者头向左侧转 45°，余步骤同右侧 Dix-Hallpike 试验；如果出现背地眼震，则为对侧前半规管耳石（图 12-6）。

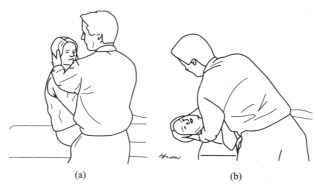

(a)   (b)

图 12-6   右侧 Dix-Hallpike 试验

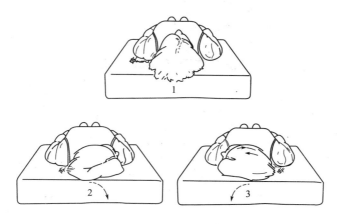

图 12-7   Supine-Roll 试验

（2）Supine-Roll 试验　患者坐于检查床上，头向前，检查者将患者迅速由坐位转为平卧位（图 12-7），头向左或右转 90°，如出现眩晕和水平旋转性眼震，则判断为左或右侧水平半规管耳石。位置性试验多次检查可出现眩晕症状减轻的疲劳现象（图 12-7）。

Dix-Hallpike 试验受体位变动的速度、每日发作次数、后仰枕部的角度等因素的影响。Dix-Hallpike 试验存在假阳性和假阴性，故 Dix-Hallpike 试验阴性不能排除 PC-BPPV，需要再次重复证实。

🔵 如何治疗 BPPV？

答：BPPV 治疗主要是手法复位和前庭功能恢复训练。

（1）后半规管耳石现在多采用 CRP（canalith repositioning procedure）：①患者坐于床上，头向患侧转 45°；②治疗者手持患者头部，

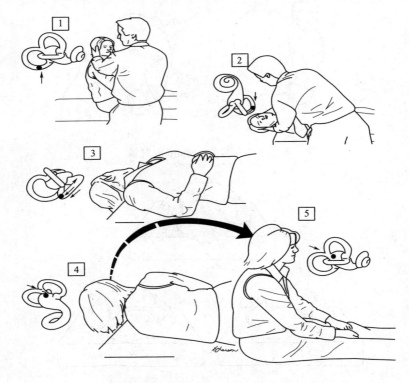

图 12-8　右侧后半规管耳石的 CRP 手法复位

迅速将患者由坐位变成平卧位，头向下垂 20°（同 Dix-Hallpike 诱发试验）；③将患者头部向健侧转 90°；④将患者头部连同身体继续向健侧转 90°，此时身体由平卧改为侧卧，头部与地面呈 45°；⑤缓慢坐起，头略前倾（图 12-8）。

（2）水平半规管耳石多采用 Lempert roll maneuver 方法：①患者由坐位变成平卧位，头身向患侧转 90°；②然后头转回正位；③头向健侧转 90°；④头身继续向健侧转 90°，躯体由平卧变成俯卧；⑤头身继续向健侧转 90°；⑥头身继续向健侧转 90°；⑦坐起，头转向正前方（图 12-9）。

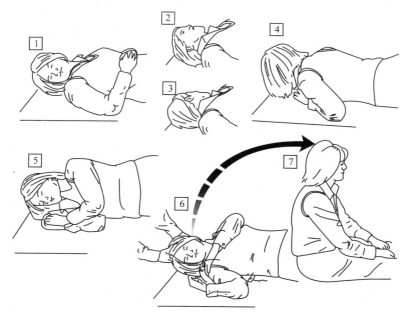

图 12-9　右侧水平半规管耳石的 Lempert roll maneuver 复位

注意每个体位维持时间：眼震和头晕消失后 20～30s，体位变动时动作要迅速。为避免颈椎损伤等并发症，庄建华等报道每个体位维持时间 1min，体位变动可稍慢。手法复位后应鼓励患者行前庭功能训练。

● **BPPV 需要药物治疗吗？**

答：药物治疗如苯二氮䓬类药物、抗组胺药易导致前庭功能恢复的延迟，故不推荐常规使用。其他一些改善内耳循环的药物，如倍他司汀（敏使朗）等可使用。

● BPPV 需要手术治疗吗？

答：BPPV 一般呈良性过程，大部分通过手法复位和前庭功能训练等可得到缓解，故不推荐手术治疗。对严重的 BPPV，经多次手法复位无效，可考虑行半规管封堵术。

主任医师总结 ......

（1）BPPV 是眩晕门诊最常见的疾病，常见于中老人，通过病史及位置试验即可确诊，无须太多检查，治疗一般经手法复位即可恢复，简单有效。本病因在中老年人常见，容易被误诊为椎-基底动脉供血不足、颈椎病、脑梗死等，但根据头位、体位相关性眩晕，时间短暂，位置诱发试验阳性可鉴别，因此我们诊断时应注意该类疾病。值得注意的是小脑和脑干病变有的也可出现位置试验阳性，但一般无潜伏期，无疲劳现象，可供鉴别，必要时可查头颅 MR 协助排除。另外 BPPV 常与偏头痛、梅尼埃病等合并存在，故诊断时应注意共病状态。

（2）伴有颈椎病、心脏病、脊柱畸形等的 BPPV 患者行手法复位时存在较大风险，应谨慎，尽量避免手法复位。针对上述患者可嘱限制体位、前庭功能训练等帮助恢复。复位时患者经常眩晕发作，复位前应告知患者，避免其紧张，并适当予异丙嗪或苯巴比妥肌注镇静，甲氧氯普胺、格拉司琼等中枢性止吐药肌注止吐。

（3）眩晕治疗时可辅助予以改善内耳循环药物如倍他司汀等，但不需要静脉给药。前庭抑制药如盐酸地芬尼多（眩晕停）、地西泮等在眩晕发作时很多医师经常应用，但该类药物长期应用容易导致前庭功能恢复延迟，故建议前庭抑制药尽量少用或短期（3 天左右）应用。鼓励患者早期行前庭康复训练，如习服、适应、代偿训练等。

参 考 文 献

[1] 中华医学会神经病学分会，中华神经科杂志编辑委员会. 眩晕诊治专家共识. 中华神经科杂志，2010，43（5）：369-374.

[2] Fife TD, Iverson DJ, Lempert T, *et al*. Practice parameter: therapies for benign paroxysmal positional vertigo (an evidence-based review): report of the Quality Standards Subcommittee of the American Academy of Neurology. *Neurology*,

2008，70（22）：2067-2074.

[3] Bhattacharyya N，Baugh RF，Orvidas L，*et al*. Clinical practice guideline：benign paroxysmal positional vertigo. *Otolaryngol Head Neck Surg*，2008，139（5 Suppl 4）：S47-81.

[4] 庄建华，李焰生，赵忠新，等. 颗粒复位手法治疗 36 例后半规管良性发作性位置性眩晕. 中国神经精神疾病杂志，2005，31（1）：17-19.

（许国荣）

41 岁男性，右侧肢体无力伴言语
含糊 7 天——神经贝赫切特综合征

❀ ［实习医师汇报病历］

男性，41 岁，以"右侧肢体无力伴言语含糊 7 天"为主诉入院。入院前 7 天出现右侧肢体无力，病情逐渐加重，1 天后到达高峰，表现为无法行走，右上肢无法上抬，伴发热、言语含糊、口腔及外阴部溃疡，就诊当地医院，查头颅及肺部 CT 示："左侧基底节区腔隙性脑梗死，左肺下叶炎症性改变"，诊断：①脑梗死，②贝赫切特综合征。予抗血小板药物、激素等治疗后病情好转，转我院。既往史：有反复口腔溃疡的病史 1 年，未应用激素治疗。无烟酒嗜好。

体格检查：BP 120/80mmHg，神志清楚，口腔内黏膜见 4 处溃疡，约 5mm×5mm，多发白色斑点，外阴见 2 处溃疡，约 6mm×6mm，无脓性分泌物，咽部充血，心肺腹未见明显异常。神经系统检查：右侧鼻唇沟浅，右侧软腭上抬受限，咽反射弱，伸舌右偏；右侧肢体肌张力高，右上肢近端肌力 2 级，远端 1 级，右下肢肌力 3 级，左侧肢体肌张力、肌力正常，左侧小脑征正常；深浅感觉正常；双侧腱反射对称活跃，右侧 Hoffmann 征阳性，右侧巴宾斯基征阳性；颈无抵抗，凯尔尼格征阴性；NIHSS 评分 6 分，GCS 评分 15 分，吞咽功能评估提示吞咽功能正常。

辅助检查：血常规、临床生化检验大致正常。血 IgG 11.7g/L，IgM 2.57g/L，IgA 4.35g/L↑，IgE 256IU/ml↑，C3 0.81g/L，C4 0.13g/L，CIC（－）。hsCRP 5.93mg/L。HCY 8.2μmol/L。ENA、ANA、ANCA、ds-DNA 正常。腰椎穿刺测颅内压力正常，

白细胞 $8 \times 10^6/L$，小淋巴细胞 80%，单核细胞 20%，氯化物 $119mmol/L$，糖 $5.04mmol/L$，蛋白 $0.3g/L$。TCD正常。心电图示正常。颈动脉彩超：正常。心脏彩超：正常。肺部CT正常。头颅 MRI（图 12-10）：左侧基底节区、丘脑及大脑脚亚急性脑梗死。

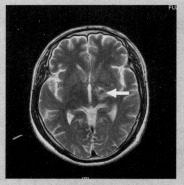 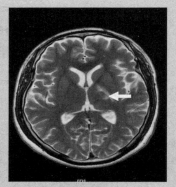

(a) 左大脑脚T2WI高信号影　　　(b) 左基底节区T2WI高信号影

图 12-10　头颅 MRI

入院诊断：①脑梗死；②神经贝赫切特综合征？
入院后抗血小板、改善循环、营养神经等治疗。

❓ 主任医师常问实习医师的问题

🔵 脑梗死的常见危险因素和少见危险因素是什么？

答：（1）脑梗死常见危险因素　高血压病、心脏病变（心脏瓣膜病、心房颤动、冠心病、心力衰竭、心脏扩大）、糖尿病、高脂血症、吸烟、血液系统病变、TIA、饮酒、家族史、肥胖。

（2）脑梗死少见危险因素　高同型半胱氨酸血症、动脉夹层、卵圆孔未闭（PFO）、动脉炎、口服避孕药、遗传代谢病（CADASIL、Fabry病等）、伴先兆的偏头痛、心理因素、载脂蛋白 B/载脂蛋白 A 的比值、肿瘤、药物滥用（毒品多见）等。

【住院医师或主治医师补充病历】

入院后针刺试验阳性，诊断神经贝赫切特综合征明确，予激素治疗，患者病情明显好转，口腔及阴部溃疡痊愈，右侧肢体肌力 4 级出院。

 主任医师常问住院医师和主治医师的问题

● 如何诊断该患者？

答：该患者有右侧中枢性偏瘫，结合头颅 MR，定位于左侧基底节、丘脑、大脑脚。定性：患者急性起病，出现右侧偏瘫，考虑血管病、炎症、外伤的可能。但患者无外伤史，病灶位于基底节区，无出血，不符合外伤表现，可排除；患者无头痛、发热，无精神异常、癫痫发作，起病较急，病灶局限于左侧基底节、丘脑等部位，不符合炎症表现，可排除；综上所述，考虑急性脑血管病的诊断。患者为青年人，无高血压病、糖尿病、高脂血症等常见血管病的危险因素，应注意少见疾病，如动脉炎、高同型半胱氨酸血症、动脉夹层、遗传性疾病等。因为患者有复发性口腔溃疡病史，查体有口腔及外阴溃疡，使我们想到贝赫切特综合征引起的脑梗死可能，结合针刺试验阳性，激素治疗敏感，神经贝赫切特综合征诊断明确。

● 神经贝赫切特综合征的临床表现有哪些？

答：贝赫切特综合征是一种自身免疫性疾病，可累及口腔、眼、外阴、胃肠道、神经系统等。神经贝赫切特综合征是贝赫切特综合征在神经系统的表现，多数发生在贝赫切特综合征发病后，少数可作为贝赫切特综合征的首发症状，男性多见，损害部位广泛，可分为中枢神经系统型和周围神经系统型。中枢型多见，中枢型又可分为实质型和非实质型，其中实质型多见，常见累及脑干、基底节、小脑、大脑半球、脊髓等。实质型以脑干受累多见，常见脑神经症状、瘫痪、共济失调等；也可出现脑膜脑炎型，表现为发热、头痛、精神异常；少见的有癫痫、卒中、视神经病变、精神症状、认知功能障碍、急性脑膜炎、类肿瘤样发作等。非实质型以颅内高压为主要表现，常见静脉窦血栓形成，少见有颅内外动脉瘤。周围神经系统型可见多个单神经炎或者多发神经根神经炎，肌病和肌炎。

● 神经贝赫切特综合征的诊断标准是什么？

答：贝赫切特综合征的诊断标准：复发性口腔溃疡、小溃疡或疱疹，1 年中至少复发 3 次，合并以下 2 项即可确诊：①复发性生殖器溃疡；②眼损害，前后色素膜炎裂隙灯下玻璃体有出血，视网膜血管炎；③皮肤损害，结节性红斑、假性毛囊炎或丘疹、脓疱性损害或青春期后的痤疮样结节，而患者未用过糖皮质激素；④皮肤针刺反应，在针刺后 24～48h 阳性，且不能用其他临床情况解释。

如患者有神经系统症状，又符合上述标准，结合长期反复发作的慢性病程，可确诊神经贝赫切特综合征。单以神经系统症状为首发者较难确诊，需随访观察。

● 神经贝赫切特综合征有哪些影像学表现？

答：神经贝赫切特综合征好发于中脑-间脑交界处，其次为脑桥-延髓区，急性期在头颅 MR 表现为 T2 高信号，T1 等或低信号，恢复期病灶可消失，可出现小脑、脑干萎缩、黑洞等。影像学上有以下特点。①锥体束征：病灶常见于中脑、脑桥的皮质脊髓束。②可逆性：随着病情的缓解，病灶可消失，病情再发或加重，病灶可再次出现或扩大。③不对称性脑干萎缩。

● 神经贝赫切特综合征应注意与哪些疾病进行鉴别诊断？

答：因神经贝赫切特综合征可累及中枢神经系统的多个部位，症状可反复发作，首先应与多发性硬化鉴别。多发性硬化好发于年轻女性，而神经贝赫切特综合征好发于青年男性，多发性硬化脑干病灶一般位于第四脑室底部、桥臂，病灶呈圆形或椭圆形，而神经贝赫切特综合征脑干病灶好发于中脑、桥脑，位于锥体束走行位置，多发性硬化无复发性口腔溃疡、生殖器溃疡、皮疹等，可根据上述特点与神经贝赫切特综合征鉴别。

其次应与系统性红斑狼疮（SLE）鉴别。SLE 神经系统症状以精神异常、癫痫发作多见，有面部红斑、肾损害、ds-DNA 阳性等 SLE 的表现，影像学上分布以皮质多见，可供鉴别。

脑膜脑炎型应注意与病毒、细菌、真菌、螺旋体等感染引起的脑膜脑炎鉴别。其他应注意与结节病、大动脉炎、脑肿瘤等鉴别。

● 如何治疗神经贝赫切特综合征？

答：神经贝赫切特综合征的治疗强调早期、个体化、联合治疗。急性期治疗首选糖皮质激素，可应用甲泼尼龙 1g/d 冲击治疗 3～5 天后逐渐减量，激素无法预防复发，应联合应用免疫抑制药。Borhani Haghighi 建议根据以下因素将神经贝赫切特综合征分为低危组和高危组。危险因素有：早期发病、脑干及中枢神经系统其他部位病变、频繁发作、激素依赖、进行性发展、首次脑脊液检查见白细胞及蛋白升高、脑干萎缩。无上述因素的为低危组，有上述因素的为高危组。将治疗分为一线、二线、试验性。一线治疗包括皮质类激素、硫唑嘌呤、甲氨蝶呤、环磷酰胺；二线治疗包括抗肿瘤坏死因子药物、干扰素、苯丁酸氮芥、霉酚酸酯。试验性治疗包括单克隆抗体、靶向治疗、免疫耐受治疗、干细胞移植等。低危组建议先应用皮质类激素加硫唑嘌呤或甲氨蝶呤，无效改用皮质类激素加静脉注射环磷酰胺，再无效改用抗肿瘤坏死因子药物。高危组直接应用皮质类激素加静注环磷酰胺，以后步骤同低危组。如果有静脉窦血栓形成，应进行短期抗凝治疗加激素治疗。

主任医师总结

（1）神经贝赫切特综合征的病死率高，因此我们应早期诊断、早期治疗以提高生存率，改善预后。如果青年人无明显血管病危险因素，出现反复发作的脑梗死，部位位于脑干，或者青年人出现慢性反复发作的无菌性脑膜炎、脑干脑炎，应注意神经贝赫切特综合征的可能，结合复发性口腔溃疡、外阴溃疡等可明确诊断。

（2）神经贝赫切特综合征的病理主要为小血管炎、静脉性栓塞，临床表现主要为脑干综合征、脑膜炎、颅高压型、周围神经型等。治疗主要是糖皮质激素结合免疫抑制药。

参 考 文 献

[1] 王勋，张黎明．神经白塞氏病．国际神经病学神经外科杂志，2008，35（3）：249-252.

[2] Al-Araji A, Kidd DP. Neuro-Behcet's disease：epidemiology, clinical characteristics, and management. *Lancet Neurol*，2009，8（2）：192-204.

[3] 朱纪婷，李智文，林艾羽，等．神经白塞病 4 例并文献复习．疑难病杂志，2010，9（11）：842-844.

[4] 范振毅，孟梅红，吴江，等. 神经白塞病临床特点及 MR 分析. 第十一届全国神经病学学术会议论文.

[5] Horger M，Maksimovic O，Kötter I，等. 神经白塞氏病的影像学诊断（神经白塞病的磁共振表现）. 放射学实践，2009，24（3）：345-347.

[6] Borhani Haghighi A，Sarhadi S，Farahangiz S. MRI findings of neuro-Behcet's disease. *Clin Rheumatol*，2011，30（6）：765-770.

[7] Borhani Haghighi A，Safari A. Proposing an algorithm for treatment of different manifestations of neuro-Behcet's disease. *Clin Rheumatol*，2010，29（6）：683-686.

（许国荣）

56 岁男性，进行性行走不稳、头晕 2 周——副肿瘤综合征

❋ [实习医师汇报病历]

病例 1　患者，男，56 岁，以"进行性行走不稳、头晕 2 周"为主诉入院。入院前 2 周出现行走不稳，易跌倒，伴头晕，言语含糊不清，无发热、精神异常。既往史：无特殊。个人史：长期吸烟数十年，每日 2 包。

体格检查：神志清楚，浅表淋巴结未扪及肿大，心肺腹未见异常。神经系统查体：脑神经正常；醉酒步态，四肢肌张力稍减低，肌力正常，双侧指鼻试验欠准，双侧跟膝胫试验欠稳，走直线困难，Romberg 征阴性；余神经系统查体正常。

辅助检查：血常规、血沉、血 CRP、RPR、HIV、CEA、AFP 正常，临床生化检验、糖化血红蛋白、血维生素测定正常。心电图正常，胸片正常，头颅 MR 平扫正常。腰穿测颅内压力 110mmH$_2$O，脑脊液白细胞 6×10^6/L，生化正常，涂片未检出细菌、隐球菌、抗酸杆菌。

入院诊断：共济失调原因待查：小脑炎？

治疗：予激素、营养神经等药物治疗 2 周后症状改善出院。出院后 1 个月行走不稳逐渐加重，不能行走，站立困难，伴消瘦、咳嗽，再次就诊我院，查双肺 CT 平扫：肺癌，头颅 MR 平扫＋增强：未见异常。

修正诊断：副肿瘤综合征（亚急性小脑变性）。

病例 2 患者，男性，62 岁，以"渐进性反应迟钝、记忆力下降 2 个月"为主诉入院。入院前 2 个月出现反应迟钝，言语少，记忆力下降，伴看到老虎、墙上有人等幻觉，无发热、头痛，症状渐加重，出现不能言语，不能自行进食，就诊当地医院查"胸片示左肺炎症，头颅 MR 平扫示脑萎缩，脑白质变性"，拟"脑梗死"，予营养神经、改善循环等治疗后无改善，转诊我院。既往史：有高血压病 2 年。个人史：长期吸烟，每日 1 包。

体格检查：消瘦外观，双下肺呼吸音低，可闻及少许湿啰音，心腹正常。神经系统查体：计算力、记忆力下降，鼻唇沟均等，伸舌欠合作。四肢肌张力稍高，肌力检查欠合作。腱反射对称活跃，双侧病理征阳性。颈软，双凯尔尼格征阴性。余神经系统检查欠合作。

辅助检查：血常规示血红蛋白 88g/L，余正常；血 CEA 26μg/ml，AFP、PSA、CA19-9、CA125 正常；血 RPR、HIV、FT_3、FT_4、sTSH、TG、TM 正常。腰穿测颅内压力为 180mmH$_2$O，脑脊液白细胞 8×10^6/L，小淋巴细胞 80%，蛋白 0.7g/L，糖 2.2mmol/L，氯化物 119mmol/L，涂片未见隐球菌、细菌，病理检查未见肿瘤细胞。双肺 CT 平扫＋增强提示左肺癌伴双肺炎症。头颅 MR 平扫＋增强：脑萎缩，脑白质变性。全腹彩超：未见异常。骨 ECT：见多处异常浓聚影。

入院诊断：①副肿瘤综合征（边缘叶脑炎）；②左肺癌。

❓ 主任医师常问实习医师的问题

● 共济失调如何进行分类？

答：共济失调可分为四大类。

（1）大脑性共济失调 主要为额顶颞枕桥小脑束受损引起的，特点：症状轻，位于病变对侧，伴脑叶受损表现：如额叶可出现对侧肌张力高、肌力减退、病理征阳性等锥体束损害表现，顶叶可出现感觉障碍、肌张力低。

（2）小脑性共济失调 表现为共济失调、构音障碍、眼球震颤、肌张力减低，小脑蚓部表现躯干性共济失调，站立不稳、行走不能，小脑半球表现肢体性共济失调，持物不稳，行走不稳。

（3）深感觉性共济失调　深感觉通路受损引起的，表现为行走不稳，夜间明显，闭目难立征阳性，睁眼可代偿，深感觉减退。

（4）前庭性共济失调　主要表现行走不稳，向病灶侧偏斜，伴眩晕、眼震，可有耳鸣、耳聋。

● 边缘叶包括哪些，其功能是什么？

答：边缘叶包括扣带回、海马旁回、胼胝体下回、海马下结构、嗅旁区等。边缘系统范围更广泛，还包括杏仁体、中隔核、视前区、下丘脑、缰、前丘脑和中脑被盖。边缘系统功能主要有：①情绪调节；②记忆；③嗅觉；④内脏功能、内脏活动、体温调节；⑤性行为调节；⑥调节睡眠和觉醒周期等。

❓ 主任医师常问住院医师和主治医师的问题

● 边缘叶脑炎常见的病因有哪些？ 边缘叶脑炎的影像学表现有哪些？

答：（1）边缘叶脑炎常见的病因　①副肿瘤综合征。②感染：主要是病毒感染，也可见于梅毒等。③细胞膜抗体相关性：电压门控钾离子通道抗体和 NMDA 抗体相关性脑炎。④结缔组织病和血管炎：如系统性红斑狼疮、贝赫切特综合征等也可出现累及边缘系统。

（2）边缘叶脑炎影像学表现位于边缘系统（常见颞叶内侧、岛叶）T1WI 低信号、T2WI 高信号影，Flair 上可见高信号影，增强可轻度强化或不强化，后期可出现颞叶内侧萎缩。Flair（图 12-11）是显示边缘叶脑炎病变部位的最佳系列。

● 什么是副肿瘤综合征？

答：副肿瘤综合征是肿瘤远隔作用而非肿瘤直接引起的神经功能障碍、内分泌异常、皮肤异常等。它包括内分泌综合征、神经系统综合征、皮肤综合征、血液系统综合征等。目前认为副肿瘤综合征的机制主要是肿瘤抗原和自身组织抗原存在交叉现象，促使自身分泌抗肿瘤抗体，引起自身免疫反应。

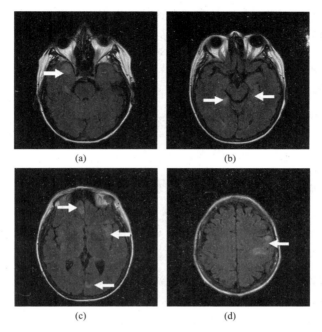

图 12-11 头颅 MRI

Flair 示边缘系统高信号：（a）为右前颞、颞叶内侧；（b）为双侧海马；
（c）为双侧岛叶皮质、右前额、左枕叶；（d）为左顶叶

● **典型的副肿瘤神经综合征的分类及临床表现有哪些？**

答：副肿瘤神经综合征可引起神经系统的任何部位损害，典型的可分为 8 种。

（1）亚急性小脑炎　亚急性起病，表现为刻板、单调，对称严重致残的小脑性共济失调，可伴小细胞肺癌、卵巢癌等，影像学检查可正常或者小脑萎缩，脑脊液可出现蛋白轻度升高。

（2）边缘叶脑炎　表现为焦虑、抑郁、幻觉、意识错乱、短暂记忆下降、痴呆等。

（3）亚急性坏死性脊髓病　亚急性起病，横贯性脊髓损害，常见胸髓，可影响多个节段。

（4）副肿瘤性脑脊髓炎　可同时累及边缘系统、小脑、脑干、脊髓等。

（5）斜视眼阵挛-肌阵挛综合征　可出现无固定的方向，杂乱无章的眼肌阵挛，肌阵挛，躯干性共济失调。

（6）亚急性感觉神经元病　亚急性起病的感觉障碍，可出现疼痛、麻木，感觉缺失可出现于四肢、躯干，甚至脑神经病变，包括听力下降。

（7）Lambert-Eaton综合征　又称类重症肌无力，表现为稍运动后肌无力好转，但长时运动后肌无力加重，重频试验高频可见递增现象。

（8）皮肌炎　可出现皮疹、肌无力、肌肉酸痛。

不典型的副肿瘤综合征包括哪些？

答：包括脑干脑炎、视神经炎、肿瘤相关性视网膜病、僵人综合征、运动神经元病、吉兰-巴雷综合征、急性运动感觉神经病、重症肌无力、急性坏死性肌病等。

常见的副肿瘤综合征、相关抗体与肿瘤的关系如何？

答：一些抗肿瘤-神经元抗体与副肿瘤综合征密切相关。这些抗体的检出提示副肿瘤综合征存在自身免疫反应机制（详见下表12-1）。

表 12-1　副肿瘤综合征相关的神经元抗体

副肿瘤综合征	相关抗体	原发肿瘤
亚急性小脑变性	Anti-Hu	小细胞肺癌
	Anti-ANNA-3	小细胞肺癌
	Anti-Yo	卵巢癌、乳腺癌
	Anti-Tr	霍奇金病
边缘叶脑炎	Anti-Hu	睾丸癌
	Anti-Ma	小细胞肺癌
	Anti-PCA-2	小细胞肺癌
	Anti-CV2/CRMP5	小细胞肺癌
	Anti-NMDA	卵巢畸胎瘤、霍奇金病
	Anti-AMPA	肺、乳腺、胸腺肿瘤
斜视眼阵挛-肌阵挛综合征	Anti-Ri	乳腺癌、小细胞肺癌
	Anti-Hu/atypical	神经细胞瘤、小细胞肺癌

续表

副肿瘤综合征	相关抗体	原发肿瘤
Lambert-Eaton 综合征	Anti-VGCC	小细胞肺癌
	Anti-SOX1	小细胞肺癌
感觉神经元病	Anti-Hu	小细胞肺癌
	Anti-CV2/CRMP5	小细胞肺癌

● **副肿瘤综合征的诊断标准是什么？**

答：副肿瘤综合征的诊断，目前采用 2004 年 Graus 等发表的诊断标准。

（1）确诊副肿瘤综合征　①典型的综合征以及神经系统症状出现 5 年内发现肿瘤；②不典型的综合征，经肿瘤非免疫治疗后症状缓解或有明显改善；③不典型的综合征，伴抗肿瘤-神经元抗体（特征性或非特征性），神经系统症状出现 5 年内发现肿瘤；④典型或不典型的综合征，伴特征性抗肿瘤-神经元抗体，无论有无原发肿瘤。

（2）疑似副肿瘤综合征　①典型的综合征，无抗肿瘤-神经元抗体，无原发肿瘤，但存在肿瘤的高危因素；②典型或不典型的肿瘤综合征，无肿瘤，但具有部分特征性的抗肿瘤-神经元抗体；③不典型的综合征，无抗肿瘤-神经元抗体，神经系统症状出现后 2 年内发现肿瘤。

主任医师总结

（1）副肿瘤神经综合征是一组肿瘤相关性综合征，它可累及的范围广泛，从中枢神经系统到外周神经系统均可累及，有人称为神经系统疾病的"万能复印机"。副肿瘤综合征的原发肿瘤可出现在神经系统症状之前、同时、之后，给诊断带来一定困难。临床上如遇到 50岁以上发病，进行性加重的神经综合征，不能用神经系统其他疾病来解释的，应注意副肿瘤综合征，应积极寻找潜在的原发肿瘤。常规检查如 B 超、CT、MRI 等不能发现肿瘤的，可通过 PET-CT 等协助诊断，如无异常发现，可间隔 3～6 个月复查，维持 2～3 年。

（2）神经元抗体对早期诊断副肿瘤综合征有较高的敏感性和特异性，同时对判断副肿瘤综合征的预后有一定的帮助，应积极开展。如抗 Yo 抗体阳性的亚急性小脑变性治疗效果差，相反如抗 Ma 抗体阳性的副肿瘤综合征对肿瘤治疗及免疫治疗反应均较好。

（3）副肿瘤综合征的治疗　①寻找原发肿瘤，原发肿瘤的治疗是关键；②副肿瘤综合征的免疫治疗：a. 静脉滴注免疫球蛋白：400mg/（kg·d），可应用 5 天；b. 血浆交换；c. 大剂量激素：甲泼尼龙 1g/d 或泼尼松 60～100mg/d；d. 其他免疫抑制药：环磷酰胺、硫唑嘌呤、利妥昔单抗。但免疫治疗疗效不肯定。

参 考 文 献

[1] 徐蔚海，赵重波 . 神经内科病例分析-入门与提高 . 北京：人民卫生出版社，2009：211-213，504-509.

[2] Rosenfeld MR，Dalmau J. Update on paraneoplastic and autoimmune disorders of the central nervous system. *Semin Neurol*，2010，30（3）：320-331.

[3] Blaes F，Tschernatsch M. Paraneoplastic neurological disorders. *Expert Rev Neurother*，2010，10（10）：1559-1568.

[4] Graus F，Delattre JY，Antoine JC，*et al*. Recommended diagnostic criteria for paraneoplastic neurological syndromes. *Neurol Neurosurg Psychiatry*，2004，75（8）：1135-1140.

[5] Pelosof LC，Gerber DE. Paraneoplastic syndromes：an approach to diagnosis and treatment. *Mayo Clin Proc*，2010，85（9）：838-854.

[6] Anderson NE，Barber PA. Limbic encephalitis-a review. *J Clin Neurosci*，2008，15（9）：961-971.

（许国荣）

23 岁男性，反复四肢抽搐 3 个月，言语困难 3 天——线粒体脑肌病伴高乳酸血症和卒中样发作(MELAS)

［实习医师汇报病历］

男性，23 岁，以"反复发作性四肢抽搐 3 个月，言语困难 3 天"为主诉入院。入院前 3 个月饮酒后出现发作性四肢抽搐、人事不省，持续 3min 后自行缓解，考虑饮酒所致，未诊治。入院前 10 天再发一次四肢抽搐，就诊我院，查头颅 CT 平扫［图 12-12(a)］："双基底节区钙化"，头颅 MRI 平扫［图 12-12(b)］、图

12-12(c)]："左颞叶病变：炎症可能"，神经外科考虑"脑膜瘤？"收入院，入院后予丙戊酸钠控制癫痫。入院后2天查头颅MR增强示"左颞叶病灶较前缩小，增强有轻度强化"，入院后第3天出现四肢抽搐发作，发作后能听懂他人言语，但言语表达困难，伴发作性头痛、恶心、低热，遂转入神经内科治疗，转入后考虑"病毒性脑炎？线粒体脑病？"，予激素、抗病毒等治疗，逐渐停用丙戊酸钠，改为奥卡西平控制癫痫。既往史无特殊。平素有耳鸣、发作性头痛。个人史：出生时情况、生长发育、智力均正常。家族中无类似病史。

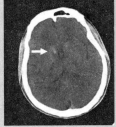
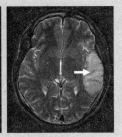

(a) 为头颅CT，示双基底节区钙化

(b) 为头颅MRI，示颞叶皮质T2WI片状高信号影

(c) 为头颅MRI，示颞叶皮质T2WI片状高信号影较前扩大

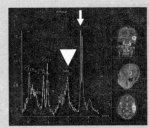
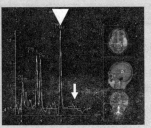
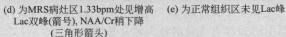

(d) 为MRS病灶区1.33bpm处见增高Lac双峰(箭号)，NAA/Cr稍下降(三角形箭头)

(e) 为正常组织区未见Lac峰

图 12-12 头颅影像学检查

体格检查：神志清楚，体型正常，心肺腹未见异常。神经系统查体：感觉性失语；脑神经大致正常；四肢肌力、肌张力及共济运动正常；深浅感觉正常；腱反射对称活跃，双侧病理征未引出；脑膜刺激征正常。

辅助检查：血常规、凝血全套、CRP 正常。临床化学检验正常。血静息乳酸（Lac）5.1mmol/L（正常值：0.7~2.1mmol/L）。血乳酸/丙酮酸最小运动量试验筛查：不同时间点的乳酸/丙酮酸比值分别为（正常值：<20）：45.9（静息），51.8（运动后即刻），50.9（运动后 5min），59.1（运动后 20min）。查 3 次血 PTH：1.82~1.98pmol/L（正常值：1.6~6.9pmol/L），多次查血钙磷正常，24h 尿钙磷正常。腰穿测颅内压为 110mmH$_2$O，脑脊液细胞学正常，总蛋白、葡萄糖、氯化物正常，乳酸 3.6mmol/L（正常值：0.7~2.1mmol/L）。头颅 MRS：左颞叶病灶较前扩大，病灶区单体素可见增高 Lac 双峰［图 12-12(d)、图 12-12(e)］。

诊断：①线粒体脑肌病：线粒体脑肌病伴高乳酸血症和卒中样发作（mitochondrial encephalomyopathy with lactic acidosis and stroke-like episode，MELAS）可能性大；②症状性癫痫。

治疗：予停用激素、抗病毒药物，改用辅酶 Q10（50mg tid）、维生素 B$_1$、维生素 B$_2$、维生素 C、维生素 E、丁苯酞、ATP 等治疗。治疗后 1 周左右感觉性失语好转，诉平素有耳鸣、发作性头痛。

 主任医师常问实习医师的问题

青少年癫痫发作常见于哪些疾病？

答：青少年癫痫发作常见于特发性癫痫、青少年肌阵挛性癫痫、外伤、药物、颅内感染、遗传性疾病。

颞叶病变可出现哪些症状？

答：（1）优势半球颞叶病变 同侧上象限盲；颞上回后部出现感觉性失语；颞中回后部出现命名性失语；视觉性失认。

（2）颞横回病变出现皮质聋。

（3）钩回病变，钩回癫痫发作伴梦境状态。

（4）海马病变出现记忆力下降、遗忘。

（5）出现幻听、幻嗅、幻视和幻味。

（6）眩晕、平衡障碍。

（7）情感和行为改变。

⊛ 【住院医师或主治医师补充病历】

> 进一步检查肌电图：可疑肌源性损害。眼底造影示血管未见狭窄，黄斑出血。血液和尿液 mtDNA 发现 A3243G 存在热点突变，根据上述资料结合临床表现，线粒体脑肌病（MELAS 型）已确诊。

主任医师常问住院医师和主治医师的问题

● 该患者为什么考虑线粒体疾病？ 如何进行鉴别诊断？

答：（1）该患者主要以癫痫为首发症状，头颅 MR 提示颞叶病变，最初容易产生误诊，误诊为脑肿瘤、脑炎等，但该患者有几点提示我们注意线粒体疾病。①卒中样癫痫发作 患者癫痫发作后出现失语，而且影像学上可见类似卒中样病灶，与一般的癫痫不一样。②头颅 CT 提示双基底节区钙化。③头颅 MR 上病灶位于皮质，无占位效应。随后结合我们对线粒体疾病的相关检查：发现脑脊液高乳酸，mtDNAA3243G热点突变，MRS 可见乳酸峰，患者有耳鸣、发作性头痛、肌肉可疑病变等多系统损害表现，线粒体脑肌病（MELAS 型）可确诊。

（2）鉴别诊断 ①病毒性脑炎：容易与以癫痫为首发症状的 MELAS 混淆，但病毒性脑炎多数有感染史，高热、精神异常、智能减退，头颅 MR 上病灶多位于颞叶、额叶，以皮质损害为主，可有出血，无基底节钙化，脑脊液无高乳酸，可与之鉴别。②颅脑肿瘤：多数进行性加重，病灶占位效应明显，无其他系统损害表现，可排除。③脑梗死：MELAS 卒中样发作时应与脑梗死鉴别，脑梗死多数病灶符合血管分布，皮质和白质同时受累，而 MELAS 病灶不符合血管分布，主要累及皮质，深部白质相对保留，可鉴别。

● MELAS 的诊断标准是什么？

答：2002 年 Lizuka 等提出 MELAS 的诊断标准：①至少一次卒中样发作的临床表现；②急性期 CT 或 MR 上有符合临床表现的责任病灶；③脑脊液高乳酸；④肌肉活检 MGT 见破碎红纤维（ragged-red fiber，RRF），SDH 染色见强血管反应。符合前 3 条为临床诊断，

4 条均符合可确诊。

线粒体脑肌病有哪些常见类型？

答：线粒体脑肌病有以下 4 种常见类型。①线粒体脑肌病伴高乳酸血症和卒中样发作（MELAS）。②线粒体脑肌病伴肌阵挛癫痫和破碎红纤维（MERRF）：表现为进行性加重的肌阵挛癫痫，运动不耐受，小脑性共济失调，肌肉活检见破碎红纤维。③慢性进行性眼外肌麻痹（CPEO）：表现为慢性进行性眼外肌麻痹伴上睑下垂。④Kearns-Sayre 综合征（KSS）：一般认为是 CPEO 的一个亚型，表现为视网膜色素变性，心脏传导阻滞和眼外肌麻痹。

线粒体病的肌肉活检表现有哪些？

答：肌肉活检是诊断线粒体疾病的重要依据。改良 Gomori Trichrome 染色（MGT）发现肌纤维中有破碎红纤维（或不整红边纤维）（彩图 6）、细胞色素 C 氧化酶（COX）染色发现肌纤维 COX 缺失（图 12-13）、琥珀酸脱氢酶（SDH）染色发现血管琥珀酸脱氢酶强阳性（strongly SDH-reactive vessel，SSV）（图 12-14）是线粒体疾病肌肉重要的病理改变。电镜检查见到线粒体嵴增多、排列紊乱呈同心圆状排列、肌丝间可见较多脂滴、成团或串珠状等即可确诊，此特征是线粒体疾病所独有的表现。

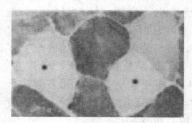

图 12-13　肌肉 COX 染色

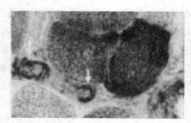

图 12-14　肌肉 SDH 染色，示强阳性血管（SSV）

但部分线粒体病如 Leber 病、Leigh 脑病等，肌肉活检可正常或者仅有肌纤维大小不等的表现。另外 RRF、COX 缺失非线粒体病所特有，还可见于强直性肌营养不良症、包涵体肌炎和 50 岁以上的健康老年人。

MELAS 有哪些临床表现？

答：MELAS 系母系遗传病，一般在 2～40 岁发病，主要症状多数为发作性头痛、呕吐，卒中样发作、癫痫，伴身材矮小、发际低，多次发作后可出现智能减退，其他系统损害如神经性耳聋、糖尿病、甲状腺功能减退症等。血及脑脊液乳酸升高，影像学上见与卒中表现相对应的病灶，肌肉病理学检查可见异常线粒体、破碎红纤维等。从新鲜肌肉标本中分离出线粒体，测定出其代谢过程中的各种酶的活性降低，或者测定载体肉毒碱的水平改变等，为诊断本病的重要依据。线粒体基因检测可发现热点突变。肌肉受累可出现易疲劳、运动不耐受，但多数为症状轻微，被脑病症状所掩盖。

MELAS 用药应注意哪些？

答：（1）控制癫痫　避免选择丙戊酸类、苯巴比妥，因丙戊酸类药物会加重线粒体的损伤，苯巴比妥则影响呼吸链的传导，可选用卡马西平、奥卡西平、拉莫三嗪等。

（2）有糖尿病者控制血糖时避免使用双胍类药物，因双胍类药物易加重乳酸性酸中毒。

（3）避免使用影响呼吸链传导药物，如巴比妥类、四环素、氯霉素等。

MELAS 的影像学特征有哪些？

答：MELAS 的影像学可出现下面较为特征的表现。①头颅 MR 上可见大脑皮质异常信号，以顶枕叶和颞叶后部多见，不符合血管分布，病灶可迁移、多变，即随着卒中好转而消失，卒中再发可再次出现，部位不固定；②头颅 CT 上可出现基底节区钙化；③白质可受累以皮质下和三角区后部白质为主；④^{1}H-MRS 可见病灶区及脑脊液区乳酸双峰，甚至在看似正常的一侧脑组织中 Lac 峰亦轻度升高，但该现象非 MELAS 特有，脑梗死、脑炎等亦可出现，应综合分析。与脑梗死相反，MELAS 急性期呈现血管源性水肿，DWI 正常或稍减低，而 ADC 正常或升高，PWI 呈高灌注改变，据此可与脑梗死鉴别。

为什么 MELAS 会出现基底节钙化？

答：目前机制不明，主要考虑与线粒体功能异常，内皮功能障碍，钙转运障碍有关，也可能为甲状旁腺功能障碍所致，也可能为铁异常沉积所致。

如何治疗 MELAS？

答：MELAS 的治疗目前采用的是辅酶 Q10 为基础的多种维生素并用的"鸡尾酒疗法"。辅酶 Q10 作为线粒体复合物中电子传导的重要辅酶，可改善氧化磷酸化障碍，推荐用量为 50～100mg tid，国外有 600～1200mg/d 用法的报道。其他维生素包括维生素 E 50～100mg tid，维生素 C 0.2g tid，维生素 B_2 30～300mg/d，维生素 B_1 25～300mg/d，维生素 K_3 4～8mg/d，部分缺乏肉毒碱者可补充左卡尼汀 1～3g/d。有报道应用 L-精氨酸可改善内皮功能，预防卒中发作。刘建国等报道应用丁苯酞加多种维生素的"改良鸡尾酒疗法"治疗线粒体脑肌病，可改善预后。针对癫痫发作、糖尿病、心律失常的治疗非常重要。另外可进行适度的有氧锻炼。

如何应用疲劳试验来帮助诊断线粒体疾病？

答：线粒体疾病因氧化磷酸化障碍能量供给不足，不能耐受疲劳，血中的乳酸、丙酮酸、氨堆积。疲劳试验作为线粒体疾病的一种简单的筛查手段，包括有自行车动量计疲劳试验、亚厌氧阈值自行车疲劳试验、自行车增量疲劳试验、前臂缺血试验、前臂有氧运动试验、乳酸/丙酮酸最小运动量试验等。我们采用的是改良的最小运动量试验，嘱患者进行上下楼梯运动，达到最大心率 [HRmax＝202－0.72（年龄）次/分] 时停止，静息时、运动即刻、运动后 5min、运动后 20min 各取一次静脉血（不扎止血带）测定乳酸和丙酮酸，运动后乳酸、丙酮酸明显升高，乳酸/丙酮酸＞20 提示疲劳试验阳性。另外前臂有氧运动试验简单便捷，便于临床应用，试验方法：试验前 30min 测定受试者最大收缩力（MVC）值。试验时受试者以 40% MVC 力度做握拳动作，握 1s，放松 1s，持续 3min。分别在试验前、运动结束前 30s、运动后 1min、运动后 5min、运动后 10min 抽血，测定静脉血血气分析。线粒体疾病患者运动后血氧饱和度下降不超过 30%。临床上如果有怀疑线粒体疾病时，可通过上述两种方法进行简单筛查，确诊需要结合肌肉活检、基因等检查。

主任医师总结

（1）MELAS 是线粒体脑肌病常见的类型，主要表现为卒中样癫痫发作、高乳酸血症、发作性头痛、呕吐等，大多数患者难在早期确诊，易误诊为其他神经系统疾病如：脑梗死、脑炎等，临床上如遇见青少年不明原因的卒中发作、癫痫发作，头颅影像学见顶枕叶或者颞叶皮质异常信号，应高度怀疑 MELAS，可进行相关检查以明确诊断。因肌肉病理学检查是有创的及其阳性率低，目前强调结合影像学特点及基因检查明确诊断。

（2）MELAS 常见的基因突变位点：最常见为 3243 位点碱基 A＜G 突变，其次为 3271 位点碱基 T＜C 突变，其他有 A3252G、G1542A 等。应注意的是血细胞分裂快，突变筛查阳性率低，我们的经验是肌肉、尿液、头发毛囊筛查阳性率高。

（3）治疗上采用的是辅酶 Q10 为基础的多种维生素并用的"鸡尾酒疗法"。

参 考 文 献

[1] Iizuka T，Sakai F，Suzuki N，et al. Neuronal hyperexcitability in stroke like episodes of MELAS sydrome. *Neurology*，2002，59（6）：816.

[2] 焉传祝，李大年. 线粒体病诊断中的若干问题. 中华神经科杂志，2005，38（8）：533-534.

[3] Lorenzoni PJ，Scola RH，Kay CS，et al. MELAS：clinical features，muscle biopsy and molecular genetics. *Arq Neuropsiquiatr*，2009，67（3A）：668-676.

[4] 牛丰南，徐运. MELAS 型线粒体脑肌病分子病理与临床诊疗进展. 江苏医药，2011，37（4）：467-470.

[5] 王志文，刘建军. 线粒体脑肌病的临床病理特点及影像学诊断. 中国医学影像技术，2010，26（10）：1999-2001.

[6] 林洁，涂江龙，赵重波，等. 16 例 MELAS 临床、神经影像与肌肉病理研究. 中国神经精神疾病杂志，2007，33（7）：422-424.

[7] 魏妍平，郭玉璞，陈琳，等. 三例线粒体脑肌病伴高乳酸血症和卒中样发作患者的治疗和随访. 脑与神经疾病杂志，2011，19（1）：27-30.

[8] Lekoubou A，Kouame-Assouan AE，Cho TH，et al. Effect of long-term oral treatment with L-arginine and idebenone on the prevention of stroke-like episodes in an adult MELA Spatient. *Rev Neurol（Paris）*，2011，167（11）：852-855.

[9] 刘建国，姚生，李长青，等. 改良"鸡尾酒"疗法对线粒体脑肌病的疗效观察. 中国神经免疫学和神经病学杂志，2011，18（1）：31-36.

[10] 陈健华，王建明，崔丽英. 疲劳试验在线粒体病诊断中的作用. 中风与神经疾病杂志，2006，23（4）：493-494.

（许国荣）